VPPB

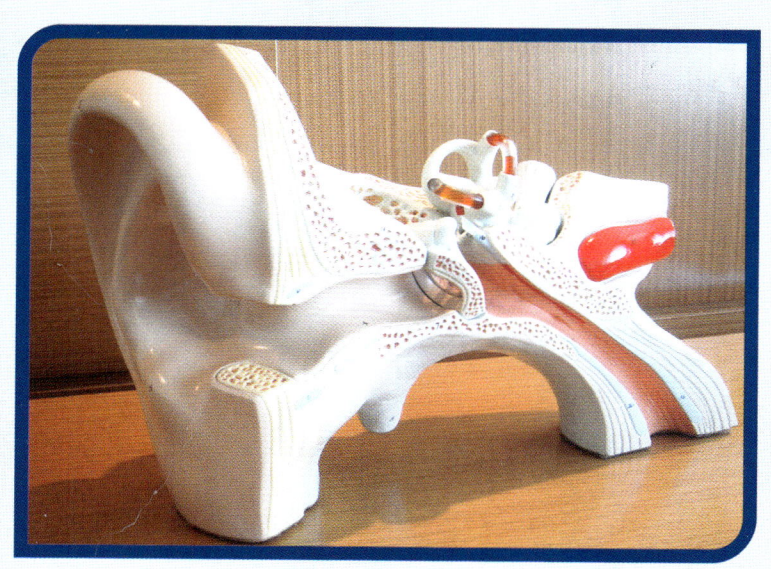

VERTIGEM POSICIONAL PAROXÍSTICA BENIGNA
&
REFLEXOS VESTIBULARES

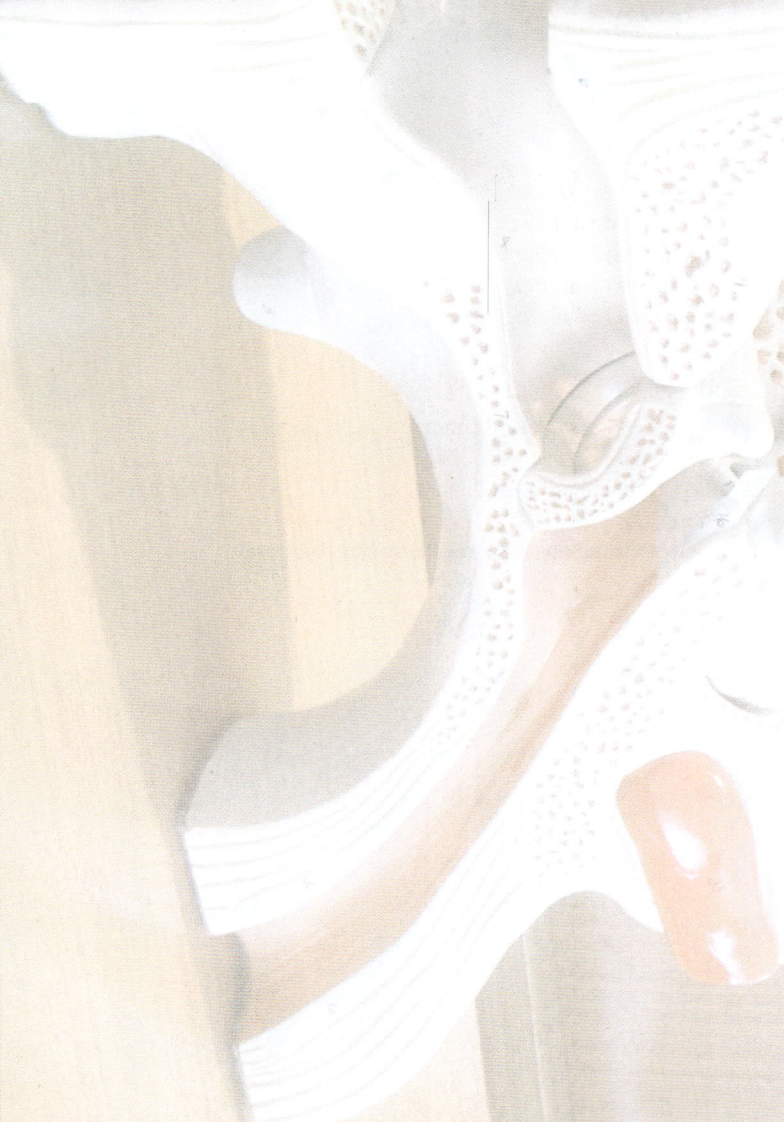

VPPB

VERTIGEM POSICIONAL PAROXÍSTICA BENIGNA
&
REFLEXOS VESTIBULARES

Testes e Manobras à Beira do Leito

PÉRICLES MARANHÃO-FILHO
Professor de Neurologia da UFRJ
Membro da Academia Brasileira de Neurologia
Membro da Academia Americana de Neurologia
Membro da Sociedade Bárány

ELIANA TEIXEIRA MARANHÃO
Fisioterapeuta do Instituto Nacional de Câncer (INCA-HC)
Mestrado e Doutorado pela UFRJ
Certificada em Reabilitação Vestibular pela
American Physical Therapy Association, Alexandria (Virgínia, EUA)
Membro da Sociedade Bárány

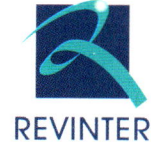

REVINTER

Todos os direitos reservados.
É expressamente proibida a reprodução
deste livro, no seu todo ou em parte,
por quaisquer meios, sem o consentimento,
por escrito, da Editora.

Contato com o(s) autor(es):
neurobarra@gmail.com

CIP-BRASIL. CATALOGAÇÃO NA PUBLICAÇÃO
SINDICATO NACIONAL DOS EDITORES DE LIVROS, RJ

M26v

    Maranhão-Filho, Péricles
    VPPB – vertigem posicional paroxística benigna & reflexos vestibulares: testes e manobras à beira do leito/Péricles Maranhão-Filho, Eliana Teixeira Maranhão. 1. ed. Rio de Janeiro: Revinter, 2017.
    il.

    Inclui bibliografia e índice
    ISBN 978-85-372-0690-4

    1. Ciências médicas. I. Maranhão, Eliana Teixeira. II. Título.

16-35049   CDD: 610
                                                                                                     CDU: 61

A responsabilidade civil e criminal, perante terceiros e perante a Editora Revinter, sobre o conteúdo total desta obra, incluindo as ilustrações e autorizações/créditos correspondentes, é do(s) autor(es) da mesma.

Livraria e Editora REVINTER Ltda.
Rua do Matoso, 170 – Tijuca
20270-135 – Rio de Janeiro – RJ
Tel.: (21) 2563-9700 – Fax: (21) 2563-9701
livraria@revinter.com.br – www.revinter.com.br

Este livro é dedicado ao nosso querido filho Pequinho

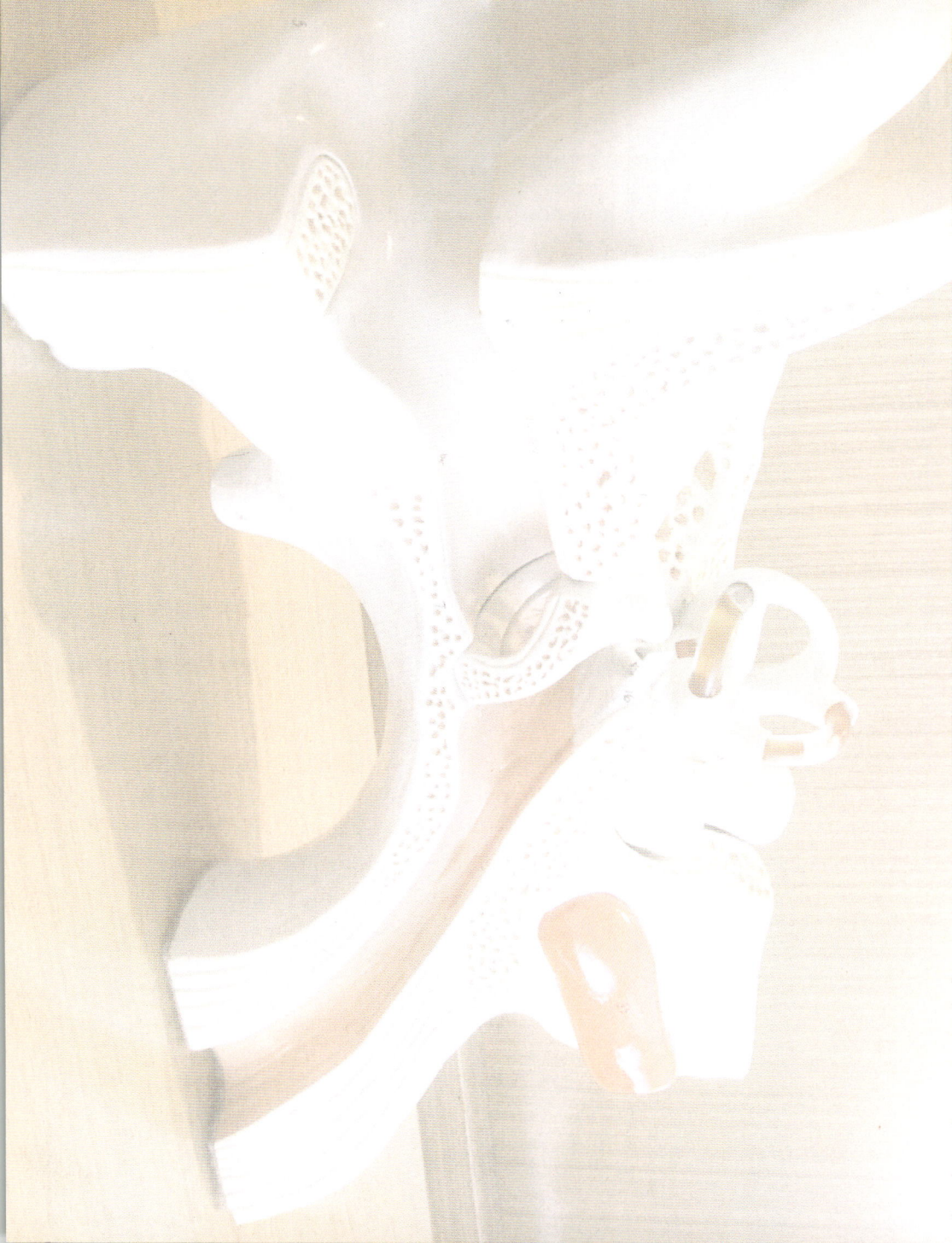

APRESENTAÇÃO

Nosso objetivo foi elaborar um livro visando auxiliar os interessados em diagnosticar e tratar pacientes com vertigem posicional paroxística benigna (VPPB), além de ajudá-los a entender os reflexos vestibulares. O resultado você agora tem nas mãos.

Na primeira parte consta uma revisão objetiva, anatomofisiológica e funcional do sistema vestibular.

A segunda seção é dedicada aos detalhes dos testes e manobras realizados à beira do leito e que visam ao diagnóstico e ao tratamento das diversas formas de vertigens posicionais paroxísticas benignas.

Na terceira parte, abordamos diferentes tipos de nistagmo, testes provocativos dos mesmos e aspectos do exame vestibular de rotina.

Os recursos visando à pesquisa dos reflexos vestíbulo-ocular, vestibulomedular e vestibulocervical são ressaltados na quarta seção.

Ao longo do texto citamos diversos autores que contribuíram para escrever a história, o diagnóstico e o tratamento dos distúrbios vestibulares e aspectos correlatos.

Com experiência acumulada há mais de uma década atendendo pacientes com queixa de vertigem, esperamos que esta obra, com textos integrados a imagens didáticas, além de fornecer muitas dicas, efetivamente contribua para ajudá-lo a compreender um pouco mais as questões que surgem quando lidamos com este maravilhoso e complexo órgão denominado labirinto.

A leitura é fácil tanto para os neurologistas e otorrinos quanto para médicos generalistas, internos, residentes, fisioterapeutas, fonoaudiólogos e, especialmente, aqueles ainda na minoridade científica, cursando qualquer período da área de saúde.

Péricles Maranhão-Filho
Eliana T. Maranhão

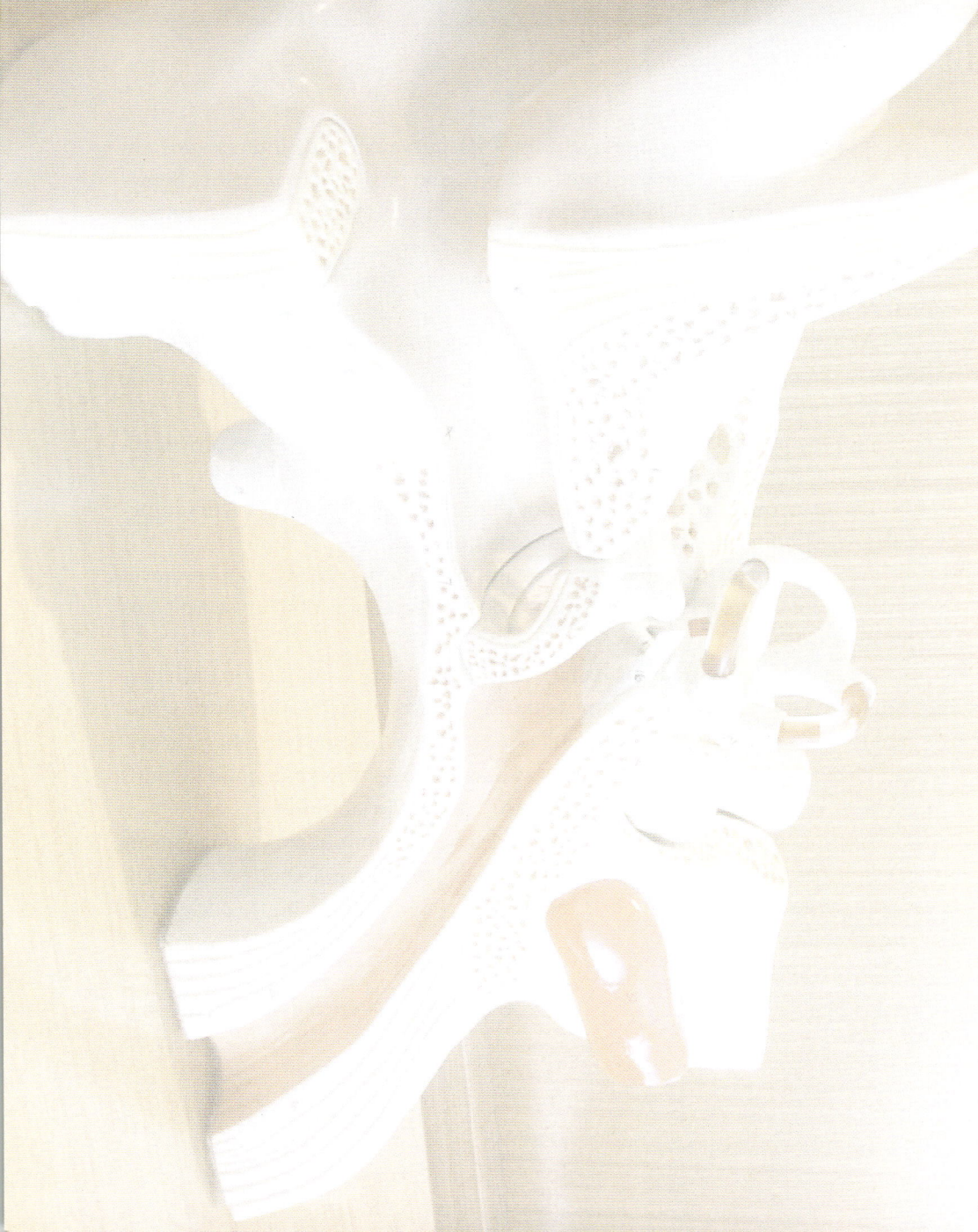

SUMÁRIO

PARTE 1
O QUE É LABIRINTO VESTIBULAR. 3
Embriologia e filogenia 5
Sáculo e utrículo 8
Máculas e cristas ampulares 10
Células sensoriais 13
Canais semicirculares 16
Estatocônios 18
Endolinfa e perilinfa 19
Irrigação. 20
Inervação 21
Núcleos vestibulares 22
Vias centrais do sistema vestibular 25
Neurotransmissores e neuromoduladores. 28
Como o labirinto funciona? 29

PARTE 2
O QUE É VERTIGEM POSICIONAL PAROXÍSTICA BENIGNA (VPPB) . . . 33
VPPB – Evolução histórica 36
Vertigem posicional paroxística Benigna – VPPB 42
Aspectos importantes da anamnese 44
Vertigem posicional paroxística benigna do canal posterior (VPPB-CP) . . . 46
VPPB-CP – Diagnóstico 48
Teste de Dix-Hallpike 50
VPPB-CP – Tratamento. 51
VPPB-CP – Diagnóstico e tratamento 53
VPPB-CP cupulolitíase (VPPB-CPcu) 57
Catástrofe otolítica de Tumarkin 58
Vertigem posicional paroxística benigna do canal horizontal (VPPB-CH) . 60
VPPB-CH – Diagnóstico 61
Vertigem posicional paroxística benigna do canal anterior (VPPB-CA) . . 75
O que fazer se a manobra não funcionar? 79
VPPB intratável 80

PARTE 3
NISTAGMO ... 93
Nistagmo do olhar excêntrico (NOE) *(Gaze Evoked Nystagmus)* ... 97
Nistagmo congênito ... 97
Síndrome do *Spasmus Nutans* ... 98
Nistagmo palpebral (NP) ... 98
Nistagmo rebote (NR) ... 98
Nistagmo pseudoespontâneo ... 99
Nistagmo monocular (NM) ... 99
Nistagmo alternante periódico ... 100
Nistagmo posicional central ... 100
Nistagmo para cima *(upbeating nystagmus)* ... 101
Nistagmo para baixo *(downbeating nystagmus)* ... 101
Nistagmo em gangorra *(seesaw nystagmus)* ... 102
Nistagmo de Bruns ... 102
Nistagmo voluntário ... 104
Nistagmo – manobras provocativas ... 104
Nistagmo opticocinético ... 107
Sacada ... 109
Antissacada ... 112
Perseguição lenta ... 113

PARTE 4
SISTEMA VESTIBULAR E RISCO DE QUEDAS ... 119
Reflexo vestíbulo-ocular (RVO) ... 119
Teste do impulso da cabeça – *head impulse test* ... 121
Manobra de sacudir a cabeça (MSC) – *head shaking manouver* ... 124
Teste da acuidade visual dinâmica (AVD) – *dynamic visual acuity* ... 128
Cancelamento do reflexo vestíbulo-ocular – *vor cancellation* ... 130
Teste calórico mínimo da água gelada – *minimal ice caloric test* ... 132
Teste da vertical visual subjetiva – *subjective visual vertical* ... 134
Reflexo vestibulomedular (RVM) ... 140
Reflexo vestibulocervical (RVC) ... 146
Reflexos oculoproprioceptivos-vestibulocervicais – testes clínicos ... 147
Skew deviation & ocular tilt reaction (SD & OTR) ... 149
Risco de quedas nos idosos ... 155
Avaliação de risco de quedas – testes à beira do leito ... 158

REFERÊNCIAS BIBLIOGRÁFICAS ... 167

ÍNDICE REMISSIVO ... 183

PRANCHAS EM CORES

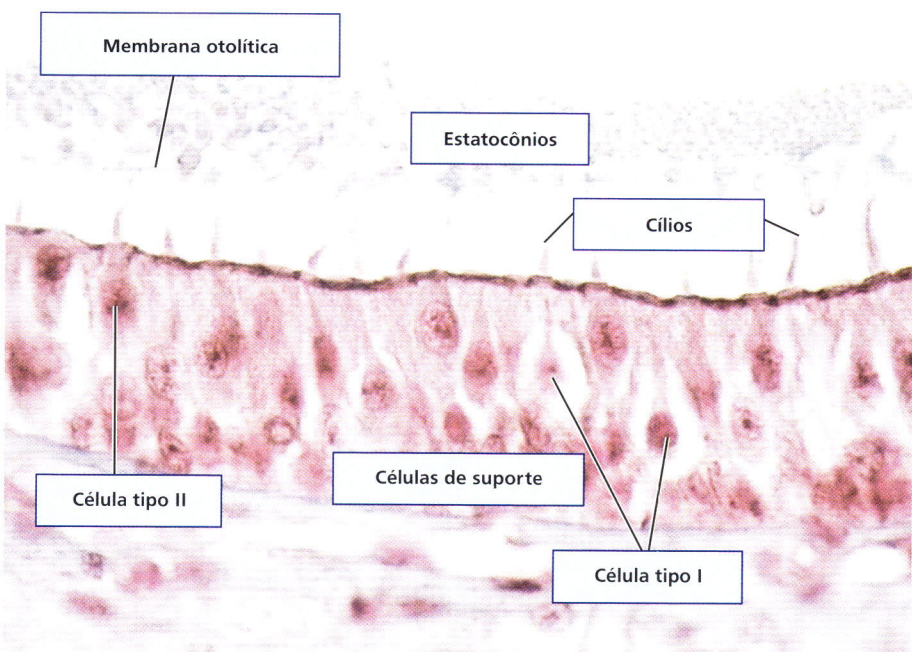

Figura 8

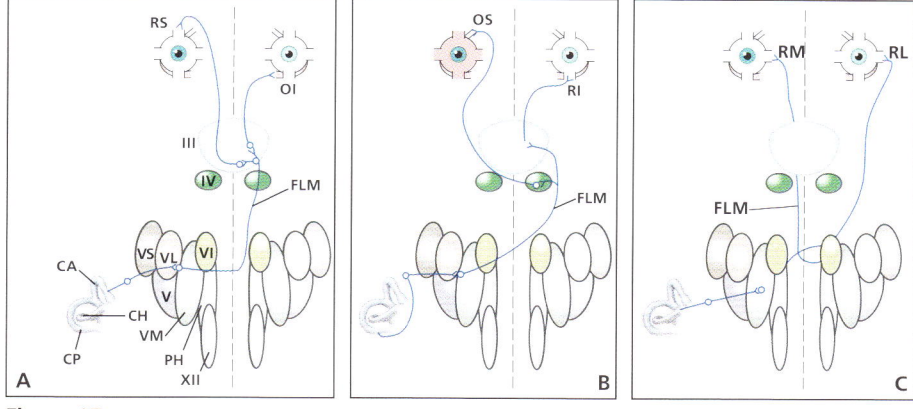

Figura 17

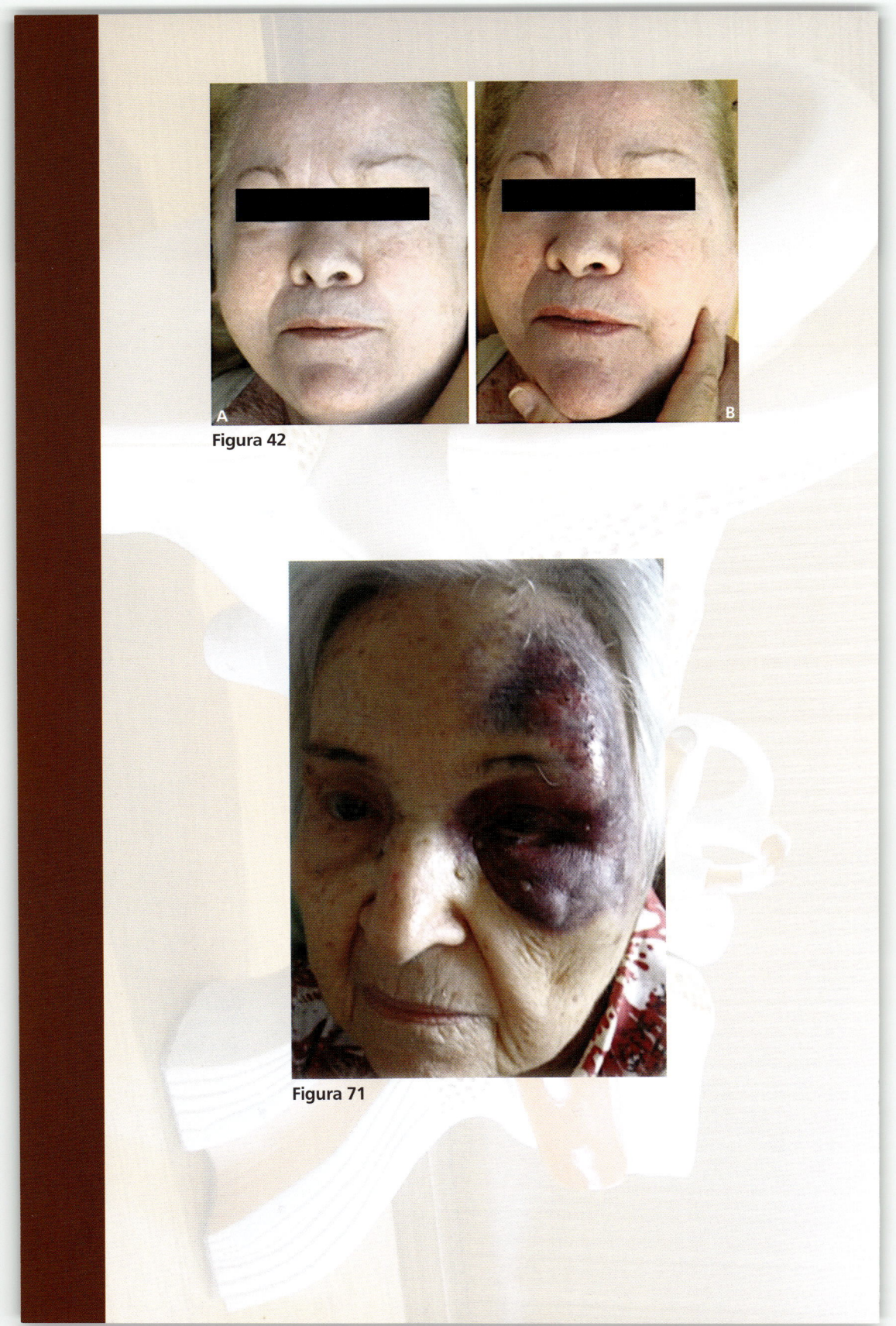

Figura 42

Figura 71

PARTE 1

O QUE É LABIRINTO VESTIBULAR

O termo labirinto foi cunhado por *Claudius Galen*, no século II d.C., ao considerar as semelhanças entre a estrutura anatômica do órgão vestibular e os tortuosos caminhos helênicos.[1] O reduzido tamanho do órgão vestibulococlear, com cerca de 1,6 cm*,[2,3] não faz justiça à enorme influência que o mesmo exerce em nossas vidas.[4] Esta pequena estrutura par, de anatomia e função complexas, localizada na orelha interna, contém os receptores periféricos responsáveis pelo equilíbrio e audição. Estruturalmente, o labirinto é composto por duas partes: o labirinto ósseo, formado por cavidades e canais incrustados na intimidade do osso temporal, e o labirinto membranoso. O primeiro contendo o último (Figura 1).

O labirinto ósseo divide-se em três partes: vestíbulo, canais semicirculares e cóclea, que formam cavidades e pequenos tubos, revestidos por periósteo. Sem ser cópia fiel, o labirinto membranoso possui a forma geral do labirinto ósseo, separados um do outro por uma lâmina de perilinfa ou líquido de Cotunnii.[6] O labirinto membranoso, por sua vez, é pleno de endolinfa (Figura 2). O labirinto vestibular responde a dois tipos de estímulo: de aceleração angular – rotação da cabeça – por meio dos canais semicirculares – e de aceleração linear, movimento translacional e da gravidade – pelo sáculo e utrículo.

---

*A dimensão do labirinto varia de acordo com o método empregado para medi-lo. Aferido por tecnologia gráfica computadorizada, apenas o órgão de Corti mediu 33 mm.[2] Quando avaliado por ressonância magnética, variou de 17 a 26,5 mm.[3]

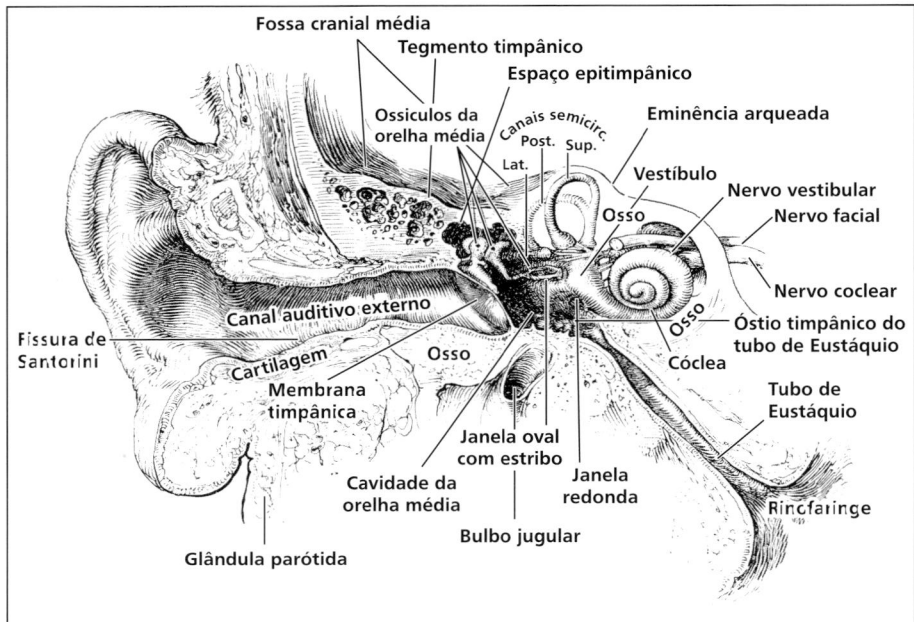

Figura 1. Corte coronal representando a porção interna do osso temporal e expondo as orelhas: externa, média e interna. (Fonte: Max Brödel, 1939[5]. Modificada.)

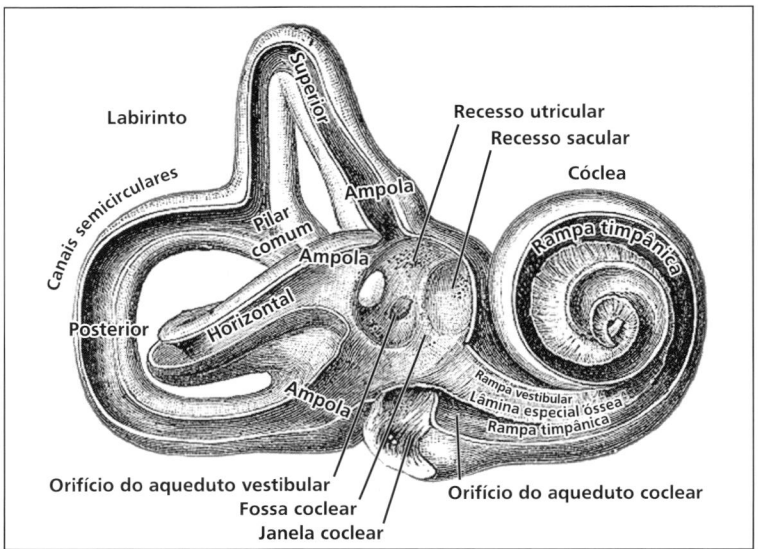

Figura 2. Labirinto membranoso: cóclea, vestíbulo (sáculo, utrículo) e canais semicirculares.

EMBRIOLOGIA E FILOGENIA

Data de 600 milhões de anos, no final da era pré-cambriana, a presença de um órgão denominado estatocisto, responsável pela percepção da gravidade em animais aquáticos (Figura 3). Estrutura formada por uma pequena invaginação preenchida por líquido e partículas calcáreas – estatocônios – com densidade maior que a do líquido que os envolvia e que, atraídos pela gravidade, repousavam em diferentes partes da camada interna da cavidade, onde células sensoriais transmitiam as informações necessárias, permitindo ao animal regular sua posição dentro d'água.

A função original (presumida) da orelha interna era monitorar movimentos lineares e rotacionais, assim como a orientação com relação ao vetor gravitacional vertical da terra. Uma função proprioceptora![7] Com a evolução anatomofisiológica, a orelha interna passou a ter dupla função em duas divisões. A divisão superior, consistindo em três canais, suas cristas, o sáculo, o utrículo e suas máculas, com função proprioceptiva. E a divisão inferior, envolvida na exterocepção (audição). Esta dicotomia, entretanto, de modo algum é absoluta. Por exemplo, apesar de a mácula sacular possuir função auditiva em muitos peixes, e atuar como órgão receptor vibratório em sapos, é um órgão vestibular nos mamíferos.[7]

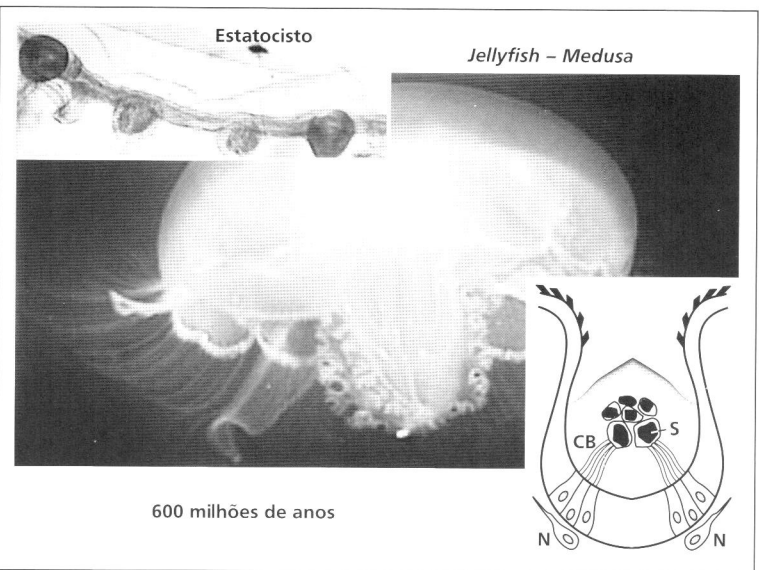

Figura 3. Medusa. Detalhe superior, microfotografia do estatocisto. Detalhe inferior, desenho do mesmo e suas conexões: N: nervos; S: estatocônios; CB: terminações nervosas.

Com a evolução das espécies animais, o labirinto modificou sua forma até que, há 100 milhões de anos, com o advento do peixe moderno, o labirinto vestibular atingiu seu máximo de desenvolvimento, e poucas modificações ocorreram desde então. Em outras palavras, de modo geral, o sistema vestibular é semelhante em sua anatomia, desde os peixes modernos até os mamíferos atuais.

Os animais vertebrados e com mandíbula possuem três canais semicirculares, cada um consistindo em um ducto e respectiva ampola (abaulamento), contendo a crista ampular. Existem três órgãos otolíticos: utrículo, sáculo e lagena com suas respectivas máculas. As máculas, utricular e sacular, são encontradas em todos os vertebrados com mandíbula, já a lagena está ausente nos mamíferos placentários.

Os órgãos que não possuem estatocônios e não estão associados aos canais semicirculares são denominados, frequentemente, de "papilas". A papila basilar tem como função a audição nos anfíbios, répteis, pássaros e mamíferos, e está representada pela cóclea nos mamíferos placentários.[7]

> Há 100 milhões de anos, com o advento do peixe moderno, o labirinto vestibular atingiu seu máximo de desenvolvimento e poucas modificações ocorreram desde então.

Os núcleos vestibulares do peixe moderno, embora parvocelulares, atingiram o número de quatro. Esta característica anatômica – de serem quatro os núcleos vestibulares, variando apenas o seu tamanho – mantém-se em todas as espécies de vertebrados evoluídos.[8]

Nos invertebrados e vertebrados primitivos, conexões secundárias advindas dos núcleos vestibulares são, primariamente, vestibulomedulares. As conexões vestibulocerebelares e vestíbulo-oculares tornaram-se proeminentes nos vertebrados superiores, tanto que, nos macacos e nos seres humanos, predominam as vias vestíbulo-oculares, oriundas, principalmente, do núcleo vestibular superior.

Evolução da Vesícula Auditiva

O embrião humano primitivo possui a forma de um disco achatado, dividido em três camadas de células (Figura 4).

A invaginação da camada externa (ectoderma) forma o tubo neural, que dará origem ao sistema nervoso central (cérebro e medula) (Figura 5). Uma parte do ectoderma forma as células das cristas neurais, que dá origem ao sistema nervoso periférico, e o restante forma a pele.

A camada média, ou mesoderma, forma os órgãos internos, ossos e músculos. A camada interna, ou endoderma, vai dar origem ao tubo digestivo.[9]

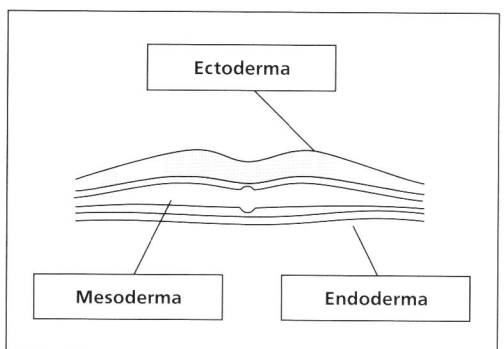

Figura 4. As três camadas dos folhetos embrionários.

Aproximadamente na 3ª semana de gestação, surgem as placas ópticas na superfície do ectoderma de cada lado do rombencéfalo.[9,10] Tais placas invaginam para formar os otocistos, que são as vesículas óptica e auditiva. Em torno da 5ª semana, botões diverticulares, oriundos dos otocistos, formam sacos endolinfáticos e bolsas ventrais. No final da 8ª semana, a morfologia do labirinto já é identificável. A cápsula óptica já se desenvolveu como uma condensação cartilaginosa do mesênquima da 4ª semana em diante, que depois cresce e se calcifica

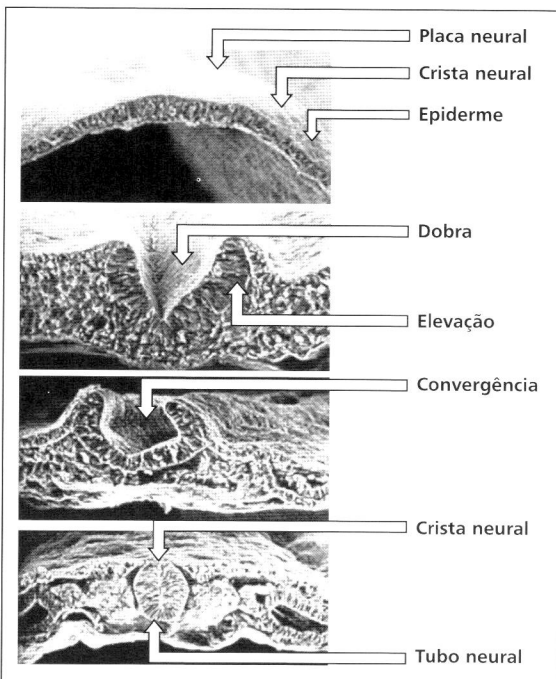

Figura 5. Folhetos embrionários. Formação do tubo e crista neurais.
Fonte: http://bioug.blogspot.com.br/2012/12/inducaoantes-da-fecundacao-orientacao.html (Modificada).

para formar o labirinto ósseo. O desenvolvimento do labirinto ósseo ocorre, principalmente, entre a 4ª e a 8ª semana de gestação. Em geral o sáculo, o utrículo e o ducto endolinfático já estão formados na 11ª semana, seguidos pela cóclea e vestíbulo. A cóclea completa 2 voltas e meia no final da 7ª semana de gestação.

Os canais semicirculares começam a se desenvolver do utrículo entre a 7ª e a 8ª semana de gestação. O canal superior forma-se primeiro, seguido pelo posterior, e depois pelo canal horizontal. Em razão desta cronologia evolutiva, agressões vestibulococleares, sofridas após a 8ª semana de gestação, geram malformações vestibulares e dos canais semicirculares, mas mantém a cóclea preservada.[10]

As orelhas externa e média possuem origem embriológica separada da orelha interna, o que explica a baixa frequência de anomalias e displasias (~10%), envolvendo as três divisões anatômicas.

O estudo comparativo dos labirintos ósseos de 15 espécimes *Homo Neanderthal* com labirintos de humanos modernos mostrou haver pequenas diferenças nas formas absolutas e relativas dos canais semicirculares, assim como nos ângulos das ampolas. Tais diferenças talvez tenham ocorrido em decorrência do surgimento dos vários movimentos da cabeça e do pescoço, possivelmente relacionados com aspectos comportamentais e propriedades cinéticas do homem moderno, vivendo em um novo ambiente.[11]

SÁCULO E UTRÍCULO

O vestíbulo labiríntico é composto por duas cavidades ou bolsas, também denominadas órgãos estatoconiais: o sáculo e o utrículo. Ambas as cavidades são muito similares. O que as diferencia são suas posições no espaço.

O sáculo, a menor das duas cavidades do vestíbulo, se aloja num recesso esférico da parede medial do labirinto vestibular, próximo à abertura da rampa vestibular da cóclea, e logo abaixo do utrículo (Figura 2).[8] O sáculo faz contato com o utrículo sem que haja conexão direta com o mesmo, mas comunica-se com o ducto endolinfático por meio do ducto sacular e com a cóclea pelo *ductus reuniens* (Figura 6).

A parte anterior do sáculo apresenta um espessamento, denominado de mácula ou área sensorial, em que se distribuem filamentos terminais do nervo vestibular. A parede posterior dá início a um canal, que se reúne com outro similar, oriundo do utrículo para formar o ducto endolinfático. Este ducto termina em abaulamento na superfície posterior, petrosa, do osso temporal em contato com a dura-máter. Da porção baixa do sáculo, emerge um pequeno tubo, deno-

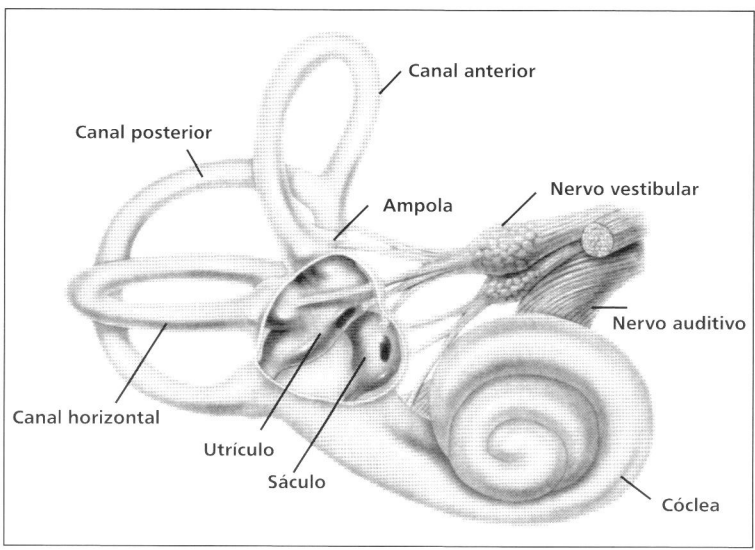

Figura 6. Sistema cocleovestibular e seus respectivos nervos.

minado *canalis reuniens de Hensen*, que se dirige para baixo e para fora, terminando no *ductus coclearis*.

O utrículo (que significa pequena bolsa ou útero) é oval e forrado por epitélio escamoso. Conecta-se com os canais semicirculares por meio de cinco aberturas. A mácula do utrículo está localizada num recesso na parte anterior do mesmo, próximo à abertura anterior do canal semicircular horizontal, e apresenta posição mais horizontal, quando comparada à mácula do sáculo. O utrículo também se comunica com o ducto endolinfático. Portanto, a endolinfa na parte superior ou utricular é separada do sáculo e da cóclea por estes finos ductos.

Os órgãos otolíticos são sensíveis não somente à força da gravidade, mas também a outras forças de aceleração linear, como ir para frente e para trás, movimento laterolateral e o sobe e desce da cabeça ao caminhar.

> *Os órgãos otolíticos são sensíveis à aceleração linear.*
> *O sáculo é sensível à aceleração sagital no plano vertical: para cima e para baixo (senso da gravidade). O utrículo é sensível à aceleração no plano horizontal.*

MÁCULAS E CRISTAS AMPULARES

As máculas do sáculo e do utrículo e as cristas ampulares dos canais semicirculares possuem a camada média espessa, com epitélio colunar, além de células de sustentação e células ciliares. O tecido conectivo mantém este órgão firmemente ancorado no osso temporal. Os orgãos estatoconiais são estruturas planas que se colocam entre o fluido endolinfático e o substrato do labirinto membranoso.

A orientação das células ciliares dos órgãos sacular e utricular e a orientação destes com relação ao osso temporal têm importante papel na transmissão direcional dos impulsos estatoconiais (Figura 7).

A estríola é uma depressão na mácula do utrículo ou eminência na mácula do sáculo, em forma de faixa curva, da membrana dos estatocônios, consequente à diminuição ou aumento destes. Nesta faixa as células ciliadas tipo I são numerosas. No utrículo, os cinocílios apontam para a estríola, e no sáculo apontam em direções opostas à estríola (Figura 7). Em razão desta disposição, o deslocamento da mácula em determinada direção tem influência oposta no grupo de células ciliadas de cada lado da estríola. Além disso, a curvatura da estríola faz com que as células ciliadas estejam orientadas em diferentes ângulos, deixando a mácula multidirecionalmente sensível. O resultado final global *(output)* de cada

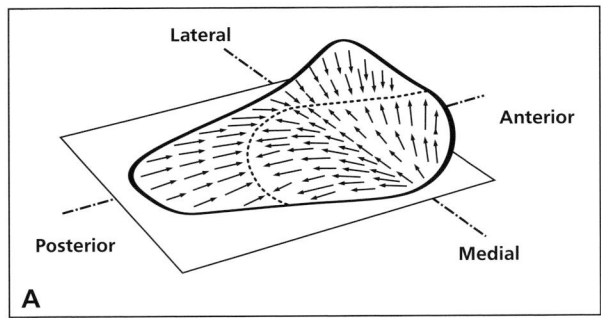

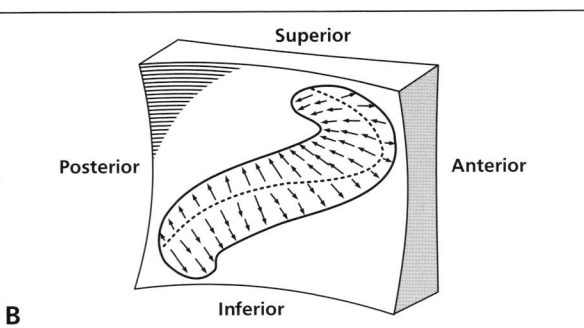

Figura 7. Polarização espacial das bandas ciliadas da camada macular:
(**A**) Do utrículo. (**B**) Do sáculo.
(**A** e **B**) Linha curva pontilhada: estríola.

mácula é a combinação da excitação de um lado da estríola e inibição do outro lado. Cabe ao cérebro decodificar esta combinação complexa de aferências para, então, determinar a direção resultante da aceleração linear.[8]

Nos mamíferos, a camada superior das máculas consiste em cristais de carbonato de cálcio, denominados estatocônios, que se mantêm aglomerados por um polissacarídeo gel, mas se movimentam como unidade.

A camada estatoconial possui área de superfície de, aproximadamente, 2 mm², e espessura com cerca de 20-30 µm. A camada média é constituída de um gel altamente deformável, viscoelástico e gelatinoso, com densidade de, aproximadamente, 1 g/cm³.[7] A camada inferior é a base sensitiva ligada ao tecido conjuntivo e contém células receptoras ciliadas com estereocílios e cinocílios que penetram na camada em gel (Figura 8).[8]

O estatocônio tem densidade de 2,71 g/cm³, enquanto a camada do conglomerado estatoconial, como um todo, possui densidade de 1,32-1,39 g/cm³. A gravidade específica da membrana otolítica é cerca de 2,71 a 2,94 maior que a

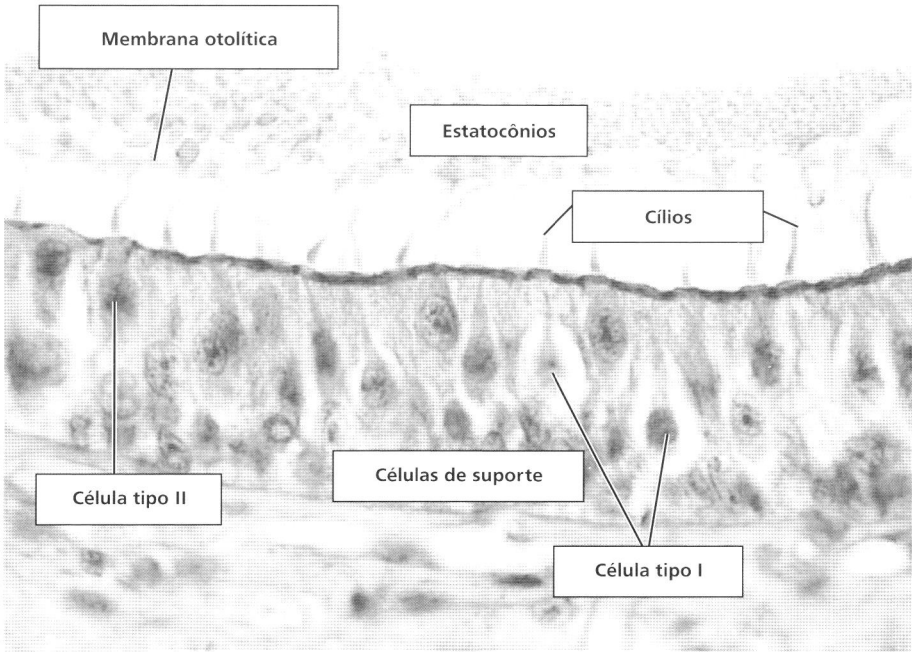

Figura 8. Microfotografia da crista ampular. (Ver *Prancha* em *Cores.*)

densidade da endolinfa. As membranas dos estatocônios são estruturas funcionalmente similares às cúpulas, embora mais "pesadas". A massa dos estatocônios depositada nas membranas sacular e utricular faz com que as mesmas sejam sensíveis à gravidade e à aceleração linear (Figura 9). Com o indivíduo ereto o utrículo se apresenta mais ou menos horizontal, e o sáculo, vertical, praticamente ortogonais entre si. O primeiro é estimulado quando no movimento anteroposterior ou laterolateral. O segundo, quando o movimento ocorre no sentido vertical.[8,12]

> Nos mamíferos, a camada superior das máculas consiste em cristais de carbonato de cálcio, denominados estatocônios, que se mantêm aglomerados por um polissacarídeo gel, mas se movimentam como unidade.

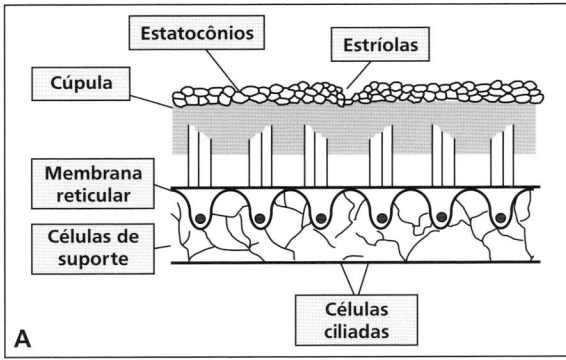

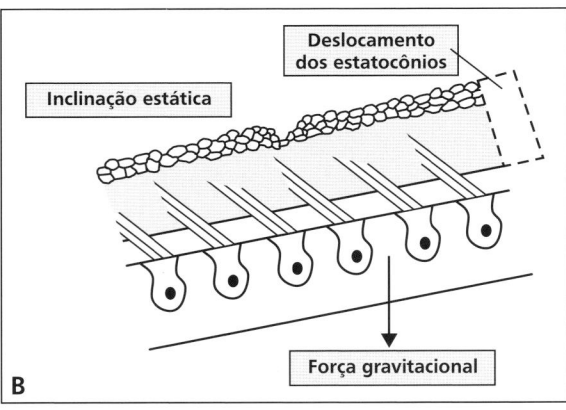

Figura 9. (**A**) Mácula inerte com seus componentes representados. (**B**) Mácula inclinada. Observe o efeito sobre as terminações nervosas das células ciliadas (Modificada).[8]

As cúpulas dos canais semicirculares, sobrejacentes às cristas, por outro lado, possuem a mesma densidade do fluido endolinfático adjacente e são insensíveis à força exercida pela gravidade. Com formato semelhante a velas de um barco (Figura 10), selam diametralmente as ampolas, separando os canais semicirculares do vestíbulo adjacente, e são sensíveis ao fluxo de pressão endolinfática, imposto pelos movimentos angulares da cabeça que estimulam, por inclinação, as células ciliadas.[13]

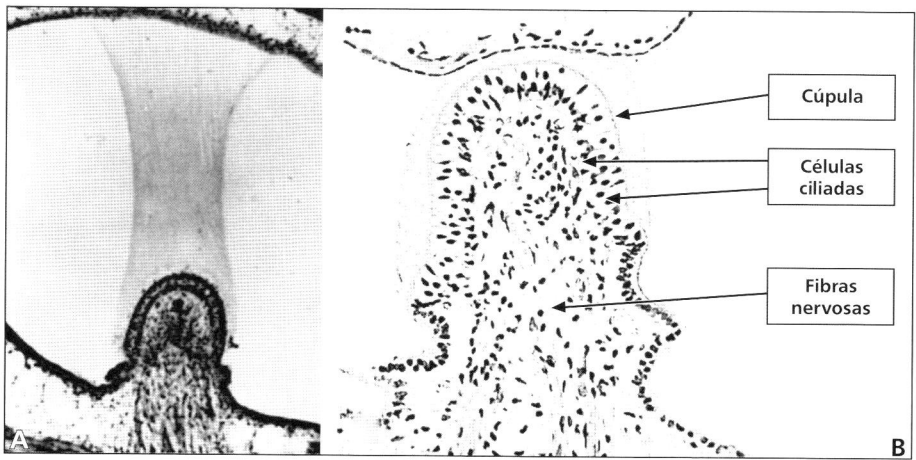

Figura 10. Ampola: crista neural e cúpula. (**A**) Microfotografia de corte transverso da crista ampular. (**B**) Corte histológico da mesma.

CÉLULAS SENSORIAIS

Cada órgão vestibular possui um neuroepitélio composto por células ciliadas e de sustentação. As primeiras são inervadas por fibras nervosas aferentes, que se projetam no cérebro, e por fibras nervosas eferentes, vindas do cérebro. As células ciliadas respondem à inclinação.

Tufos de células sensoriais surgem a partir das superfícies apicais das células ciliadas e inserem-se na estrutura gelatinosa, denominada de cúpula, presente em cada crista ampular, e também em cada membrana dos órgãos estatoconiais.[7]

As células sensoriais vestibulares ou células ciliares já estavam presentes nas mixinas – peixe primitivo, cego, de forma tubular, sem mandíbula, mas com cérebro, olfação e gustação apurados – que há 400 milhões de anos habitam águas profundas. Tais células ciliares ou filamentos nervosos são de dois tipos: tipos I e

II (Figura 11). As células de tipo I possuem a forma de cálice. As células de tipo II apresentam a forma cilíndrica e possuem numerosos botões sinápticos aferentes e eferentes, conectados à sua base. A proporção de células de tipo I para a do tipo II é de, aproximadamente, 1:1, variando pouco da região central para a zona periférica da mácula.

Células de tipo I estão presentes nos répteis, pássaros e mamíferos, mas não nos peixes e anfíbios. Nos mamíferos, tanto células capilares dos tipos I e II estão presentes nas cristas e máculas. As células do tipo II – sem terminação em cálice – estão presentes em todas as espécies de vertebrados.[7] Nos chinchilídeos, a relação de células do tipo I vs. tipo II é de 3:1, sem que haja muita variação desta proporção nas zonas maculares centrais e periféricas.

O elemento básico do órgão receptor labiríntico que transduz força mecânica em potencial de ação é a célula ciliada. Os cílios projetam-se da parte apical das células simetricamente dispostas (estereocílios), de modo a se tornarem progressivamente mais altos (como os degraus de uma escada) na direção ao cinocílio, o maior de todos (Figura 12).

Seus ápices estão interligados um ao outro por minúsculas junções (*tip-links*). A porção basal das células ciliadas está conectada com terminações nervosas aferentes e eferentes.

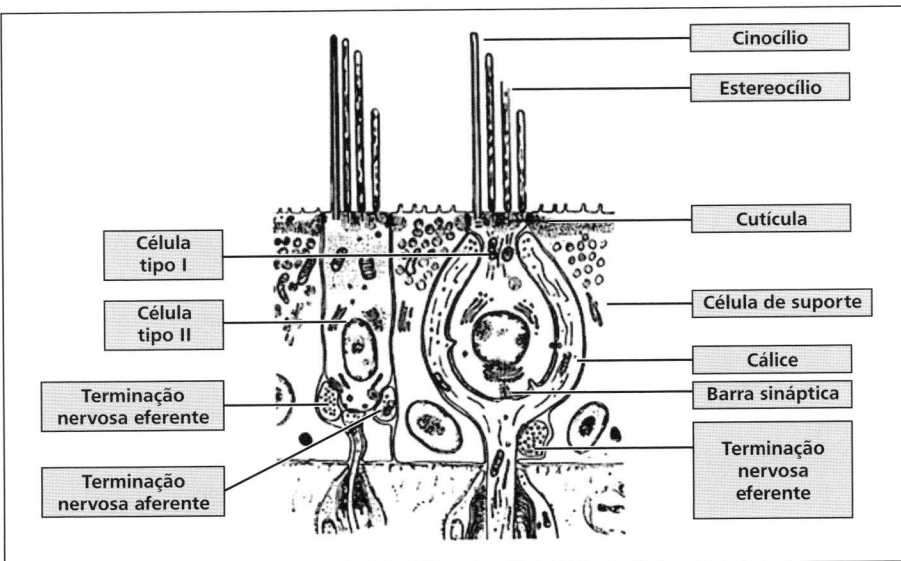

Figura 11. Representação esquemática das células dos tipos I e II.

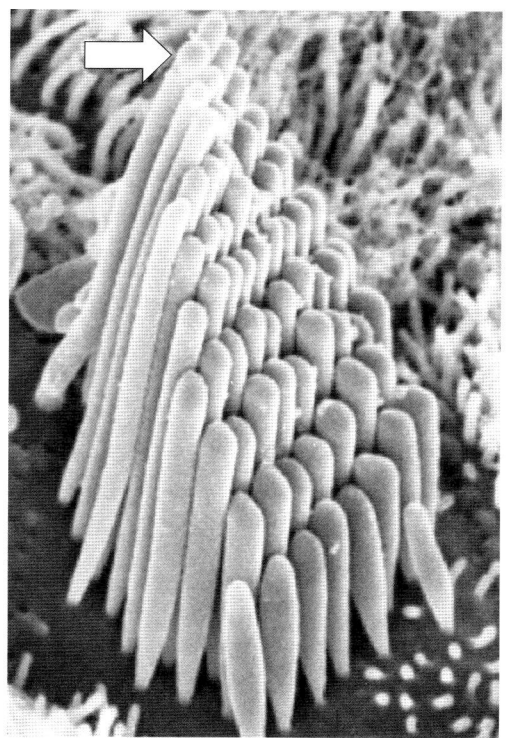

Figura 12. Microfotografia: estereocílios e cinocílios. Feixe de fibras nervosas capilares. Vários estereocílios crescem à medida que se aproximam do único cinocílio excentricamente localizado *(seta)*.

As células ciliadas apresentam descarga basal espontânea contínua que varia em diferentes espécies de animais.

As células ciliadas na mácula estão localizadas na parede medial do assoalho do sáculo e do utrículo; cada uma é inervada por neurônio aferente, localizado no gânglio de Scarpa, situado próximo à ampola.[13]

O estímulo adequado para ativar as células ciliadas precisa promover a inclinação das mesmas (Figura 13). Deflexão dos estereocílios na direção dos cinocílios diminui o potencial de membrana de repouso (despolariza). É, portanto, estímulo excitatório. Inclinação na direção oposta produz efeito inverso (hiperpolarização), sendo, então, estímulo inibitório.

> O elemento básico do órgão receptor labiríntico, que realiza a transdução da força mecânica em potencial de ação, é a célula ciliada.

Nas ampolas dos canais semicirculares, há uma membrana diafragmática flexível (cúpula), que veda completamente a ampola do vestíbulo subjacente, e é sensível à pressão endolinfática, associada ao movimento angular da cabeça. Os cinocílios das cristas dos canais horizontais estão localizados no lado do

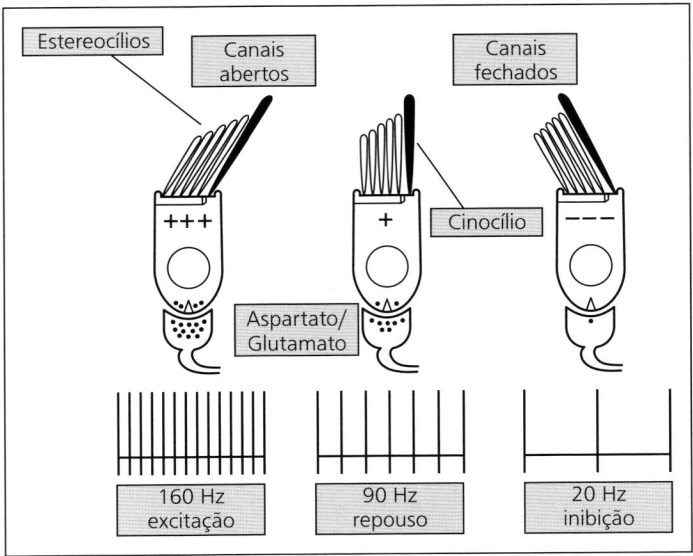

Figura 13. Célula ciliada vestibular em repouso *(centro)* e na vigência de despolarização ou excitação (à esquerda), e hiperpolarização ou inibição *(à direita)*. Potenciais de ação representados *(embaixo)*.

> A inclinação dos estereocílios na direção dos cinocílios causa despolarização (excita). A inclinação inversa causa hiperpolarização (inibe).

utrículo. Nos canais verticais, os cinocílios estão localizados no lado da abertura canalicular. Por isso um estímulo ampulópeto excita o primeiro e inibe o segundo.

CANAIS SEMICIRCULARES

São três os canais semicirculares (CS), que correspondem a 1/3 do diâmetro do canal labiríntico ósseo. Os CS são formados por tubos membranosos com diâmetros de 0,4 mm, sendo que cada um deles forma 2/3 de um círculo, como as asas de uma xícara, e com diâmetro (se fecharmos o círculo) de 6,5 mm. Os CS se ligam ao utrículo por meio de cinco orifícios.[8] Em circunstâncias normais, as aferências dos CS são sensores, exclusivamente, das forças de rotação da cabeça.[7]

O canal anterior (ou superior) é vertical. Sua extremidade anterior – ampola – comunica-se com a parte superior do vestíbulo; o terminal oposto do canal junta-se ao canal posterior para formar o pilar comum (Figura 2), que se abre nas partes superior e interna do vestíbulo.[6]

O canal horizontal, o mais curto dos CS, posiciona-se em arco para trás, fazendo um ângulo de 30° com o plano horizontal. Sua ampola – localizada na parte anterior do canal – abre-se na porção superior do vestíbulo logo abaixo da janela oval. A abertura oposta abre-se nas partes superior e posterior do vestíbulo.

O canal posterior, o mais longo dos três canais, também é vertical e direcionado para trás. Sua ampola, situada na parte mais baixa do canal, junta-se ao vestíbulo.[14]

Pelo fato de serem ortogonais entre si (Figura 14), todos os movimentos angulares da cabeça estimulam pelo menos dois e, eventualmente, três canais.

Em três ensaios, utilizando tecnologia gráfica computadorizada, os ângulos entre as máculas sacular e utricular foram de 81°, 84° e 86°, respectivamente.[2]

Os canais semicirculares estão posicionados, aproximadamente, no mesmo plano dos músculos extraoculares. Cada canal excita um par de músculos agonistas e inibe um par de músculos antagonistas.

> Os canais semicirculares são funcionalmente pareados e posicionados, aproximadamente, no mesmo plano dos músculos extraoculares.

As porções dilatadas de cada canal semicircular (ampolas) abrigam em seu interior o neuroepitélio: crista ampular, cúpula, células de sustentação, tecido conjuntivo, vasos sanguíneos e fibras nervosas.

A cúpula é formada por uma membrana gelatinosa disposta no sentido longitudinal, ocupando todo o diâmetro vertical da ampola, formada por mucopo-

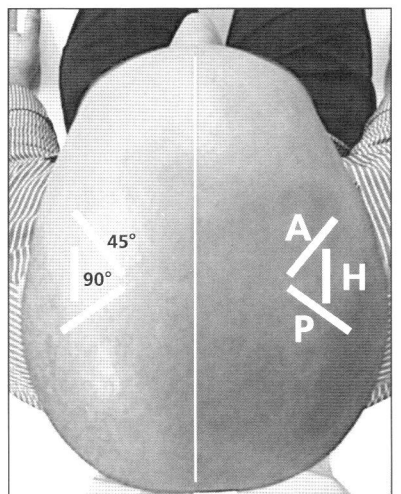
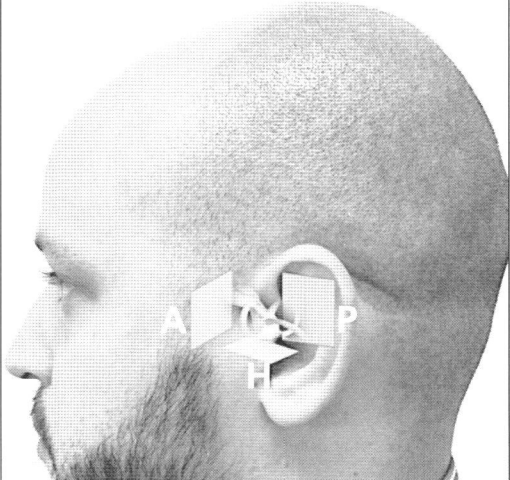

Figura 14. Projeções dos canais semicirculares nos respectivos planos. Canal anterior (A), canal horizontal (H), canal posterior (P). Ângulos do canal anterior com a linha média: 45°; entre os canais anterior e posterior de 90°.

lissacarídeos e queratina. Em sua base encontra-se o epitélio sensorial, formado por tecido conjuntivo por onde passam vasos sanguíneos e fibras nervosas.

Cada um dos seis canais semicirculares é uma unidade receptora mecânica, de aceleração angular dependente, no seu próprio plano. O fluido endolinfático passa através do canal, da ampola e do utrículo, perfazendo um círculo completo ao voltar para o canal.[15]

No sáculo e nos utrículos, as células ciliadas (terminações nervosas da porção vestibular do VIII nervo cranial) inserem-se numa camada gelatinosa, composta por aminoglicosídeos, e sobre a qual encontram-se pequenos cristais de carbonato de cálcio (estatocônios).

As paredes do sáculo, utrículo e dos canais semicirculares são formadas por três camadas. A camada externa contém tecido fibroso, vasos sanguíneos e células pigmentadas análogas àquelas da camada pigmentar da retina. A camada média mais espessa e transparente lembra uma membrana hialoide, mas que apresenta, em sua superfície interna, especialmente nos canais semicirculares, numerosas projeções papiliformes, além de ácido acético. A camada interna é formada por células epiteliais com núcleos poligonais.

> Na cóclea, a vibração sonora deforma as células ciliadas. A aceleração imposta ao labirinto deforma momentaneamente as células ciliadas. Nos canais semicirculares os órgãos sensoriais são as ampolas.

ESTATOCÔNIOS

Os estatocônios (do latim *statoconium*)[16] são cristais de carbonato de cálcio ($CaCO_3$), que, reunidos, formam uma camada sobreposta à membrana gelatinosa nas máculas. Individualmente, tais cristais variam de 0,5 a 30 µm, a maioria tendo de 5-7 µm, e possuem características alcalinas (elementos básicos que aumentam o pH de uma solução aquosa). Tais elementos são o resultado da reação do óxido de cálcio (cal virgem) com o dióxido de carbono e podem-se originar tanto da endolinfa quanto da matriz gelatinosa que os sustentam. A forma "vaterita" – menos estável – é encontrada nos estatocônios primitivos: de *hagfish*, anfíbios e répteis. Nos pássaros e nos mamíferos predomina a forma "calcita", que é muito mais estável.[14]

A força exercida pela posição dos estatocônios (inclinação da cabeça) é que vai gerar o estímulo necessário ao impulso nervoso. Mesmo com a cabeça em repouso, o material calcáreo exerce a força (F_g) sobre o receptor que é igual ao produto da sua massa vezes a aceleração, em razão da força gravitacional da terra (g), que, ao nível do mar, é de 9,8 m/s².

A distribuição da F_g atuando sobre as células sensitivas subjacentes nos diferentes graus de inclinação da cabeça pode ser representada por dois vetores: um vetor (F_t) tangencial e outro (F_n) normal à superfície do receptor. O valor do vetor tangencial é proporcioal ao seno do ângulo de inclinação.[8]

ENDOLINFA E PERILINFA

A orelha interna possui dois fluidos extracelulares distintos, endolinfa e perilinfa, separados pela membrana labiríntica. A compartimentalização dos fluidos tem dupla função. Uma é mecânica, minimizando a sensibilidade da orelha interna às modulações da pressão atmosférica e permitindo o canal semicircular utilizar a dinâmica do fluido endolinfático e detectar a mobilidade angular. A segunda é biofísica e provê os gradientes eletroquímicos entre a endolinfa, perilinfa e os compartimentos intracelulares, necessários à transdução das células ciliadas e transmissão neural.[7]

A endolinfa possui os elementos: sódio = 5 mEq/L; potássio = 144 mEq/L; proteína = 126 mg%, que lembram a composição dos líquidos intracelulares. A perilinfa, por sua vez, apresenta: sódio = 152 mEq/L; potássio= 4 mEq/L; proteína = 20-50 mg%, que lembra o líquido cefalorraquidiano (LCR),[17] além de se comunicar com o mesmo via aqueduto coclear. Geralmente é aceita a ideia de que a endolinfa da cóclea é produzida pelas células marginais da *estria vascularis* como um derivado da perilinfa. A absorção da endolinfa, presumivelmente, ocorre no saco endolifático que está conectado ao sáculo e ao utrículo pelos ductos endolinfáticos.

O local de produção da perilinfa ainda é controverso. Discute-se a possibilidade de ser um ultrafiltrado sanguíneo, ou do LCR, ou de ambos. Em razão da íntima relação, como LCR, alterações que afetem a pressão deste (p. ex., como uma punção lombar) podem repercutir na função da orelha interna. Em condições normais não há comunicação direta entre os compartimentos endo e perilinfáticos.[13] Diversos modelos matemáticos já foram propostos para se estudarem os efeitos da aceleração do fluxo de endolinfa sobre a cúpula.[18]

> O sistema vestibular periférico, localizado na orelha interna, possui 10 órgãos sensoriais. Seis canais semicirculares que geram informações a respeito da velocidade angular da cabeça, e quatro órgãos estatoconiais, que transduzem a aceleração linear e a inclinação estática da mesma com respeito à gravidade.[20]

O conteúdo de aminoácidos da perilinfa, particularmente glicina e alanina, é baixo se comparado ao sanguíneo; porém, muito mais elevado que o conteúdo de aminoácidos do LCR. Chama atenção o fato de que alterações hematológicas repercutem muito mais rapidamente na perilinfa que no LCR.[19]

IRRIGAÇÃO

O suprimento sanguíneo do labirinto membranoso é fornecido pela artéria labiríntica (ou auditiva interna) (Figura 15) que, frequentemente, nasce da artéria cerebelar anterior inferior (45%), mas que, por vezes, nasce diretamente da artéria cerebelar superior (24%), ou da artéria basilar (16%). Após fornecer um ramo para o VIII nervo no ângulo pontocerebelar, a artéria auditiva interna atravessa o conduto auditivo interno, e ao chegar no labirinto se divide em dois ramos: (1) artéria vestibular anterior que supre o canal anterior, o canal lateral, a maior parte da mácula do utrículo e uma pequena parte do sáculo, e (2) a artéria vestibulococlear com dois ramos – coclear (para a estrutura do próprio nome) e

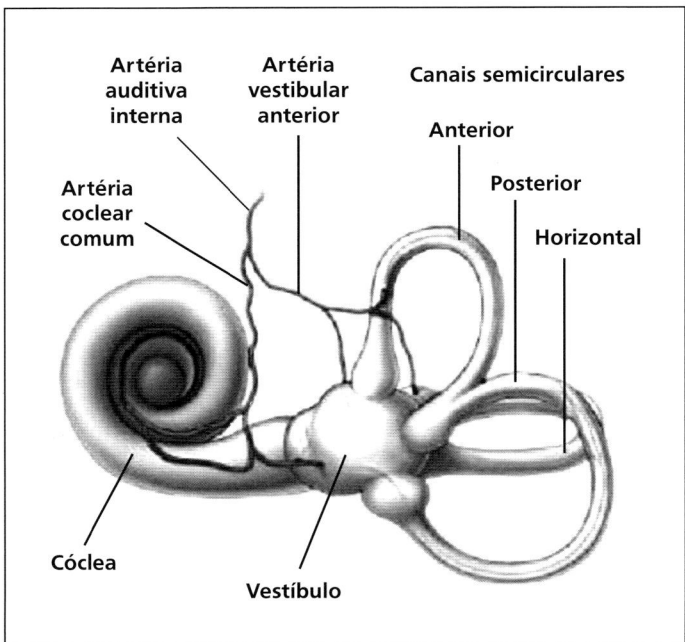

Figura 15. Irrigação do labirinto.

a artéria vestibular. O último também denominado de artéria vestibular posterior, que supre o canal posterior e a mácula do sáculo.[1]

A artéria labiríntica é em "fundo de saco". Não possui colaterais. Quando ela ou a artéria cerebelar anterior inferior (AICA) são ocluídas, ocorre a perda da função vestibular. A oclusão de ramos promove a perda seletiva de funções labirínticas.

INERVAÇÃO

O nervo vestibular divide-se em dois ramos:

1. A divisão superior inerva os canais anterior e horizontal e o utrículo.
2. A divisão inferior inerva o canal semicircular posterior e o sáculo (Figura 16).[1] Infecções virais apresentam franca preferência pelo acometimento do ramo superior. Um pequeno ramo da divisão superior (anastomose de Voit) inerva a parte anterossuperior do sáculo. O ramo superior caminha junto ao nervo facial, e o ramo inferior passa junto ao nervo coclear.

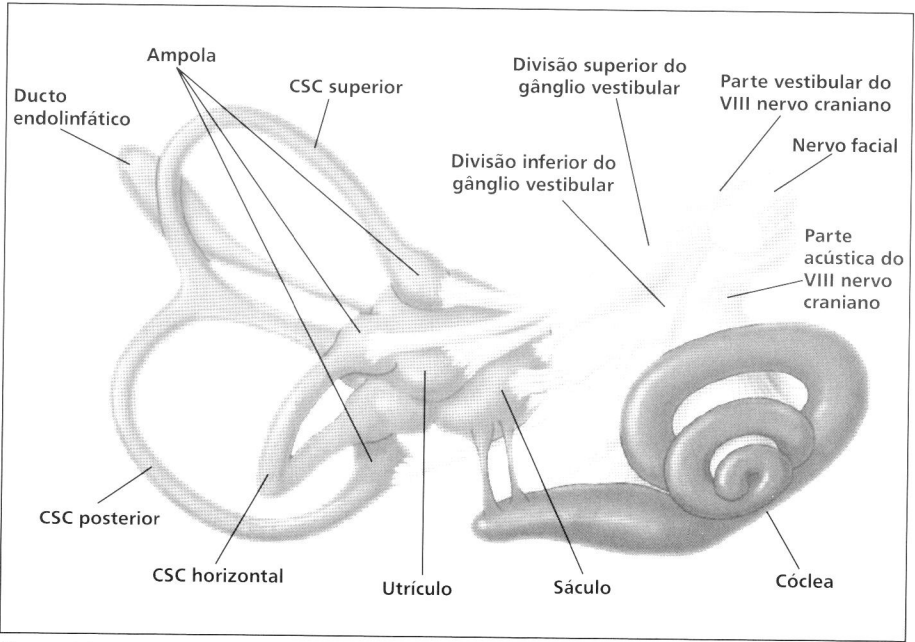

Figura 16. Inervação do labirinto. Fonte: http://www.medicinanet.com.br/m/conteudos/acpmedicine/4760/o_paciente_com_tontura_%E2%80%93_elliot_m_frohman_md_phd.htm (Modificada).

Em resumo: a artéria vestibular anterior irriga estruturas inervadas pelo ramo superior do nervo vestibular, enquanto a artéria vestibular inferior irriga estruturas inervadas pelo ramo inferior. Do gânglio de Scarpa, o nervo vestibular passa medialmente, atravessando o ângulo pontocerebelar, e posiciona-se posterior ao nervo coclear, abaixo do nervo facial, para então penetrar no tronco cerebral entre o pedúnculo cerebelar inferior e o trato espinhal do trigêmeo, e fazer sinapse nos núcleos vestibulares.

NÚCLEOS VESTIBULARES

> A formação anatômica dos núcleos vestibulares nos humanos já foi bem caracterizada, e em muitos aspectos é similar à dos primatas e de outras espécies de mamíferos.

A formação anatômica dos núcleos vestibulares nos humanos já foi bem caracterizada e, em muitos aspectos, é similar a dos primatas e de outras espécies de mamíferos (Figura 17).[1]

Nos seres humanos os núcleos vestibulares contêm mais de 200.000 neurônios. Existem quatro núcleos vestibulares maiores ou principais: 1. núcleo vestibular superior ou de Bechterew (NVS), 2. núcleo vestibular lateral ou de Deiters (NVL), 3. núcleo vestibular medial ou de Schwalbe (NVM), e 4. núcleo vestibular inferior de Roller ou descendente

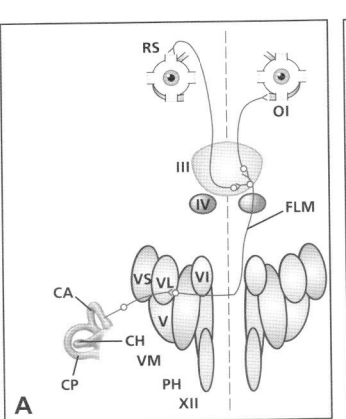
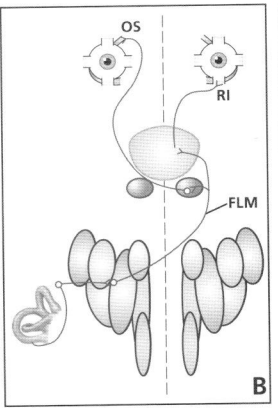
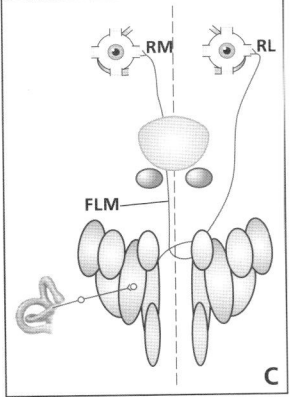

Figura 17. Conexões neurais excitatórias que originam os reflexos vestíbulo-oculares. (**A**) Canal anterior (CA): com os músculos reto superior (RS) homolateral e oblíquo inferior (OI) contralateral. (**B**) Canal posterior (CP): com os músculos oblíquo superior (OS) homolateral e reto inferior (RI) contralateral. (**C**) Canal horizontal (CH): com os músculos reto medial (RM) homolateral e reto lateral (RL) contralateral. VL: núcleo vestibular lateral; PH: núcleo prepósito do hipoglosso; VS: núcleo vestibular superior; III: complexo nuclear oculomotor; IV: núcleo do nervo troclear; V: núcleo vestibular inferior; VI: núcleo do abducente; XII: núcleo do nervo hipoglosso; FLM: fascículo longitudinal medial. Fonte: http://www.medicinanet.com.br/m/conteudos/acpmedicine/4760/o_paciente_com_tontura_%E2%80%93_elliot_m_frohman_md_phd.htm (Modificada). (Ver *Prancha* em *Cores*.)

(NVI). Além destes, também fazem parte dos núcleos vestibulares outros pequenos subgrupos acessórios, como o núcleo vestibular intersticial (NVInt), e o grupo Y próximo ao pedúnculo cerebelar superior.[8] As áreas nucleares que recebem fibras oriundas dos órgãos vestibulares periféricos interagem com as fibras aferentes oriundas de outros sistemas, como o proprioceptivo, e de outros centros, especialmente o cerebelo.

Núcleo Vestibular Superior (NVS)

Medindo apenas 2,7 mm, este é o menor dos 4 núcleos vestibulares principais. Tem como limite superior a porção caudal do núcleo do trigêmeo e contém cerca de 20.000 neurônios. A maioria das projeções aferentes se origina das cristas neurais dos canais semicirculares sob forma de fascículos de fibras de diversos diâmetros. As fibras oriundas do canal superior se colocam medialmente, ao passo que as fibras que vêm do canal anterior, horizontal, do sáculo e do utrículo, postam-se lateralmente. Um grande grupo de fibras vem do cerebelo, flóculo, nódulo, núcleo fastigial e úvula. Fibras eferentes do NVS se dirigem por meio dos fascículos longitudinal lateral e medial aos núcleos oculomotores, cerebelo e formação reticular pontina dorsal.

Dos quatro núcleos vestibulares, este é o que fornece o maior contingente de fibras para os núcleos oculomotores. Algumas de suas fibras ainda se dirigem para o núcleo principal do trigêmeo.

Núcleo Vestibular Lateral (NVL)

Medindo 5,6 mm e contendo cerca de 25.000 neurônios, inicia-se na porção caudal do NVS e vai até o núcleo do nervo abducente. O NVL recebe fibras da zona de entrada da raiz *(root entry zone)* do VIII nervo. Em alguns animais (gato e chinchila) a porção rostral-ventral do núcleo recebe fibras oriundas do sáculo e utrículo, e a porção dorsocaudal recebe fibras do vérmis e do núcleo fastigial do cerebelo. O NVL emite a maior parte de suas fibras eferentes para a medula através do feixe vestibulomedular ipsolateral, formando uma importante via na integração dos reflexos vestibulomedulares que interessam, principalmente, os membros superiores. O trato vestibulomedular é somatotopicamente organizado de modo que as fibras cervicotorácicas originam-se da porção rostral-ventral do núcleo, e as fibras para a medula lombossacra originam-se da porção dorsocaudal.

Núcleo Vestibular Medial (NVM)

Localizado na porção caudal do NVS e medial ao NVInt, nos humanos é o maior dos núcleos vestibulares, medindo 10 mm e com cerca de 125.000 neurônios de vários tamanhos. Difere dos outros núcleos por não receber fibras aferentes de grosso calibre. A porção superior recebe fibras das cristas neurais dos canais semicirculares, assim como do flóculo e do núcleo fastigial. Fibras oriundas do sáculo e utrículo se projetam na porção lateromedial do núcleo, enquanto a parte caudal recebe fibras oriundas, principalmente, do cerebelo, núcleo fastigial ipso e contralateral, e do nódulo ipsolateral.

As conexões eferentes descem pelo fascículo longitudinal medial para a medula cervicotorácica pelo trato vestibulomedular medial, assim como ascendem, bilateralmente, pelo mesmo fascículo, alcançando os núcleos oculomotores. Outras eferências se dirigem ao lobo floculonodular, formação reticular e núcleo vestibular contralateral. Estas últimas, provavelmente, exercem papel importante na compensação após lesão vestibular periférica. O NVM é um importante centro na coordenação dos movimentos oculares craniocervicais.

Núcleo Vestibular Inferior (NVI)

Medindo cerca de 8 mm e com 55.000 neurônios, aproximadamente, distingui-se vagamente do NVM adjacente. As aferências labirínticas restringem-se à porção lateral do núcleo, com as fibras oriundas das cristas neurais se dirigindo mais para o centro, e as fibras provenientes das máculas mais para a periferia. A maior parte da eferência se dirige ao cerebelo e formação reticular. Numerosas fibras comissurais se dirigem para os núcleos vestibulares contralaterais. O NVI, aparentemente, integra sinais vestibulares dos dois lados, com informações que chegam do cerebelo e da formação reticular.

Núcleo Vestibular Intersticial (NVInt)

Pequeno conjunto de células alongadas, localizado próximo à zona de entrada das raízes do nervo vestibular. Em alguns animais, como na chinchila, o NVInt mostrou receber aferências do sáculo e utrículo – poucas dos canais semicirculares – e eferências que se dirigem, principalmente, ao FLM provavelmente para atuar na mediação do reflexo vestíbulo-ocular.

VIAS CENTRAIS DO SISTEMA VESTIBULAR

Os núcleos vestibulares possuem ligações entre si e projetam-se aos núcleos dos nervos oculomotores, assim como as diversas regiões do cérebro, tronco cerebral, cerebelo e medula (Figura 18).

Sintomas vestibulares podem surgir do comprometimento de qualquer porção destas vias, sendo que disfunções vestibulomedulares geram, principalmente, desequilíbrio.[21]

Aos Núcleos Oculomotores

Todos os núcleos vestibulares projetam-se, por meio do fascículo longitudinal medial (FLM), aos núcleos que inervam os músculos extrínsecos dos olhos.[22] O FLM é o responsável pela transmissão de informações cruciais para coordenação e sincronização da maior parte dos movimentos oculares gerados em resposta a um estímulo vestibular.[1,23] Entretanto, existem diferenças na circuitaria do

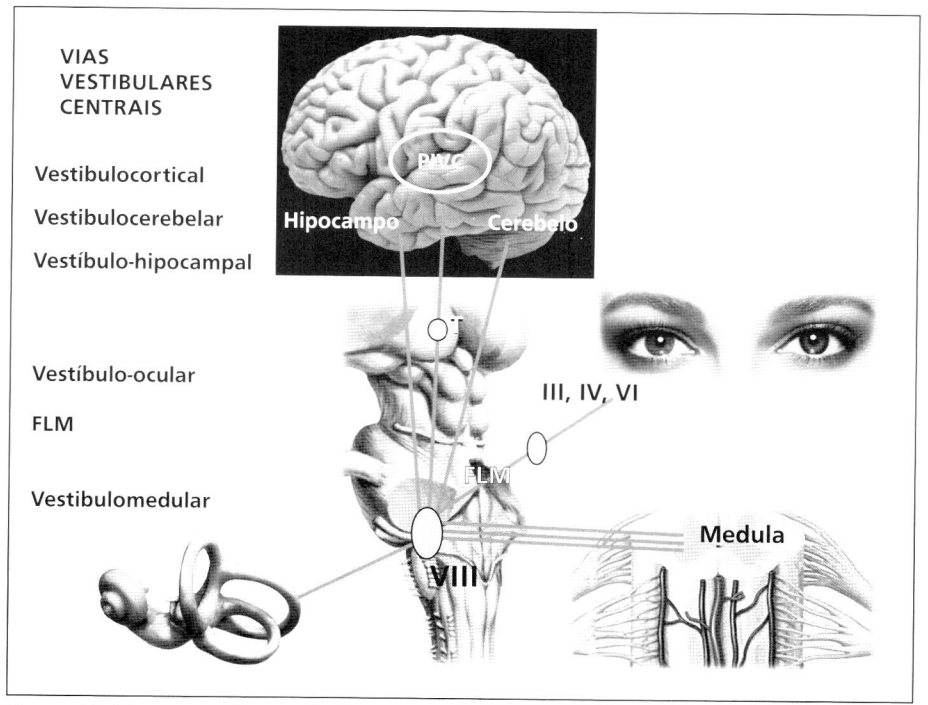

Figura 18. Vias e conexões vestibulares multissensoriais centrais. PIVC: córtex vestibular parietoinsular; T: tálamo; III, IV, VI: nervos oculomotores; FLM: fascículo longitudinal medial; VIII: núcleo vestibular.

reflexo vestíbulo-ocular, na dependência se os movimentos dos olhos são compensatórios para o movimento angular da cabeça, mediado pelos canais semicirculares (reflexo vestíbulo-ocular rotacional (RVOr), ou para aceleração linear da cabeça, mediada pelos órgãos otolíticos (sáculo e utrículo).[23]

Para o canal semicircular horizontal (CH), o RVOr é mediado pela mesma via que leva informações a outros sistemas oculomotores conjugados (sacada e perseguição). Estímulo térmico ou mecânico do CH resulta na transmissão de informações para o núcleo do VIII nervo ipsolateral. Projeções emanam do núcleo vestibular medial para o núcleo do VI nervo e músculo reto lateral contralateral, ao passo que interneurônios projetam-se – via FLM contralateral – ao subnúcleo do III nervo que vai inervar o músculo reto medial contralateral.

No que diz respeito ao canal semicircular anterior (CA), células excitatórias do núcleo vestibular medial projetam-se medial e dorsalmente, cruzam a linha média e ascendem pelo FLM, ou logo abaixo dele, para atingir as subdivisões do núcleo do III nervo, responsáveis pela inervação dos músculos reto superior homolateral e oblíquo inferior contralateral. O subnúcleo do III nervo, responsável pelo músculo reto superior, envia fibras que decussam e inervam o músculo homólogo contralateral. Axônios inibitórios projetam-se do CA ao núcleo vestibular ipsolateral e daí cruzam a linha média para inervar os músculos antagônicos a estes citados.

Para o canal semicircular posterior (CP), neurônios excitatórios projetam-se do núcleo vestibular e, após cruzarem a linha média pelo FLM, dirigem-se ao núcleo do IV nervo (troclear), que inerva o músculo oblíquo superior, e ao subnúcleo do III nervo responsável pelo músculo reto inferior contralateral. Axônios inibitórios que passam pela formação reticular pontina projetam-se pelo FLM e contatam os músculos reto superior e oblíquo inferior, evitando movimentos antagonistas.

Cerebelo

Aferentes vestibulares primárias terminam na camada granular do córtex cerebelar medial (vérmis) como fibras musgosas e enviam projeções colaterais ao núcleo fastigial. As projeções ao vérmis cerebelar são, primariamente, para os lóbulos mais caudais, porção mais envolvida na coordenação dos movimentos da cabeça e dos olhos. As células de Purkinje aí localizadas projetam-se, por sua vez, tanto para o núcleo fastigial (núcleo cerebelar profundo que recebe projeções oriundas do vérmis) quanto para os núcleos vestibulares. O flóculo (porções laterais do arquicerebelo) é outra região que possui fibras que se projetam diretamente aos núcleos vestibulares.

Córtex Cerebral

Estudos de Dieterich e Brandt,[24] utilizando Tomografia por Emissão de Pósitron (PET) e Imagem de Ressonância Magnética funcional (MRIf), tornaram possível revelar os aspectos da conectividade das estruturas vestibulares centrais e periféricas em humanos saudáveis. Estes estudos utilizaram a irrigação calórica dos canais semicirculares horizontais, estímulo galvânico do nervo vestibular e estímulo acústico do sáculo, que confirmaram distintas áreas corticais anteriormente identificadas por meio de estudos eletrofisiológicos em animais. A região cortical mais envolvida foi o córtex vestibular temporoparietoinsular (PIVC) bilateral, sendo muito mais do hemisfério direito no indivíduo destro. Também foram ressaltadas outras áreas corticais, como córtex retroinsular, giro temporal superior, lobo parietal inferior, precúneos, cíngulo e hipocampo. Simultaneamente, áreas visuais, somatossensitiva e auditiva, mostraram-se desativadas. A interação cortical entre as áreas parietoccipitais gerou inibição recíproca visuovestibular.

Hipocampo

Estudos eletrofisiológicos têm demonstrado que o sistema vestibular possui íntima relação polissináptica com o hipocampo, possivelmente gerenciando a percepção do equilíbrio e contribuindo com o desenvolvimento da memória espacial. Informações vestibulares provavelmente chegam ao hipocampo via vestibulotálamo-córtex parietal. Além disso, o hipocampo parece exercer importante atividade na compensação vestibular após lesões tanto periféricas quanto centrais.[25,26]

Medula

O reflexo vestibulomedular (RVM) envolve múltiplas estratégias e sinergias para prevenir a queda. Ajusta o movimento dos membros adequadamente para posicionar a cabeça e o corpo. O RVM se utiliza de impulsos otolíticos. Três maiores tratos de substância branca conectam os núcleos vestibulares aos neurônios das pontas anteriores da medula.[13]

> *O FLM é o responsável pela transmissão de informações cruciais para coordenação e sincronização da maior parte dos movimentos oculares gerados em resposta a um estímulo vestibular.*

O trato vestibulomedular lateral que se origina do núcleo vestibular de Deiters desce inteiramente homolateral até terminar nos neurônios motores α e δ da medula, estendendo-se até os níveis sacrais. Os estímulos transmitidos pelo trato vestibulomedular lateral têm como função facilitar os reflexos extensores e manter determinado nível do tono muscular em todo o corpo, que é necessário ao equilíbrio.[22] Fibras do núcleo vestibulomedular medial penetram bilateralmente no fascículo longitudinal medial e descem pela parte anterior da medula cervical, ao lado da fissura mediana anterior, até a medula torácica superior. É, predominantemente, ipsolateral. Essas fibras atuam no tono muscular dos membros superiores e contribuem no ajuste do tono muscular da nuca em resposta à posição da cabeça (reflexo vestibulocervical).

NEUROTRANSMISSORES E NEUROMODULADORES

Na orelha interna, as células ciliadas do neuroepitélio vestibular estabelecem conexões com neurônios aferentes e recebem inervação neuronal eferente.[27] Pelo menos oito neurotransmissores e quatro neuropeptídeos estão envolvidos.[8]

O neurotransmissor aferente principal é o glutamato, que reage com diversos subtipos de receptores de aminoácidos excitatórios (RAE), incluindo: N-metil-D-Aspartato (NMDA), α-amino-3-hidroxil-5-metil-4-isoxazole-ácido- propiônico (AMPA), ácido kaínico (AK) e receptores metabotrópicos.

Os receptores NMDA participam da determinação da descarga basal e da resposta tônica do estímulo sustentado, enquanto os receptores não NMDA medeiam as respostas aos estímulos mecânicos de alta frequência.

Os neurônios eferentes das células ciliadas também liberam diversas substâncias neuroativas, como: peptídeo relacionado com o gene da calcitonina (CGRP), substância P, peptídeos opioides, endocanabinoides, ácido gama-aminobutírico (GABA), ATP, adenosina e histamina. Além dos neurotransmissores que participam no processo de informação sensorial, o vestíbulo também recebe inervações simpática e parassimpática.

De modo geral, todas as fibras vestibulares liberam glutamato, como um neurotransmissor excitatório, nas sinapses dos núcleos vestibulares. Glicina atua como um cotransmissor nas fibras de maior diâmetro. Outros impulsos neurais liberam GABA, que exerce influência nuclear inibitória.[8]

Os neurônios dos núcleos vestibulares (neurônios vestibulares de segunda ordem) enviam impulsos glutamatérgicos, colinérgicos e GABAérgicos para numerosos setores do SNC, incluindo cerebelo, núcleos oculomotores, medula, tálamo e córtex cerebral, e recebem impulsos originados no córtex visual, vias proprioceptivas, especialmente das regiões cervicais, do cerebelo e de diversas fibras oriundas nos núcleos diencefálicos. Os neurônios dos núcleos vestibulares também expressam receptores aminoácidos excitatórios e NMDA e não NMDA.

Aparentemente, na circuitaria neuronal que envolve o sistema vestibular, os neurônios mais largos são excitatórios, ao passo que aqueles com menor contingente de fibras são inibitórios.[8]

COMO O LABIRINTO FUNCIONA?

O sistema vestibular periférico humano é formado por um total de 10 (dez) órgãos sensoriais, 5 (cinco) em cada rochedo: três canais semicirculares ortogonais e coplanares (posterior, horizontal e anterior), que fornecem informação a respeito da aceleração angular, e dois órgãos otolíticos situados no vestíbulo, o sáculo e o utrículo, que transmitem informações da aceleração linear e da inclinação da cabeça com respeito à gravidade (Figura 19).

Nos seres humanos, o labirinto é um aparelho transdutor de energia gravitacional e hidrodinâmica em impulsos neuronais.

Há 50 anos, a função labiríntica chegou a ser considerada de menor importância nos seres humanos: "filogeneticamente, o velho e vital órgão do equilíbrio sofreu um aviltamento nos animais mais evoluídos e teve sua importância

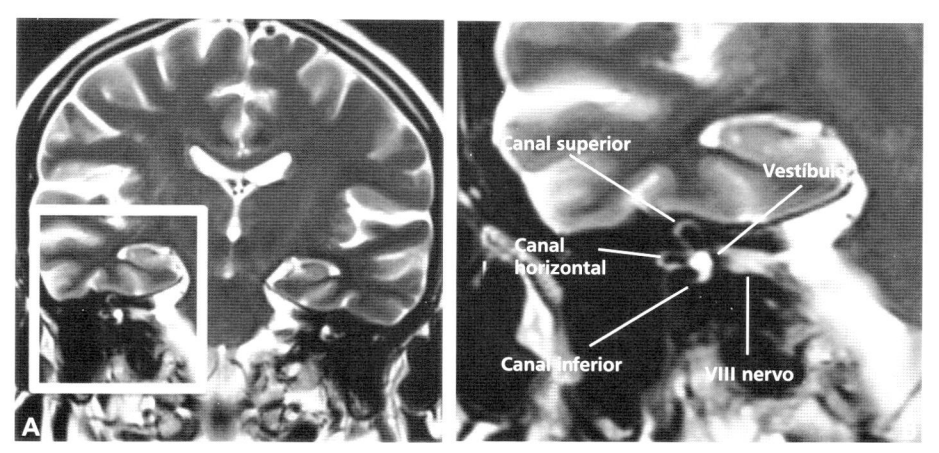

Figura 19. Imagem de ressonância magnética, ponderada em T2. (**A**) Corte coronal na altura dos labirintos. (**B**) Detalhe do labirinto direito.

> Nos seres humanos, o labirinto é um aparelho transdutor de energias gravitacional e hidrodinâmica em impulsos neuronais.

diminuída quando avançamos na escala filogenética".[28] Entretanto, nas últimas décadas, ocorreu um grande impulso nos conhecimentos neurofisiológico e clínico sobre o até então "desconhecido" labirinto.

O sáculo e o utrículo possuem as manchas acústicas ou máculas com neurônios transdutores de velocidade linear. A mácula utricular está localizada no assoalho do utrículo (paralela à base do crânio), enquanto a mácula sacular tem posição vertical, na parede medial do sáculo. Os cílios das células receptoras estão embebidos numa membrana gelatinosa, que sustenta os estatocônios. Estes receptores emitem estímulos da posição da cabeça no espaço e colaboram na regulação do tono muscular.

Os canais semicirculares possuem as cúpulas com os cílios das células receptoras que são transdutores de velocidade angular.

Os canais semicirculares comunicam-se com o utrículo. As células ciliadas encontram-se embebidas numa camada gelatinosa alongada, como uma vela de barco, que se movimenta ao impulso da coluna de endolinfa. Dependendo da direção do fluxo endolinfático, ocorre a excitação ou a inibição das células ciliadas. O fluxo endolinfático ampulópeto produz excitação (despolarização) das células ciliadas dos canais semicirculares horizontais e inibição (hiperpolarização) das células ciliadas dos canais semicirculares verticais (anterior e posterior).

PARTE 2

O QUE É VERTIGEM POSICIONAL PAROXÍSTICA BENIGNA (VPPB)

> "Os biomarcadores mais importantes da VPPB são: a história e os testes posicionais."

A vertigem posicional paroxística benigna (VPPB) é o resultado de um distúrbio hidro-mecânico da orelha interna causado por estímulo anormal da cúpula de um ou mais dos três canais semicirculares. É a condição que mais frequentemente causa vertigem no ser humano.[29-32] Sua prevalência está entre 10,7 e 64,0 por 100.000 pessoas, com a prevalência de toda vida estimada de 3,2% nas mulheres, 1,6% nos homens e 2,4% na população em geral.[29] A VPPB geralmente ocorre (mas não exclusivamente) a partir dos 40 anos de idade,[21,31] com pique de incidência entre 60 e 70 anos,[33] chegando a acometer em torno de 10% da população mais idosa.[34,35] Clinicamente se caracteriza por crises de ilusão rotatória (vertigem), fenômeno oculomotor (nistagmo) e alterações autonômicas (sudorese, náusea e vômitos). Tais crises são súbitas, paroxísticas, duram apenas alguns segundos e, habitualmente, são provocadas pela mudança de posição da cabeça com respeito à gravidade.

A causa da VPPB é, na maioria das vezes, desconhecida (idiopática) em cerca de 75% dos casos.[21,33] Traumatismo de crânio contribui com cerca de 17% dos casos, e a neurite vestibular com 15% dos casos. Já se tentou relacionar (sem sucesso) com alterações do tipo: osteoporose e hipovitaminose D.[29] Em torno de 5% dos casos espontâneos de VPPB, e em cerca de 20% dos casos traumáticos, há envolvimento simultâneo de multicanais.

A VPPB resulta de um estímulo anormal da cúpula de qualquer dos três canais semicirculares, ao ocorrer mudança na posição da cabeça. O movimento dos estatocônios, no interior dos canais semicirculares, estimula anormalmente a cúpula, gerando impulsos nervosos. Experimentalmente já foi demonstrado que os estatocônios deslizam para baixo – de acordo com a gravidade – ao longo da parede do canal em aglomerados e não como partículas livres (Figura 20).[36] O pré-requisito necessário para VPPB é o acúmulo de certa quantidade de estatocônios dentro do canal semicircular, de modo que esta "massa crítica" ao se movimentar, e por efeito hidrodinâmico, estimula ou inibe a cúpula.[35]

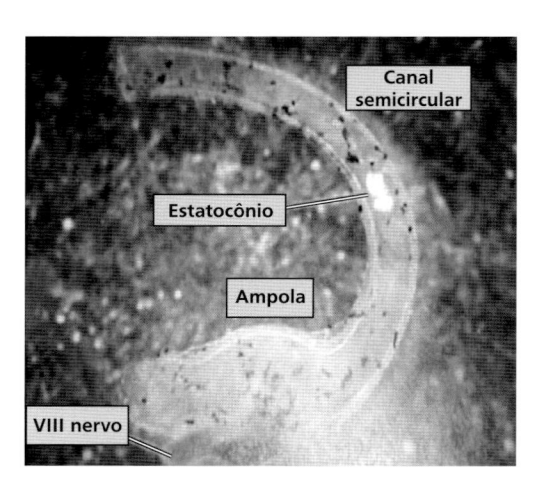

Figura 20. Microfotografia de modelo de canalitíase; canal semicircular de porco ocupado por aglomerado de estatocônios.[38] (Fonte: XXVIII Bárány Society Meeting, Buenos Aires, 2014.)

A forma mais comum de VPPB ocorre quando cristais de carbonato de cálcio, oriundos da mácula utricular, caem no lúmen do canal semicircular posterior.[29] Em um percentual menor de casos, os estatocônios podem permanecer aderidos à cúpula (cupulolitíase). Canalitíase e cupulolitíase não são mutuamente excludentes e podem coexistir de modo simultâneo no mesmo canal semicircular.[35]

Cupulolitíase ocorre, mais frequentemente, nos canais horizontais e apresenta algumas peculiaridades; crises com nistagmo mais prolongado, muitas vezes com pouca ou nenhuma latência, acompanhadas de fenômenos autonômicos exuberantes. Tais crises costumam ser um pouco mais resistentes ao tratamento.[37] Na cupulolitíase o nistagmo persiste o tempo que a posição provocativa da cabeça é mantida, mas com declínio gradual iniciando após 1 ou 2 minutos.[15]

> *Estudos recentes apontam para as seguintes frequências de VPPB: 41 a 65% canal posterior; 21 a 45% canal horizontal; 20% múltiplos canais, e 17% canal anterior!*[33]

Os testes posicionais provocativos são essenciais na avaliação vestibular para o diagnóstico de vertigem posicional. Disfunções periféricas ou centrais podem produzir nistagmo posicional. Em ambos os casos o nistagmo pode ser paroxístico ou persistente. Nistagmo posicional proeminente sem queixa de vertigem sugere comprometimento do sistema nervoso central. O padrão do nistagmo posicional na VPPB difere de acordo com o canal envolvido.[39] Se o teste for realizado de modo reverso, a "massa crítica" intracanalítica move-se na direção oposta, produzindo nistagmo no mesmo plano, porém, na direção oposta. Repetindo-se o teste algumas vezes, as partículas podem-se tornar dispersas ao longo do canal, e progressivamente menos efetivas em promover deflexão da cúpula, com declínio do nistagmo indo até o ponto de não mais obtê-lo.[15]

> Se o teste posicional provocativo for realizado de modo reverso, a massa intracanalítica move-se na direção oposta, produzindo nistagmo no mesmo plano, porém na direção oposta.

O conceito etiopatogênico atual da VPPB ou "litíase vestibular" aponta para a estimulação anormal da cúpula; seja decorrente da presença dos estatocônios nos canais semicirculares (canalitíase), ou pela adesão dos mesmos à cúpula (cupulolitíase).[8,20,40] Estudos em animais de experimentação, correlações cirúrgicas e inúmeras observações clínicas corroboram com estas possibilidades.[15]

O diagnóstico diferencial da VPPB inclui vertigem posicional central, vertigem enxaquecosa e lesão estrutural do tronco cerebral e cerebelo, próxima ao IV ventrículo.[35]

VPPB – EVOLUÇÃO HISTÓRICA[41]

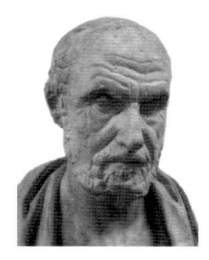

Hipócrates (460 a.C.-370 a.C.) já considerava: "No idoso, vertigem e perda auditiva são sintomas comuns" (aforismo).

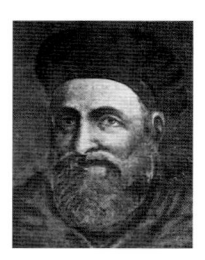

Gabriele Fallopio (1523-1562) reforçou o uso da expressão labirinto (cunhada por *Galen*), além de ter criado as expressões: cóclea, tímpano, língua, placenta e vagina.

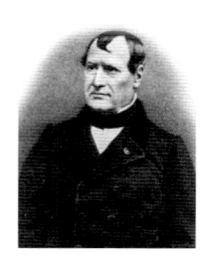

Em 1824, o fisiologista francês, Jean Pierre Flourens (1794-1867), realizando experimentos em pombos, estabeleceu que o movimento angular da cabeça tinha origem nos canais semicirculares.

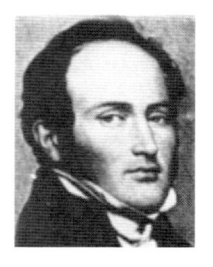

Em 1861, Prosper Ménière (1799-1862) localizou, na orelha interna, a origem das vertigens. Até esta época, vertigem, epilepsia e acidente vascular encefálico eram reputados como sendo "crises apopletiformes" de origem cerebral.[42] A doença que leva seu nome só foi efetivamente reconhecida pela comunidade científica após sua morte.

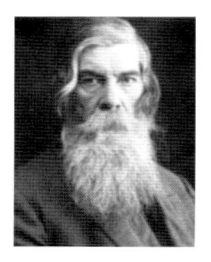

Em 1883, o neurocientista russo, Vladimir Mikhailovich Bekhterev (1857-1927), descreveu o nistagmo que surge após a destruição do segundo labirinto nos animais hemilabirintectomizados. Nistagmo de Bekhterev.[43]

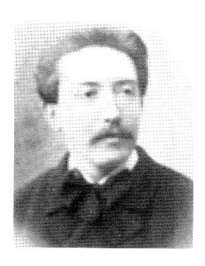

Em 1892, o fisiologista alemão, Ernest Julius R. Ewald (1855-1921), estabeleceu uma clara relação entre o plano do canal semicircular (CS), a direção do fluxo endolinfático e a direção do movimento induzido dos olhos e da cabeça. Mofidificando a direção do fluxo endolinfático, aplicando pressão positiva e negativa nos CS de pombos, ele criou três leis:

1. O movimento dos olhos e da cabeça sempre ocorre no plano do canal estimulado e na direção do fluxo de endolinfa.
2. No CS horizontal, o fluxo endolinfático ampulópeto causa uma resposta maior que o fluxo ampulófugo.
3. Nos CS verticais, o fluxo endolinfático ampulófugo provoca resposta maior do que o fluxo ampulópeto.[8]

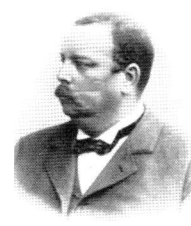

Em 1897, Ludwig Bruns (1858-1916), neurologista alemão, descreveu a vertigem provocada pelo movimento da cabeça. Isto na primeira edição do seu livro sobre tumor cerebral.[44]

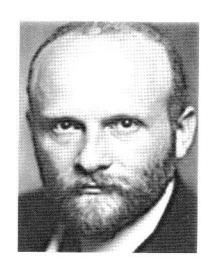

Em 1921, o austríaco, Robert Bárány (1876-1936) registrou, pela primeira vez, numa mulher de 27 anos, nistagmo rotatório de forte intensidade, acompanhado de vertigem violenta e náusea, quando ela deitava com a cabeça virada para o lado direito. Pelo fato de sinal e sintomas não serem precipitados pelo movimento, mas sim pela posição da cabeça, considerou como sendo um fenômeno de origem otolítica.[45]

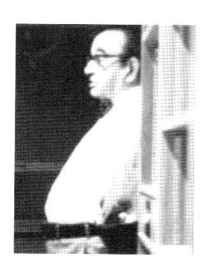

Em 1933, Rafael Lorente de Nó (1902-1990), espanhol de Zaragoza, neurofisiologista e otorrinolaringologista, também conhecido como "Don Rafael", descreveu a via de três neurônios do reflexo vestíbulo-ocular, que relaciona os canais semicirculares com os músculos extrínsecos oculares.

Em 1936, Ivan Alexis Tumarkin (1901-1990), médico, matemático e diretor do departamento de otolaringologia da universidade de Liverpool,[18] num artigo publicado no British Medical Journal,[46] alardeia, de forma dramática, o fenômeno da "catástrofe otolítica", também conhecido como: "crise otolítica catastrófica de Tumarkin".

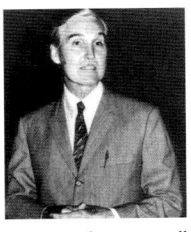

Em 1944, *Sir* Terence Cawthorne (1902-1970), otorrinolaringologista britânico, próximo ao final da Grande Guerra, estudando pacientes com déficit vestibular unilateral e desordens pós-concussão, observou que "... pacientes que moviam suas cabeças ativamente se recuperavam mais rápido e completamente das lesões vestibulares agudas, do que aqueles que não o faziam...". Idealizou pela primeira vez exercícios nos quais os pacientes eram instruídos a repetir continuamente qualquer movimento, assumindo que ocorreria uma adaptação central.

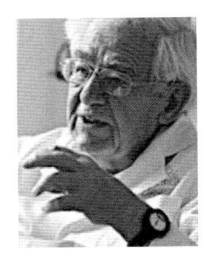

Em 1950, o anatomista húngaro, János Szentágothai (1912-1994), demonstrou que o fluxo ampulófugo de endolinfa no canal posterior resultava na contração dos músculos oblíquo superior homolateal e reto inferior contralateral, e que o fluxo ampulópeto neste mesmo canal resultava na inibição destes músculos.[47]

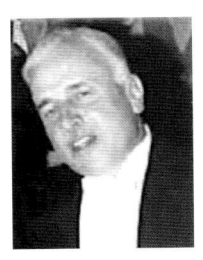

Em 1952, Margareth Dix (1911-1981) e Charles Skinner Hallpike (1900-1979) (Foto), com base em 100 pacientes, descreveram a manobra que induz a vertigem e o nistagmo posicional. Definiram os achados clínicos da vertigem posicional e consideraram a degeneração da mácula utricular como a causa da doença.[48]

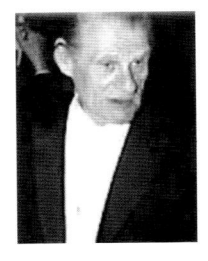

Em 1956, Hermann Frenzel (1885-1967), oftalmologista alemão, lançou os óculos de Frenzel, que desde então vêm sendo utilizados como ferramenta para exame dos nistagmos.[49]

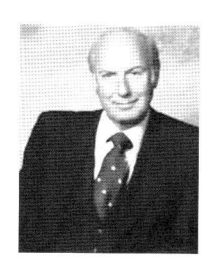

Em 1969, o americano Harold Schuknecht (1917-1996) descreveu sobre depósitos basófilos na cúpula do canal semicircular posterior de pacientes que sofreram VPPB, e cunhou a expressão cupulolitíase.[50]

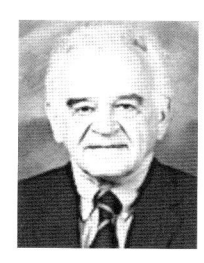

Em 1974, Richard R. Gacek propõe, pela primeira vez, uma solução cirúrgica para vertigem por meio da transecção do nervo ampular do canal semicircular posterior (merectomia singular), realizada em cinco pacientes.[253]

Em 1979, Hall SF *et al.* sugerem que partículas de estatocônios livres, no interior dos canais semicirculares, causavam VPPB, e que a fadiga do nistagmo seria em razão da dispersão dos mesmos no interior dos canais.[51]

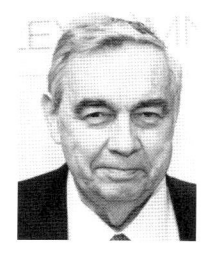

Em 1980, John Epley também propõe a possibilidade das partículas livres flutuantes – canalitíase.

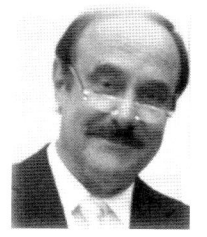

Em 1980, Thomas Brandt e Robert Daroff, com base na hipótese da cupulolitíase, sugerem, pela primeira vez, exercícios posicionais visando tratar a VPPB.[52]

Em 1985, McClure JA. registrou sete casos de VPPB do canal horizontal (VPPB-CH) com nistagmo horizontal puro e vertigem intensa.[53]

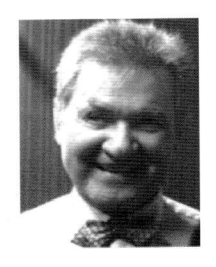

Em 1988, Alain Semont introduziu a "Manobra liberatória" para tratar VPPB do canal posterior (VPPB-CP).[54]

Em 1989, Pagnini P *et al.* descreveram 15 casos de VPPB-CH.[55]

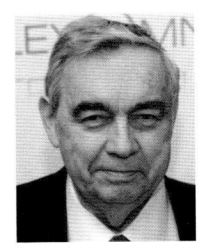

Em 1992, John Epley, após ter seus primeiros artigos rejeitados e enfrentar grande oposição por parte dos otorrinolaringologistas contemporâneos, descreveu o "Procedimento de reposição canalítica", visando tratar VPPB-CP.[56]

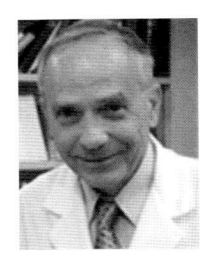

Em 1993, Robert Baloh *et al.* descreveram a VPPB-CH em que 4 de 13 pacientes com VPPB-CH apresentaram paresia do CH detectada por testes calóricos, e giraram dois deles sobre o próprio eixo (180°), como forma de tratá-los, embora sem sucesso.[57]

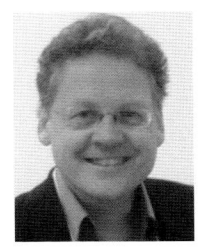

Em 1994, Thomas Lempert propõe a manobra *barbecue* 270°, visando tratar VPPB-CH.[58]

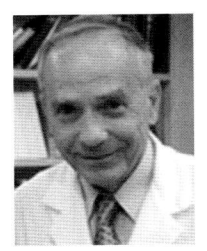

Em 1994, Robert Baloh aumenta o ângulo de rotação da manobra para: *supine roll over 360°*, visando tratar a VPPB-CH.[59]

Em 1997, Vanuchi P. *et al.* propõem que: dormir na "Posição Prolongada Forçada" é uma manobra útil no tratamento da VPPB-CH.[60]

Em 1998, Mauro Gufoni *et al.* descrevem outra manobra, visando tratar a VPPB-CH do tipo canalitíase.[61]

Em 2001, Ciniglio Appiani *et al.* descrevem a manobra liberatória, visando tratar VPPB-CH do tipo canalitíase.[62]

Em 2000, Bisdorff AR. *et al.* ressaltam o nistagmo espontâneo na VPPB-CH do tipo cupulolitíase.[63]

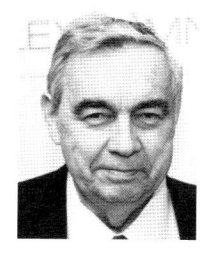

Em 2001, John Epley descreve a obstrução canalítica ("Canalith Jam").[15]

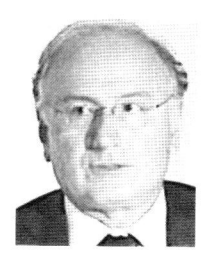

Em 2002, August P. Casani *et al.* descrevem uma manobra visando tratar VPPB-CH do tipo cupulolitíase.[64]

Em 2005, Kim YK. *et al.* descrevem uma manobra visando tratar VPPB do canal anterior (VPPB-CA).[65]

Em 2006, Choung YH. *et al.* descrevem a manobra "Bow and Lean" para localizar VPPB-CH. Contribui a manobra para diferenciar qual o canal horizontal acometido, assim como diferenciar canalitíase *vs.* cupulolitíase.[66]

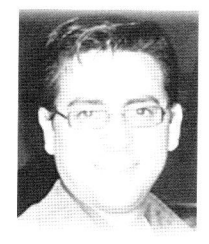

Em 2009, Yacovino DA. *et al.* descrevem (mais uma) manobra visando tratar VPPB-CA.[67]

Em 2011, Kim SH. *et al.* descrevem uma nova e efetiva manobra de reposição canalicular, visando os casos de VPPB-CH (cupulolitíase).[40]

VERTIGEM POSICIONAL PAROXÍSTICA BENIGNA – VPPB

Diagnosticar e tratar VPPB é oportunidade única na medicina moderna, uma vez que os testes e as manobras podem ser efetuados com as mãos, além de não contarmos, até o momento, com tratamento farmacológico específico e nem exames complementares comprobatórios. A acurácia dos testes clínicos diagnósticos e o benefício das manobras terapêuticas – sem a necessidade de ambiente laboratorial ou local específico, e com resultados positivos já comprovados em milhares de pacientes – são elevados, gerando benefício sintomático praticamente imediato com baixo risco de efeito adverso.

Observações clínicas apontam para a possibilidade de três grupos de litíase vestibular.[15]

1. Canalitíase, em que, de acordo com determinadas posições da cabeça, os estatocônios flutuam livremente dentro do canal semicircular, provocando deflexão da cúpula a partir de um estímulo anormal.
2. Cupulolitíase, ou "cúpula pesada", condição em que as partículas cálcicas estão aderidas à cúpula, causando deflexão persistente da mesma em determinadas posições da cabeça.
3. Obstrução do canal semicircular – "*canalith jam*" – forma mais rara em que as partículas impactadas obstruem o canal semicircular.

Em qualquer destas situações, a deflexão da cúpula induz a nistagmo no mesmo plano do canal envolvido, além de vertigem, podendo também provocar liberação autonômica; sudorese, taquicardia, náuseas e vômitos. Na canalitíase e na cupulolitíase, estímulo cinético-gravitacional promove a deflexão da cúpula que estimula as terminações nervosas vestibulares, que, por sua vez, emitem impulsos elétricos que provocam a ilusão de movimento angular – rotação – do meio ambiente. Já no caso da impactação do canal pelas partículas (*canalith jam*), a resposta clínica independe da ação da força da gravidade.[15]

A duração, frequência, intensidade e fenótipo do nistagmo produzidos pela litíase vestibular variam na dependência do canal acometido e da localização dos estatocônios no interior dos mesmos. A média de duração dos sintomas de cada episódio é de 2 semanas.[68] A forma idiopátia da VPPB é a mais frequente, e o canal posterior da orelha direita é, frequentemente, o mais ofendido.[69] Dentre os indivíduos acometidos, 80% procuram cuidados médicos, mas somente 8% recebem tratamento efetivo.[68]

Cada canal semicircular possui 3 possibilidades de acometimento pela litíase, existindo, portanto, 18 possibilidades fenotípicas de VPPB, cada uma delas promovendo determinado tipo de nistagmo.

Ao se considerar a frequência do canal semicircular afetado, certamente por razões anatômicas, a VPPB do canal posterior (VPPB-CP) é a que mais ocorre,[1,8] embora o reconhecimento de VPPB do canal horizontal seja cada vez mais evidenciado, chegando a atingir mais do que 40%.[16,70] Também por razões anatômicas, a VPPB do canal anterior é uma condição mais rara, embora cada vez mais diagnosticada.[31,65,71]

Apesar de os sintomas da VPPB dos três canais até certo ponto parecerem semelhantes por envolverem sinais e sintomas sensoriais, motores e autonômicos, existem diferenças tanto no acometimento intrínseco, como, por exemplo, na cupulolitíase do canal horizontal – o estatocônio pode estar aderido no lado da cúpula próximo ao braço longo do canal, ou do outro lado próximo ao utrículo – assim como nos testes e nas manobras visando ao tratamento de cada situação.[31,33,72]

Um dos aspectos mais importantes frente a um paciente com queixa de vertigem aguda é considerar a possibilidade diagnóstica de uma situação mais grave, como o infarto do tronco cerebral, ou (e principalmente) do cerebelo. Daí a necessidade de se estar atento a outros sinais neurológicos (não apenas a vertigem e o nistagmo posicional), que possam denunciar o comprometimento de outros setores do sistema nervoso.

> *A duração, frequência, intensidade e fenotipo do nistagmo produzidos pela litíase vestibular variam na dependência do canal acometido e da localização dos estatocônios no interior dos mesmos.*

Muitos pacientes que chegam pela primeira vez para serem examinados apresentam um padrão de marcha "robotizada", andam e giram vagarosamente, em bloco, além de, frequentemente, apresentarem espasmo dos músculos cervicais, mas, principalmente, do músculo trapézio.

Alguns pacientes vertiginosos somente procuram ajuda especializada meses – às vezes anos – após o início do seu padecimento. Outros passam anos utilizando medicamentos ineficazes,[73] e, quando são diagnosticados e adequadamente tratados, perguntam:[74]

- Por que demorou tanto tempo para o doutor diagnosticar e tratar minha vertigem?

    E depois afirmam

- Agora passou. Estou normal. Foi como se tivesse ocorrido um milagre!

Ocasionalmente, o desequilíbrio e a náusea persistem isoladamente por mais tempo, sendo estes sintomas, por vezes, piores que a própria sensação vertiginosa posicional.[74]

ASPECTOS IMPORTANTES DA ANAMNESE

Com a prática aprendemos que não há ferramenta diagnóstica mais importante para o diagnóstico de VPPB do que a história.

A história que denuncia litíase vestibular não é complicada e nem difícil de ser obtida. Alguns autores, entretanto, alegam que existe, por parte dos queixosos, grande dificuldade em transmitir exatamente o seu sintoma. Frequentemente confundem vertigem com tonteira e são imprecisos nas tentativas de definir exatamente o que sentem. Mas com a prática, na maioria das vezes, sempre conseguimos extrair do relato a nítida associação entre o fenômeno vertiginoso e a mudança na posição da cabeça. Este aspecto é tão flagrante que o diagnóstico pode ser obtido com grande margem de acerto ao se ouvir a queixa do paciente numa ligação telefônica. Por exemplo:

"Doutor, quando me virei na cama, o quarto todo rodou..." ou, *"quando levantei a cabeça para apanhar uma panela na prateleira da cozinha, tudo girou..."* ou então: *"quando me abaixei para pegar a chave que havia caído no chão, o mundo todo girou..."*

Episódios de vertigem na VPPB por vezes são considerados como contínuos, constantes e duradouros, mas, ao aprofundarmos a história, observamos que o sintoma é composto por surtos de crises sucessivas, e não propriamente por vertigem contínua.

Também faz parte da anamnese questionar sobre doenças preexistentes – hipertensão ou hipotensão arterial, diabetes melito, arritmia cardíaca, doenças neuromusculares, doença respiratória etc. – ou que substâncias se utiliza regularmente – antidepressivos, soníferos, ansiolíticos, neurolépticos, álcool etc.

Outras questões dizem respeito a: quedas – antigas ou recentes – tonteiras, episódios prévios de vertigem – prolongados ou de curta duração – sensação de desequilíbrio, instabilidade postural, zumbidos, surdez etc.

VPPB vs. Hipotensão Ortostática

Crises de VPPB ao despertar pela manhã são muito frequentes. Tal fato se deve, provavelmente, ao movimento da cabeça (e, consequentemente, dos estatocônios), previamente acomodados durante o sono. Neste caso específico é necessário fazer o diagnóstico diferencial com hipotensão postural ou ortostática. A hipotensão ortostática (HO) pode ser detectada medindo-se a pressão arterial, primeiro com o paciente deitado (preferencialmente após repouso), e novamente 1, 3 e 5 min após ficar de pé (Figura 21 A para B). Frequentemente a pressão declina gradual e progressivamente por um período de tempo mais prolongado (≈ 10 a 15 minutos). Considerar HO quando ocorrer redução da pressão sistólica de pelo menos 20 mmHg ou da pressão diastólica de pelo menos 10 mmHg. Neste meio-tempo observe por sinais de HO, como tonteira, palidez, sudorese e desequilíbrio. A oportunidade de diagnosticar HO pode ser perdida, caso a pressão arterial seja aferida apenas uma única vez.[75]

Vale ressaltar que há uma grande diferença entre a vertigem que surge após levantar-se da posição deitado (Figura 21 A para B) quando comparada à tonteira que ocorre após levantar-se da posição sentada, onde não ocorre inclinação do platô órbitomeatal (Figura 22 A para B). Neste último caso as causas mais prováveis são: hipotensão ortostática ou desequilíbrio decorrente de comprometimento das etapas iniciais do levantar/caminhar por falência do reflexo de endireitamento e/ou por falência da reação de suporte.[76]

> A vertigem na VPPB por vezes é considerada como contínua, constante e duradoura, mas ao aprofundarmos a história, observamos que o sintoma é composto por crises sucessivas, e não propriamente por vertigem contínua.

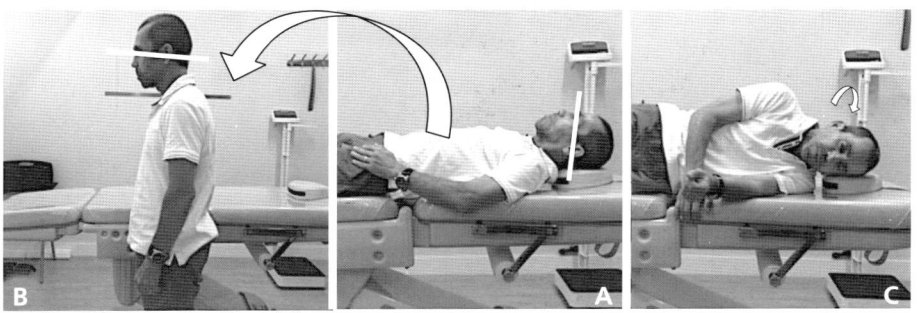

Figura 21. (A, B) Na mudança de posição de A para B pode ocorrer vertigem tanto por hipotensão ortostática, desequilíbrio ou VPPB (observe que há modificação do plano orbitomeatal *(linhas brancas)* com consequente modificação da posição do labirinto).
A vertigem provocada pela mudança de postura de B para A (deitar-se), assim como pela rotação da cabeça para um dos lados estando deitado (**C**), tem na VPPB sua causa mais frequente.

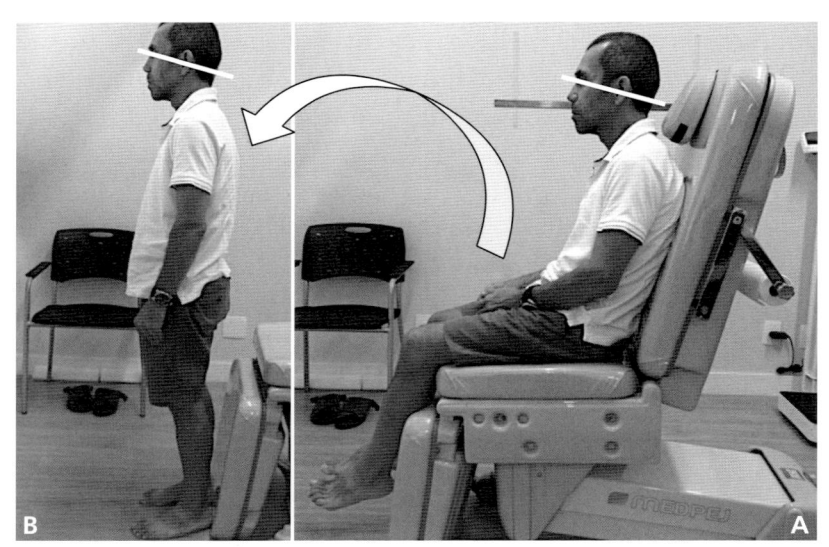

Figura 22. (**A, B**) Na mudança de posição de A para B, sentado para de pé, não ocorre inclinação do platô orbitomeatal com relação à gravidade *(linhas brancas)*.

VERTIGEM POSICIONAL PAROXÍSTICA BENIGNA DO CANAL POSTERIOR (VPPB-CP)

A VPPB é a forma mais frequente de vertigem, e o canal posterior direito, o mais acometido. Ao examinar um paciente com VPPB, facilita, sobremaneira, imaginar escrupulosamente a posição dos canais semicirculares no espaço (Figura 14). Visualizar as projeções dos canais semicirculares é fator fundamental para o sucesso na realização dos testes, manobras e tratamento da VPPB. Observe, por exemplo, como, no indivíduo em decúbito dorsal, a representação espacial do canal semicircular posterior projeta-se na orelha externa de forma muito semelhante ao seu formato dentro do crânio (Figura 23).

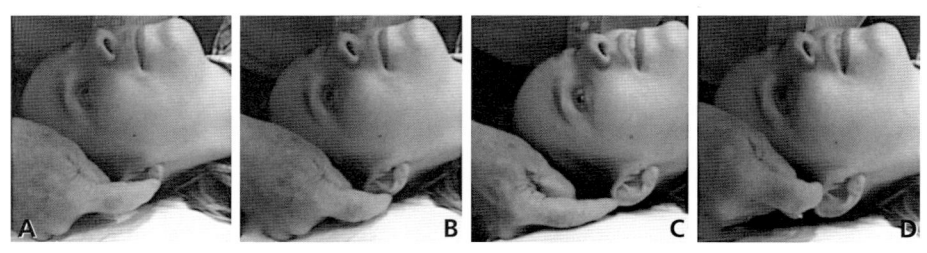

Figura 23. Com o paciente em decúbito dorsal, observe a projeção anatômica do canal semicircular posterior no lóbulo e hélix da orelha direita. O lóbulo representa a ampola (**A**), na hélix estão representados o braço posterior (**B**), o braço inferior (**C**) e o pilar comum (**D**), onde os canais posterior e anterior se reúnem.

VPPB-CP – Quadro Clínico

A principal queixa do paciente é a ocorrência de um ataque súbito de vertigem, precipitado pela mudança na posição da cabeça. Alguns afirmam que a crise ocorre com o movimento para direita, ou para esquerda – como ao girar na cama – ou ao estender o pescoço para olhar para cima. Crise ao fletir a cabeça para olhar para baixo também pode ocorrer, porém é mais raro. Caracteristicamente há, também, grave sensação subjetiva de desequilíbrio, considerada como sendo intensamente desagradável. Aqueles com boa função motora raramente caem no início da crise, uma vez que ela seja súbita, mas não apoplectiforme, e dá tempo de segurar-se durante o curto período de desequilíbrio. Pacientes muito idosos podem, efetivamente, cair, o que gera uma tremenda complicação a mais. Muitos sentem náusea, e alguns chegam a vomitar durante ou imediatamente após a crise. Em raros casos, náusea e vômitos podem persistir por algumas horas.

> A VPPB é a forma mais frequente de vertigem, e o canal posterior direito é o mais frequentemente acometido.

A forte intensidade da sensação vertiginosa pode gerar no paciente a falsa impressão que a crise foi muito demorada, mas, na verdade, a vertigem é sempre de curta duração – cerca de 30 s – o que, até certo ponto, ajuda no diagnóstico diferencial com outros transtornos vertiginosos. Logo no início da crise a maioria dos pacientes rapidamente movimenta a cabeça para sair da posição provocativa e atribui a isso o rápido término da mesma.

Em muitos casos o transtorno é autolimitado, mas melhorando apenas em algumas semanas ou meses. Em outros há remissões e recorrências, eventualmente com períodos assintomáticos não muito prolongados. Os períodos sintomáticos podem durar meses ou até mesmo muitos e muitos anos.[73]

VPPB – Pós-Neurite Vestibular

Os dois únicos acontecimentos que, sabidamente, são fatores de risco para o desencadeamento da VPPB são: o traumatismo de crânio e a neurite vestibular.

A VPPB pós-neurite vestibular possui, como modelo explicativo atual, a seletividade de inervação do sistema vestibular (vide inervação na primeira parte), associado ao fato de o agente viral possuir uma verdadeira "atração" pelo ramo superior do nervo vestibular, que tem sob sua responsabilidade os canais semicircular horizontal, anterior e o utrículo. O período de latência, pós-neurite e pré-VPPB, é amplo. De 2 semanas até 20 anos.[77] A função do canal posterior necessita estar preservada para que ocorra a vertigem posicional. Nos testes específicos (provocativos) do canal posterior, dois tipos de nistagmo podem ser observados. Inicialmente o nistagmo para cima e torcional, compatível com VPPB do canal posterior, e, a seguir, nistagmo horizontal, para o lado contrário ao da neurite vestibular. Tratamos a VPPB pós-neurite como se idiopática fosse.

VPPB-CP – DIAGNÓSTICO

Teste de Dix-Hallpike

O diagnóstico completo da VPPB inclui a especificação do canal semicircular acometido e a fisiopatologia do processo. Se for vertigem posicional com canalitíase do canal posterior (VPPB-CPca), ou vertigem posicional com cupulolitíase do canal posterior (VPPB-CPcu), o diagnóstico definitivo requer a realização de manobras posicionais específicas, e os achados clínicos essenciais para o diagnóstico são: latência, direção e duração do nistagmo posicional.[35]

Nos pacientes com VPPB-CP (seja canalitíase ou cupulolitíase), um dos testes provocativos mais importantes para obtenção do diagnóstico é o teste de Dix-Hallpike (Figura 24).[48]

Como Realizar o Teste de Dix-Hallpike?

Com a paciente sentada, paramentada com óculos de Frenzel, girar sua cabeça 45° para o lado do canal posterior a ser testado. Deitá-la em supino, deixando a cabeça cerca de 30° abaixo do nível da mesa de exame e aguardar por até 40 s o surgimento (ou não) do nistagmo, que caso ocorra deve ser para cima *(upbeating)* e torcional – polo superior do olho girando no sentido da orelha mais baixa. Ao término do nistagmo, ou após 40 s, sentar novamente como na posição inicial. Neste momento, o nistagmo pode inverter o sentido passando a ser para baixo *(downbeating)* e torcional, com o polo superior do olho batendo para o lado acometido.[29] É isso que se espera para o diagnóstico de VPPB-CP.

É importante lembrar que esta manobra testa o canal semicircular posterior, assim como o canal semicircular anterior contralateral.[35]

> Se no teste de Dix-Hallpike ocorrer nistagmo no sentido horizontal (nistagmo pervertido), isto aponta para o comprometimento do canal horizontal.

No teste de Dix-Hallpike (Figura 24) provoca-se um fluxo de endolinfa no sentido ampulófago (contrário à ampola), o que gera a despolarização das terminações nervosas vestibulares. Aqui vale lembrar dois aspectos:

1. Nos canais verticais (anterior e posterior), o fluxo ampulófago é excitatório.
2. A relação do CP com os músculos extrínsecos dos olhos se faz com o músculo oblíquo superior homolateral e o músculo reto inferior contralateral, o que gera nistagmo com a fase lenta para baixo, e movimento ocular rápido para cima, associado à torção do polo superior dos olhos na direção da orelha na posição mais baixa.[29] Tal nistagmo geralmente surge após breve período de latência variável, é do tipo crescendo-decrescendo, com duração de < 45 s (em geral 15-20 s), associado à vertigem, e reverte a direção quando o paciente retorna à posição sentado. Com testes repetidos, em razão da fatigabilidade, o nistagmo diminui de intensidade e frequência. Se o estastocônio se encontrar aderido à cúpula (VPPB-CPcu), o nistagmo evocado não costuma ter latência, não se apresenta com a característica típica crescendo-decrescendo, e mantém-se por mais de 1 minuto.

Cerca de 1/4 dos pacientes sintomáticos apresenta discreto ou nenhum nistagmo no teste de Dix-Hallpike. Mas se os sintomas forem compatíveis com VPPB, vale à pena tratá-los mesmo sem que o nistagmo tenha sido obsevado.

Caso o nistagmo se apresente para baixo (*downbeating*) e torcional, deve-se pensar na possibilidade, embora mais rara, de litíase do canal semicircular anterior contralateral. Caso o nistagmo seja duradouro, apresente-se para baixo (sem o componente torcional) e ocorra, também, com a cabeça em outras posições, pensar na possibilidade de nistagmo posicional de origem central.

Se no teste de Dix-Hallpike ocorrer nistagmo no sentido horizontal (nistagmo pervertido), isto aponta para o comprometimento do canal horizontal (ver logo adiante em Respostas Dessemelhantes).

Teste de Dix-Hallpike
1. *Paciente sentado com a cabeça 45° para o lado do canal posterior a ser examinado.*
2. *Rapidamente é deitado em supino com 30° de extensão cervical.*
3. *Observar os olhos por 40 s ou até o término do nistagmo.*
4. *Sentar novamente e observar se ocorre a inversão no sentido do nistagmo.*

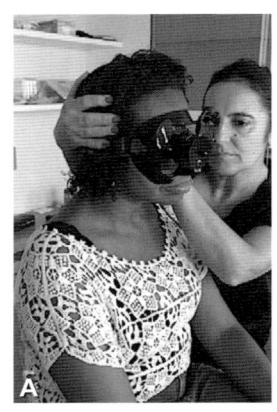

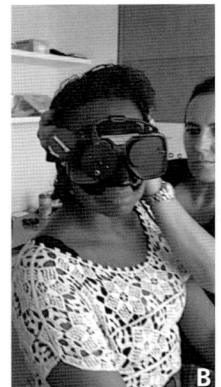

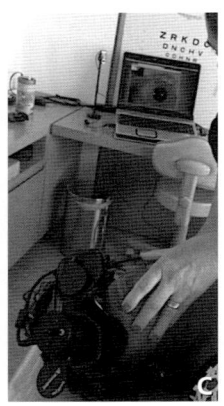

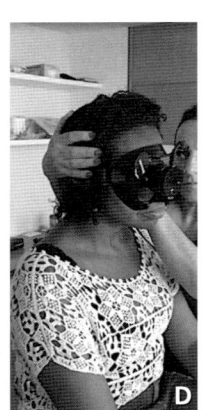

Figura 24. (**A**) Teste de Dix-Hallpike com a paciente paramentada com óculos de Frenzel. (**B**) Girar a cabeça 45° para o lado da orelha a ser examinada. (**C**) A mudança de posição de B para C é executada rapidamente, deixando a cabeça cerca de 30° abaixo do nível da mesa de exame. (**D**) Caso ocorra nistagmo, ao término do mesmo ou após 40 s, sentar novamente.

TESTE DE DIX-HALLPIKE

Respostas Dessemelhantes

Ao se realizar o teste de Dix-Hallpike pode ocorrer nistagmo diferente daquele esperado nas canalitíases ou cupulolitíases dos canais posteriores:

1. Teste de Dix-Hallpike com nistagmo para baixo (*downbeating nystagmus*). Se tomarmos como exemplo o teste para o canal posterior esquerdo e observarmos nistagmo para baixo, tal fato pode ocorrer em razão de: a) canalitíase do canal anterior direito, b) nistagmo de origem central ou c) canalitíase do canal posterior direito, com estatocônios "empurrando" a cúpula e inibindo-a (Figura 25).
2. Teste de Dix-Hallpike com nistagmo horizontal: considerando-se que os canais semicirculares são ortogonais e coplanares, e que o estímulo de um deles, mesmo que no seu eixo de maior ação, também provoca, embora em menor grau, os outros canais, no caso de haver estímulo simultâneo do canal horizontal, podemos observar a presença de nistagmo apogeotrópico ou geotrópico. Esta eventualidade aponta para a necessidade de se realizar os testes específicos para os canais horizontais.

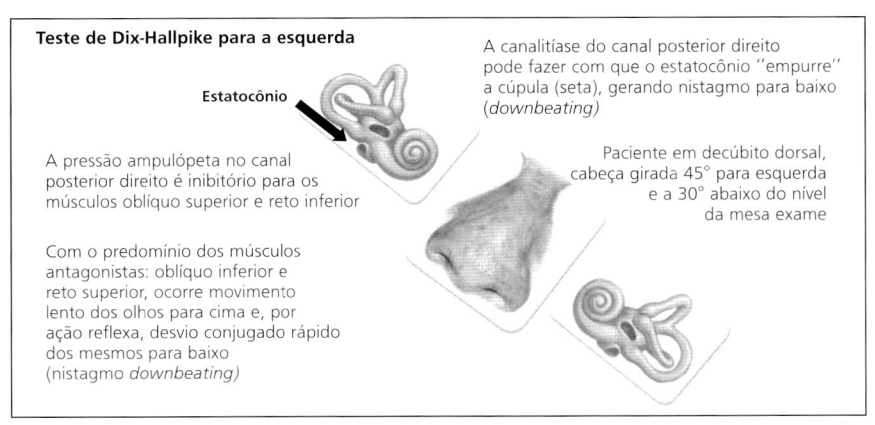

Figura 25. Esquema ilustrativo de uma possibilidade de nistagmo *downbeating* no teste de Dix-Hallpike para esquerda.

VPPB-CP – TRATAMENTO
Procedimento de Reposição Canalítica (PRC)
Manobra de Epley

Quatro décadas após Margareth R. Dix e Charles Skinner Hallpike terem descrito o teste que provoca o nistagmo patognomônico de litíase no canal posterior, John Epley publicou o Procedimento de Reposição Canalítica (PRC)[55] visando tratar a VPPB-CP, comprovada pelo teste de Dix-Hallpike.

Na descrição original Epley sugere que a PRC, com cinco posições, fosse repetida até o desaparecimento do nistagmo provocado, ou até não se notar nenhum progresso aparente nas duas últimas tentativas.

Por não mostrarem maior efetividade, quatro aspectos do PRC original desapareceram ao longo do tempo:

1. Epley indicava, sistematicamente, o uso de escopolamina transdérmica na véspera do procedimento ou, então, um comprimido de diazepam 5 mg 1 hora antes da manobra.
2. Durante o procedimento havia um auxiliar postado ao lado do paciente para o caso de haver algum contratempo.
3. Utilizava um vibrador com frequência de 80 Hz de encontro à mastoide, por, pelo menos, um ciclo completo do procedimento. Cada posição era mantida de 6 a 13 s.
4. Solicitava que o paciente mantivesse a cabeça na posição ereta por 2 dias; que dormisse recostado, e não na posição horizontal.

Atualmente utiliza-se antiemético profilático apenas quando se sabe, de antemão, que o paciente é propenso a apresentar náusea e vômitos. A utilização de vibração é dispensável e útil apenas nos casos de cupulolitíase, e não se considera mais a necessidade de dormir mantendo a cabeça ereta.

Como Realizar o Procedimento de Reposição Canalítica (PRC)?

As etapas do PRC são as seguintes:[55]

1. Paciente sentada com a cabeça em 45° para o lado do canal posterior a ser tratado (Figura 26A).
2. Deitá-la em supino mantendo a cabeça em 30° de extensão (mesma posição do teste de Dix-Hallpike), e aguardar 40 s ou até o término do nistagmo (Figura 26B).

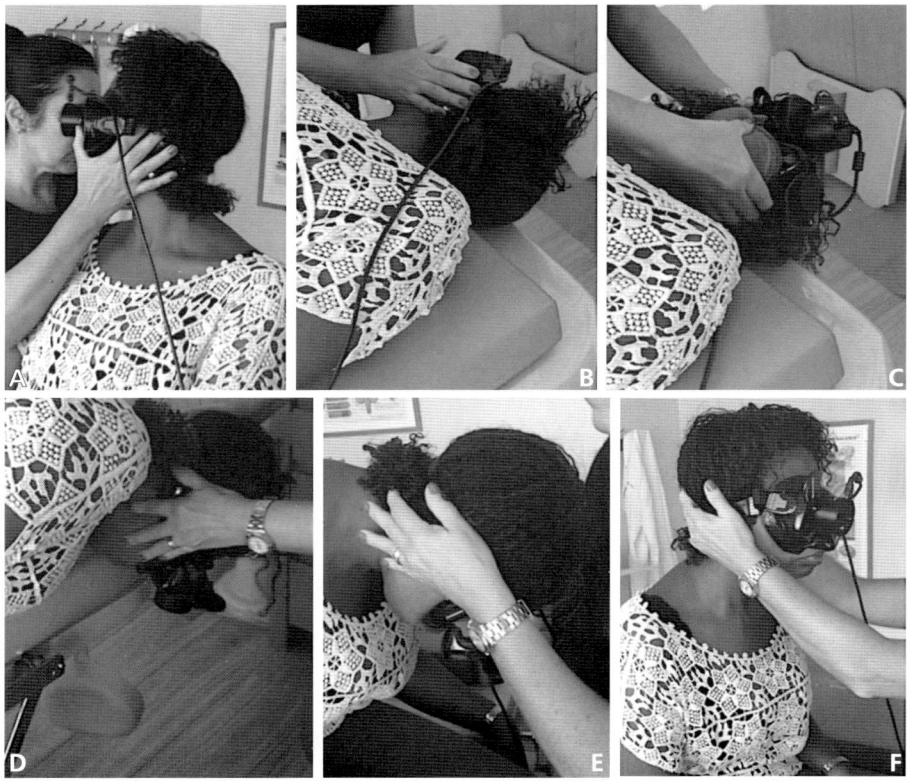

Figura 26. Manobra de Epley ou PRC. As posições B, C, D devem ser mantidas por 30-40 s ou até o desaparecimento do nistagmo.

3. Girar a cabeça 90° para o lado oposto. Mantê-la assim por mais 30 s (Figura 26C).*
4. Girar a cabeça mais 90° na mesma direção (deixar o nariz apontando para o chão) e mantê-la assim por mais 40 s (Figura 26D).
5. Sentar a paciente mantendo a cabeça fletida (Figura 26E) e só depois estendê-la (Figura 26F).

Noventa e nove pacientes foram submetidos ao PRC (Figura 26).[29] Naqueles, cujo nistagmo, na posição C, manteve a mesma direção e sentido do nistagmo da posição B, houve boa resolução dos sintomas após a realização de uma ou duas manobras de Epley. Por outro lado, somente 3 de 15 pacientes, que apresentaram nistagmos na direção oposta ao da posição B, ficaram curados.

A chave do sucesso do PRC – assim como de todas as manobras que visam recolocar o(s) estatocônio(s) de volta ao utrículo – está em colocar o canal estimulado no plano da gravidade, mais do que a velocidade imposta ao se executar a manobra.

O PRC costuma resolver a vertigem posicional, com taxa de sucesso aproximada de 80%, após uma única manobra. Esta taxa aumenta com a repetição do procedimento.[20]

Apesar de matéria controversa, alguns autores[15] sugerem que se oscile a cabeça do paciente durante a manobra por considerarem que este recurso minimiza a aderência e facilita a migração dos estatocônios. Mas, por ocasionar aumento da intensidade da vertigem, também recomendam que a oscilação seja efetuada somente após a posição (C) ou até que a vertigem tenha se dissipado. Chegam a considerar que tais oscilações não apenas facilitam a migração dos estatocônios, mas que, em alguns casos, chegam a ser indispensáveis para o sucesso terapêutico.

VPPB-CP – DIAGNÓSTICO E TRATAMENTO
Manobra Liberatória de Semont

A manobra liberatória, descrita pelo fisioterapeuta francês, Alain Semont, em 1988, recebe o mérito de ter sido a primeira manobra efetiva, visando tratar tanto a VPPB-CPca quanto a VPPB-CPcu. Particularmente, os autores consideram que a manobra liberatória é mais indicada para a segunda possibilidade.

---

*Nessa posição pode reaparecer a vertigem e o nistagmo. Caso o nistagmo se mantenha na mesma direção daquele observado na posição B da Figura 26, é indicativo de bom prognóstico, ou seja, o estatocônio está seguindo na direção do utrículo.[29]

Como Realizar a Manobra Liberatória?

Com a paciente sentada, girar a cabeça 45° para o lado contralateral do canal posterior a ser examinado e deitá-la rapidamente, de lado, mantendo a cabeça girada 45° (orelha comprometida para baixo). Mantê-la assim por 2 min ou até o término do nistagmo. A seguir, girar todo corpo de uma só vez 180° para o lado contralateral, indo com a testa de encontro à maca, e deixá-la assim por 2 min. Finalizar a manobra sentando novamente a paciente com a cabeça fletida e logo a seguir, com um movimento rápido, estender a mesma (Figura 27). É indispensável que o examinador, ao finalizar a manobra, se mantenha bem próximo da paciente e muito atento, em razão da possibilidade da crise de otolítica de Turmakin (Figura 29).

Consideramos que a manobra liberatória é a mais indicada em algumas situações específicas, como, por exemplo, pessoas obesas ou com problemas da coluna cervical, assim como nos casos de cupulolitíase do canal posterior. Apesar do movi-

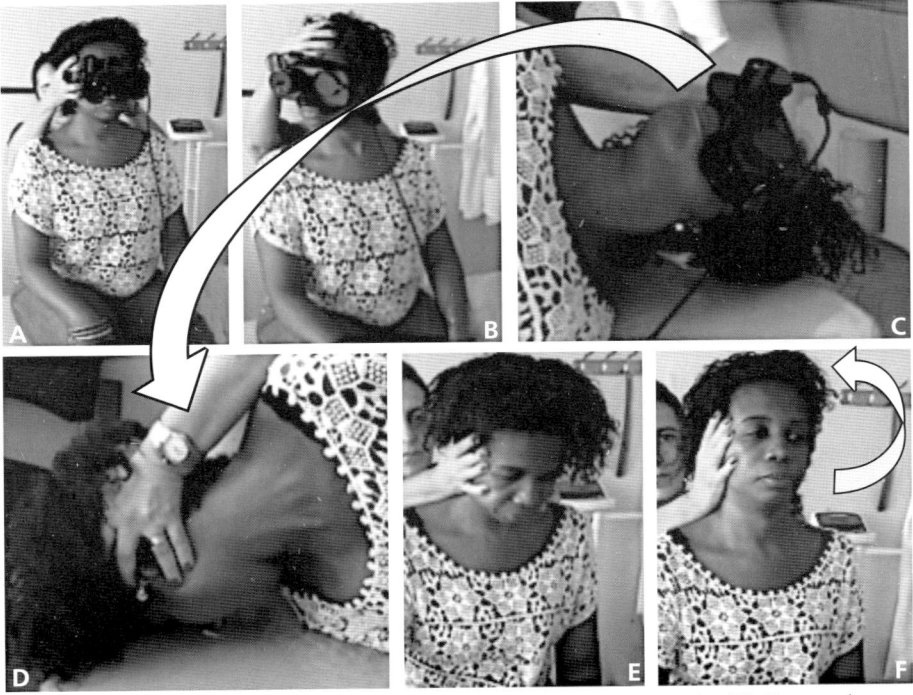

Figura 27. Manobra de Semont (Manobra liberatória). (**A**) Paciente sentada. (**B**) Girar a cabeça 45° para o lado contralateral do canal posterior a ser examinado (neste caso, canal posterior esquerdo). (**C**) Deitá-la rapidamente mantendo a cabeça girada 45° (orelha comprometida para baixo) e deixá-la assim por 2 min ou até o término do nistagmo. (**D**) A seguir, girar todo corpo de uma só vez 180° para o lado contralateral e deixá-la assim por 2 min. (**E, F**) Sentar com a cabeça fletida e logo a seguir, com um movimento rápido, estendê-la. Na mudança da posição **C** para **D** os óculos de Frenzel foram retirados para facilitar a manobra.

mento ser de grande amplitude, repare que – diferente da manobra de Epley – a cabeça e o corpo são movimentados em bloco durante todo o arco do movimento.

Em 2013, o professor Alain Semont esteve no Hospital Universitário Clementino Fraga Filho da UFRJ. Nesta oportunidade, além de aulas teóricas, brindou a todos com a demonstração de testes e manobras, visando ao diagnóstico e tratamento da VPPB, mas, principalmente, como ele realiza a manobra liberatória acrescida de novos detalhes (Figura 28).

O texto a seguir foi transcrito da gravação de uma das apresentações do professor Semont, e a Figura 28 foi montada a partir do filme desta mesma aula:

"Inicialmente posicione a paciente em decúbito lateral com a orelha a ser examinada para baixo, e a cabeça girada 45° para o lado contrário ao do canal posterior a ser testado (neste caso, canal posterior direito). Nesta posição os estatocônios se depositam na parede interna, na parte mais descendente do canal posterior. Sustentando a cabeça e o pescoço em conjunto, gire a paciente rapidamente – em bloco – 180° para o outro lado, fazendo com que a orelha acometida agora fique para cima. A seguir, incline a cabeça – sem girá-la – para baixo do nível da maca (cabeça fletida), e assim permaneça até que a queixa de vertigem cesse. Em seguida, suspenda a cabeça apoiando-a na superfície da maca por pelo menos **10 min**. Mantendo a cabeça fletida (queixo próximo ao tórax), sente a paciente, e, então, sustentando a cabeça e o pescoço em conjunto, efetue um movimento rápido de extensão da cabeça. Neste momento é necessário amparar a paciente, protegendo-a da sensação eventual de que está sendo empurrada para trás".

Como recomendação adicional, o professor Semont solicita aos pacientes que foram submetidos a esta manobra que durmam nesta noite com a cabeça ereta (Figura 28J) ou em decúbito lateral, com a orelha acometida para cima (Figura 28K). Semont solicita que os pacientes retornem para reavaliação em 1 semana, quando, então: "Refaço todos os testes como se nunca os tivesse visto".

Sob a influência de 1 g de gravidade, um estatocônio típico (de 5 a 7μm) se movimenta, dentro do canal semicircular, numa velocidade de 0,2 mm/s. De acordo com alguns autores,[78] isto significa que o efeito inercial das manobras de tratamento provoca movimento desprezível dos estatocônios, e que abalos repentinos da cabeça ou manobras mais radicais, quanto à aceleração (como a manobra de Semont), não promovem efeito vantajoso adicional em comparação à manobra de reposição canalicular (como a manobra de Epley), que funciona mais pela ação da gravidade.

Em nossa experiência, a manobra de Semont, acrescida dos novos detalhes, proporciona excelentes resultados, com o adendo de que nela observa-se a reação de Tumarkin mais frequentemente.

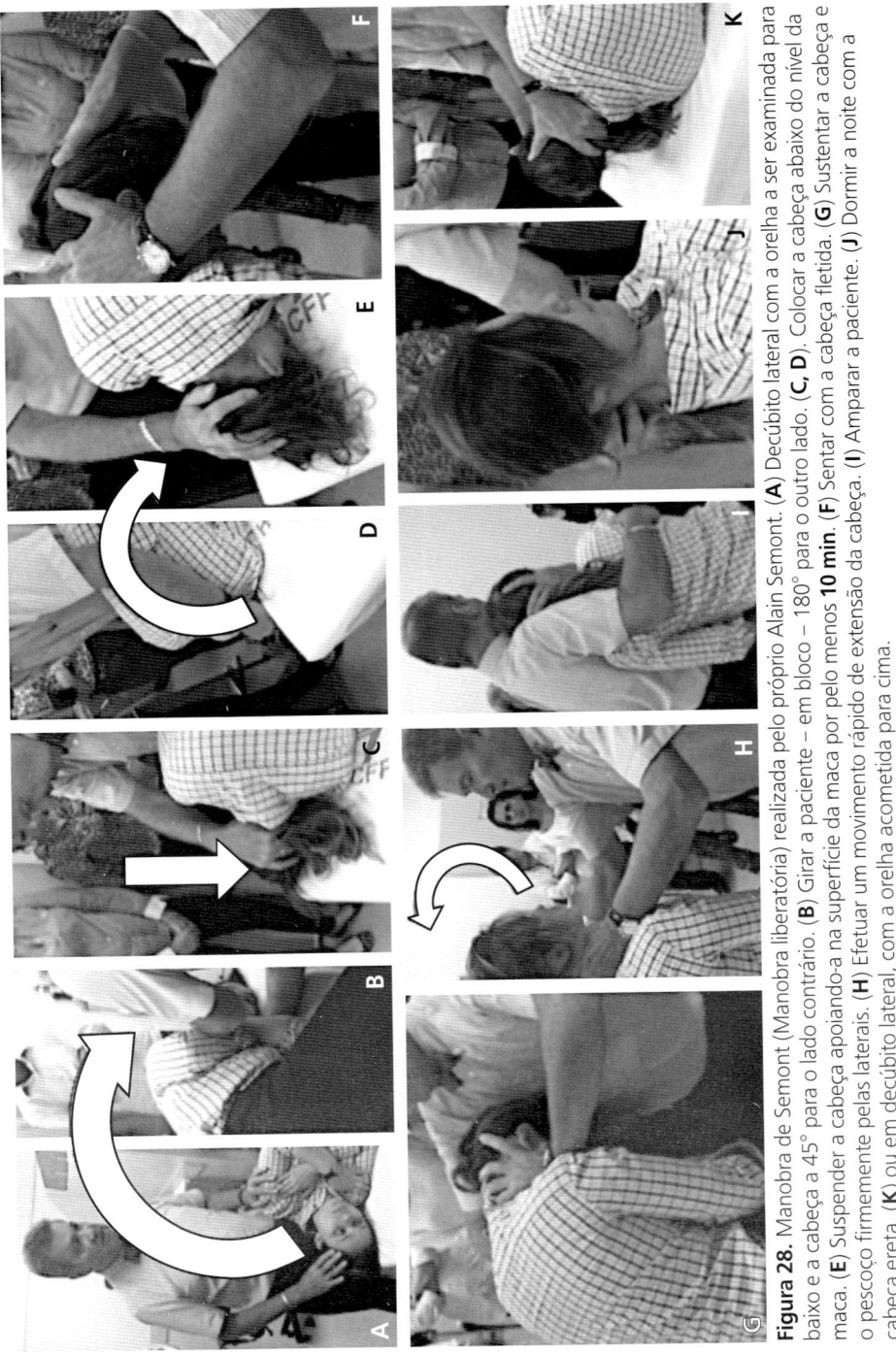

Figura 28. Manobra de Semont (Manobra liberatória) realizada pelo próprio Alain Semont. (**A**) Decúbito lateral com a orelha a ser examinada para baixo e a cabeça a 45° para o lado contrário. (**B**) Girar o paciente – em bloco – 180° para o outro lado. (**C, D**) Colocar a cabeça abaixo do nível da maca. (**E**) Suspender a cabeça apoiando-a na superfície da maca por pelo menos **10 min**. (**F**) Sentar com a cabeça fletida. (**G**) Sustentar a cabeça e o pescoço firmemente pelas laterais. (**H**) Efetuar um movimento rápido de extensão da cabeça. (**I**) Amparar a paciente. (**J**) Dormir a noite com a cabeça ereta, (**K**) ou em decúbito lateral, com a orelha acometida para cima.

Critério Diagnóstico da VPPB-CPca de Acordo com o *Committee for the Classification of Vestibular Disorders of the Bárány Society*[35]

A) Crises recorrentes de vertigem ou tonteira posicional provocadas ao deitar ou girar sobre si mesmo estando na posição supina.
B) Duração da crise < 1 min.
C) Nistagmo posicional eliciado após período de latência de poucos segundos na posição de Dix-Hallpike ou na manobra diagnóstica de Semont. O nistagmo é uma combinação de movimento torcional, com o polo superior dos olhos batendo na direção da orelha mais baixa, associado a nistagmo vertical, para cima, e geralmente durando cerca de menos de 1 min.
D) Não atribuído a outro distúrbio.

O componente torcional do nistagmo posicional é levemente mais proeminente no olho mais baixo, enquanto o movimento vertical é levemente mais proeminente no olho mais alto.

VPPB-CP CUPULOLITÍASE (VPPB-CPcu)

Cupulolitíase do canal semicircular posterior raramente é descrita. Nesta situação, quando o estatocônio se mantém aderido à cúpula do canal posterior, a vertigem e o nistagmo posicional são mais duradouros. Alguns pacientes apresentam sensação de movimentação do ambiente (oscilopsia), além de náusea, sudorese e taquicardia.

De acordo com John Epley,[15] a posição provocativa ideal visando à máxima deflexão da cúpula do canal semicircular posterior é a "meia manobra de Dix-Hallpike" *(half Dix-Hallpike maneuver)*, em que a cabeça é girada 45° para o lado a ser testado e colocada na posição supina, mas levemente fletida (cerca de 30° em flexão). Assim, a cúpula assume a posição (no plano horizontal), para ser maximamente defletida pela força da gravidade.

> *Paciente, sexo feminino, 78 anos, há 1 mês com vertigem rotatória e vômito ao acordar e sentar-se na cama. Mais recentemente, vertigem ao movimentar a cabeça para o lado direito, a qualquer hora do dia. Fez uso de diversos anti-histamínicos, vasodilatadores e inibidores labirínticos, sem que houvesse mudança do sintoma. Ressonância de crânio, exame clínico, e exame neuro-otológico normais. Ao ser examinada por um dos autores (ETM), estava há 3 dias sem utilizar medicamentos. O teste de Dix-Hallpike e o* sidelying position *para direita evidenciaram nistagmo para cima e torcional, sem latência, no sentido da orelha direita com duração prolongada (> 1 min). Diagnóstico: VPPB-CPcu.*
> *A paciente necessitou retornar por cinco sessões, onde foram realizadas manobras de reposição e liberatória, além de vibração repetidas vezes, para que, finalmente, pudesse ficar sem sinal e sem sintoma nos testes posicionais.*

Critério Diagnóstico da VPPB-CPcu de Acordo com o *Committee for the Classification of Vestibular Disorders of the Bárány Society*[35]

A) Crises recorrentes de vertigem ou tonteira posicional provocada ao deitar ou girar sobre si mesmo estando na posição supino.
B) Duração da crise < 1 min.
C) Nistagmo posicional eliciado após período de latência de poucos segundos na posição de Dix-Hallpike, batendo torcional com o polo superior do olho para a orelha mais baixa e vertical para cima (para testa), durando > 1 min.
D) Não atribuído a outro distúrbio.

CATÁSTROFE OTOLÍTICA DE TUMARKIN

Em junho de 1936, num artigo publicado no British Medical Journal, o aurista inglês, **Ivan Alexis Tumarkin** (1901-1990),[79] então diretor do departamento de otolaringologia da Universidade de Liverpool, divulgou o manuscrito intitulado: "Catástrofe Otolítica: uma nova síndrome".[46] Trata-se de uma crise associada a forte deslocamento postural, geralmente para trás, que, especula-se, seja provocada pela deformidade mecânica dos órgãos otolíticos, gerando impulsos neurais que ativam o reflexo vestibulomedular.[80] O aspecto que mais chama atenção é o fenótipo esteriotipado da crise e o relato sempre muito assustado dos pacientes que se sentem fortemente empurrados para trás ou para o chão. Estando de pé ou sentado, a queda ocorre instantaneamente. Sem aviso prévio, sem perda da consciência ou vômito, e independente de mal-estar ou sintoma otológico. Como citado no artigo original: "Em tal ataque o paciente pode cair por terra, fulminado!"[46] A preservação da consciência diferencia a crise de Tumarkin de uma síncope.

Embora associada à doença de Ménière, a catástrofe otolítica é condição que pode ocorrer logo após as manobras liberatórias, e menos comumente, após as manobras de reposição canalicular. Veja os breves relatos adiante que foram por nós presenciados:

A) Paciente, sexo masculino, 89 anos, após manobra de Semont e Epley objetivando tratar VPPB-CP canalitíase à direita, apresentou sensação súbita do corpo sendo empurrado para trás, emitiu um grito, estendeu os braços e as pernas. Duração de alguns segundos.

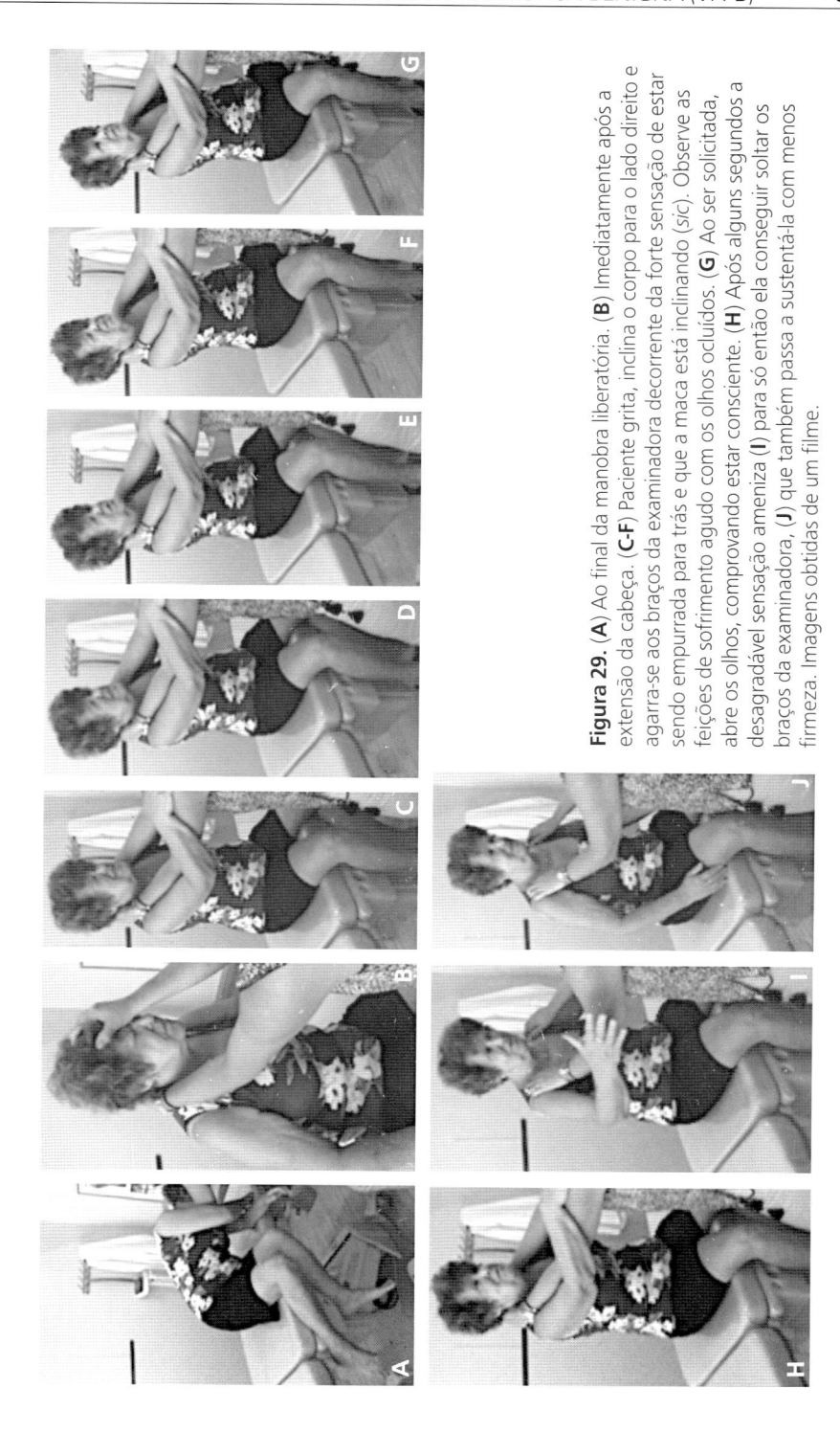

PARTE 2 ■ O QUE É VERTIGEM POSICIONAL PAROXÍSTICA BENIGNA (VPPB)

Figura 29. (A) Ao final da manobra liberatória. **(B)** Imediatamente após a extensão da cabeça. **(C-F)** Paciente grita, inclina o corpo para o lado direito e agarra-se aos braços da examinadora decorrente da forte sensação de estar sendo empurrada para trás e que a maca está inclinando (*sic*). Observe as feições de sofrimento agudo com os olhos ocluídos. **(G)** Ao ser solicitada, abre os olhos, comprovando estar consciente. **(H)** Após alguns segundos a desagradável sensação ameniza **(I)** para só então ela conseguir soltar os braços da examinadora, **(J)** que também passa a sustentá-la com menos firmeza. Imagens obtidas de um filme.

B) Paciente, sexo masculino, 56 anos, após manobra de Semont seguida pela manobra de Epley, visando tratar VPPB-CP canalitíase à direita, sentiu o corpo sendo fortemente empurrado para trás por segundos.
C) Paciente, sexo feminino, 81 anos, após manobra de Semont, visando tratar VPPB-CP canalitíase à esquerda, emitiu um grito em razão da nítida sensação de que "algo muito forte a estivesse virando de cabeça para baixo".
D) Paciente, sexo masculino, 58 anos, após manobra de Semont, visando tratar VPPB-CP canalitíase à esquerda, emitiu um grito decorrente de sensação de estar sendo fortemente empurrado para trás.
E) Paciente, sexo feminino, 59 anos, com história de VPPB há 40 anos. Após a manobra de Semont, visando tratar VPPB-CP à esquerda, teve a forte sensação de estar sendo empurrada para trás com duração de segundos.
F) Paciente, sexo feminino, 67 anos. Vertigem posicional após TCE. Teste de Dix-Hallpike compatível com VPPB-CP canalitíase direita. Ao final da manobra liberatória, sentiu-se fortemente empurrada para trás e com a sensação que a mesa de exame estivesse inclinando, sendo obrigada a agarrar-se à examinadora (Figura 29).

Em razão da possibilidade de ocorrência deste fenômeno ao final da manobra – principalmente a manobra liberatória (Semont) – quando a paciente já se encontra novamente sentada, devemos ampará-la, visando evitar eventual queda para trás (Figuras 28I e 29).

VERTIGEM POSICIONAL PAROXÍSTICA BENIGNA DO CANAL HORIZONTAL (VPPB-CH)

Certamente por motivo anatômico/posicional, a VPPB do canal horizontal (VPPB-CH) é 4 vezes menos frequente que a VPPB do canal posterior (VPPB-CP).[8,40] Entretanto, cada vez mais são publicados séries de casos de VPPB-CH cuja frequência atual gira em torno de 10 a 42,7%.[69,81]

Embora tanto a VPPB-CH quanto a VPPB-CP envolvam sinais oculares, sintomas sensoriais e autonômicos, existem diferenças importantes na avaliação e no tratamento de ambas as condições. A VPPB-CH apresenta início súbito, e os sintomas costumam ser mais intensos, persistem por mais de 30 s quando testados, e, frequentemente, estão associados a náusea e vômitos. Entretanto, o prognóstico, por causa da ocorrência mais frequente de resolução espontânea, é usualmente melhor do que a VPPB-CP.[32]

Quando não tratada, as crises de VPPB-CH habitualmente se resolvem em 16 ± 19 dias, e a VPPB-CP entre 39 ± 47 dias desde o seu início.[20]

VPPB-CH – DIAGNÓSTICO

Teste de Pagnini McClure

O diagnóstico da VPPB-CH é realizado com o teste de Pagnini McClure ou de girar a cabeça aproximadamente 90° para um lado e depois para o outro *(head roll test)*, estando o paciente deitado em supino, e com a cabeça fletida 30° para frente, a fim de posicionar o CH no seu melhor eixo de ação (Figura 30).[29]

No caso de haver estatocônias no interior do canal horizontal, o nistagmo (horizontal) surge com a cabeça rodada em ambas as direções, podendo-se apresentar com a fase rápida para baixo (geotrópico) ou para cima (ageotrópico ou apogeotrópico).

Nistagmo do tipo geotrópico, o mais comum, ocorre em razão da presença de estatocônios no braço longo do CH e costuma responder mais facilmente ao tratamento.

O nistagmo do tipo apogeotrópico, mais raro, está associado à presença de material estatoconial no braço ampular do canal semicircular ou aderido à cúpula, e geralmente é mais resistente ao tratamento. Como tática de tratamento, por meio de manobras, o nistagmo do tipo apogeotrópico pode ser convertido em geotrópico, ficando assim mais fácil de ser tratado.

Um dos grandes desafios na abordagem da VPPB-CH é o reconhecimento do lado afetado. No caso de nistagmo geotrópico, o lado acometido é o que apresenta nistagmo de **maior intensidade**. No caso do nistagmo apogeotrópico, o lado que apresenta nistagmo **menos intenso** é o lado acometido. Ou seja,

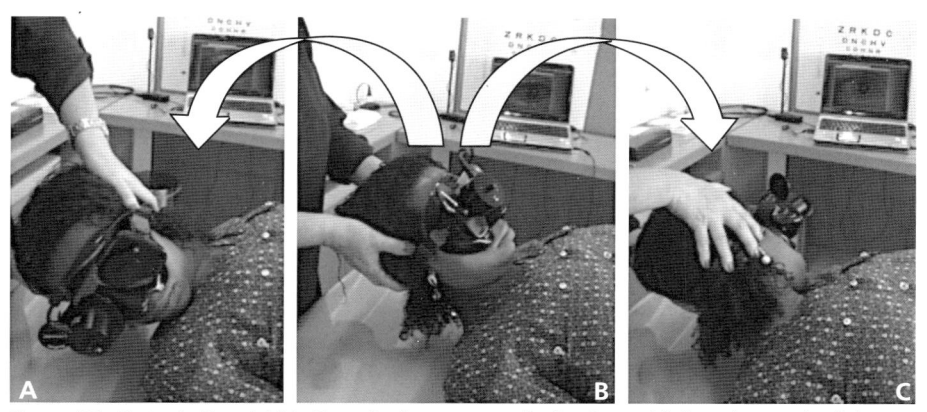

Figura 30. Teste de Pagnini McClure. Paciente – com óculos Frenzel *infrared* – em decúbito supino, com a cabeça fletida 30° (**B**). Girar a cabeça 90° para o lado direito (**A**) e, a seguir, após breve retorno à linha média (**B**), efetuar o mesmo movimento para o lado esquerdo (**C**). Observe a presença (ou não) de nistagmo no monitor.

na litíase do braço longo do CH, o nistagmo induzido pela manobra *head roll test* é mais forte quando a orelha afetada está para baixo, uma vez que o fluxo de endolinfa no sentido ampulópeto induz resposta estimulatória no CH, e o estímulo excitatório é mais efetivo em induzir a resposta vestibular (segunda lei de Ewald). O nistagmo apogeotrópico frequentemente é persistente e atribuído ao estatocônio aderido ou bem próximo à cúpula (cupulolitíase). Neste caso, girar a cabeça para o lado saudável elicita nistagmo mais intenso.[39]

> *A VPPB-CH com nistagmo do tipo apogeotrópico, mais rara, está associada a estatocônias aderidas à cúpula, e geralmente é mais resistente ao tratamento.*

Conclui-se que, nos casos de VPPB-CH, seja canalitíase ou cupulolitíase, o nistagmo é sempre mais intenso no sentido da orelha afetada.

Atenção: se no teste de Pagnini McClure ocorrer nistagmo no sentido vertical (nistagmo pervertido), isto aponta para o comprometimento do canal posterior do lado testado.

Pacientes com VPPB-CH, deitados em supino, podem apresentar nistagmo "pseudoespontâneo", provocado pela inclinação natural da cúpula e ação da força da gravidade. Nestes casos, podemos também encontrar um "ponto nulo" *(null point)* do nistagmo horizontal. Quando a cúpula se alinha com o vetor da força da gravidade, resultando em quase nenhuma deflexão da mesma, fazendo com que o nistagmo se torne mínimo ou desapareça. Frequentemente encontramos o ponto nulo quando o paciente deitado em supino e com a cabeça fletida 30°, a giramos apenas 10-20° para o lado afetado.

Como Realizar o Teste de Pagnini McClure?

Este teste é de uma simplicidade franciscana!

Com a paciente em decúbito supino e paramentada com óculos de Frenzel, elevamos a cabeceira da maca em 30° ou fletimos sua cabeça manualmente no mesmo ângulo, com o intuito de otimizar (verticalizar) o plano do canal horizontal (Figura 30B). A partir de então giramos rapidamente a cabeça (~90°) para um dos lados (Figura 30A), e observamos se ocorre nistagmo. Retornamos a cabeça para a posição inicial, aguardamos por uns 3 s, e a giramos para o lado oposto (Figura 30C). Em toda e qualquer manobra, visando testar ou tratar VPPB, é boa técnica informar ao paciente o movimento que pretende fazer e também solicitar sua colaboração. Neste caso sempre dizemos: "Vou contar até três e girar sua cabeça para o lado (direito ou esquerdo), por favor me ajude a realizar este movimento". A aceleração aplicada é fundamental.

Habitualmente, nos casos de litíase do braço longo do CH, o período de latência é curto ou inexistente, e o nistagmo é do tipo geotrópico. Já nos casos de cupulolitíase, o nistagmo é duradouro, do tipo apogeotrópico, e costuma vir acompanhado de alteração autonômica (náusea e, eventualmente, vômitos).

Considerando que a velocidade e a amplitude do nistagmo determina qual o lado acometido, e que quanto maior aceleração, menor a latência e maior a intensidade do nistagmo, o examinador deve procurar realizar o giro da cabeça com a mesma aceleração para ambos os lados.[35] Relembramos a possibilidade da ocorrência de nistagmo pseudoespontâneo nos pacientes deitados em supino e com VPPB-CHcu, em razão da ação da gravidade numa cúpula naturalmente inclinada com respeito ao plano horizontal.[82-84]

Critério Diagnóstico da VPPB-CHca, de Acordo com o *Committee for the Classification of Vestibular Disorders of the Bárány Society*[35]

A) Crise recorrente de vertigem ou tonteira posicional provocada ao deitar ou girar sobre si mesmo, estando na posição supina.
B) Duração da crise < 1 min.
C) Nistagmo posicional eliciado após período de latência (ou sem latência), no teste de Pagnini-McClure *(supine roll test)*, batendo, horizontalmente, na direção da orelha mais baixa com a cabeça rodada para qualquer lado (nistagmo geotrópico que muda de direção) e permanece por < 1 min.
D) Não atribuído a outro distúrbio.

> O tempo da latência do início do nistagmo no head roll test é diretamente proporcional à aceleração empregada.

VPPB – CH Diagnóstico de Lateralidade – Teste de Bow & Lean

No teste de Pagnini McClure,[52] havendo VPPB-CH observa-se claramente a segunda lei de Ewald, ou seja, nos canais horizontais, o estímulo ampulópeto (excitatório) é mais forte do que o ampulófugo (inibitório). A orelha afetada é determinada pelo lado que evidenciar nistagmo geotrópico mais intenso, no caso de canalitíase, e o lado que evidenciar nistagmo apogeotrópico menos intenso, na VPPB-CH do tipo cupulolitíase.

Esta assimetria reflete a propriedade de descarga do nervo vestibular, que, em ambas as situações, pode aumentar acima do seu nível de repouso (entre 70-100 Hz) até muito mais do que 500 Hz, ou então diminuir de intensidade.

De modo geral lidar com a VPPB-CH é mais difícil do que com VPPB-CP. Diversas causas podem impedir um resultado satisfatório no tratamento da

VPPB-CH. O estatocônio causador da VPPB pode estar aderido à cúpula, ou pode ser incapaz de deixar o canal decorrente do seu volume, que o impede de passar pelo lúmen do CH e retornar ao utrículo. Algumas vezes o lado acometido é difícil de ser identificado, ou é incorretamente identificado, especialmente quando surge nistagmo de intensidade similar com a cabeça girada para ambos os lados.

O Teste *"Bow & Lean"* (Figura 31), também chamado "Choung's test",[66] contribui para dizimar esta dúvida. Choung *et al.* demostraram o lado correto da canalitíase/cupulolitíase em 23 de 26 pacientes *(88,56%)*, pelo sentido do nistagmo nas posições "Bow" – cabeça fletida – e "Lean" – cabeça estendida.

O teste é realizado com o paciente sentado e paramentado com óculos Frenzel. Nos casos de canalitíase observam-se nistagmo para o mesmo lado da orelha afetada, ao se fletir a cabeça (90° para frente) (Figura 31A), e nistagmo para o lado oposto ao da orelha afetada quando se estende a cabeça (45°) (Figura 31B).

Nos casos de cupulolitíase do canal horizontal, observam-se o nistagmo para o lado contrário ao da orelha afetada na posição *"Bow"* e nistagmo para o mesmo lado do canal afetado na posição *"Lean"*. Neste teste não precisamos comparar as intensidades dos nistagmos, nem dos sintomas.[85]

Confirmando: se a orelha direita for a acometida pela cupulolitíase, ocorrerá nistagmo para esquerda na fase "Bow", e nistagmo para direita na fase *"Lean"*.[74]

O teste Bow & Lean é um método localizador da VPPB-CH, que complementa muito bem o *head roll test* com resposta duvidosa quanto à lateralidade.[86] Requer a utilização de óculos de Frenzel em razão da dificuldade em se observar o sentido do nistagmo nas posições adotadas.

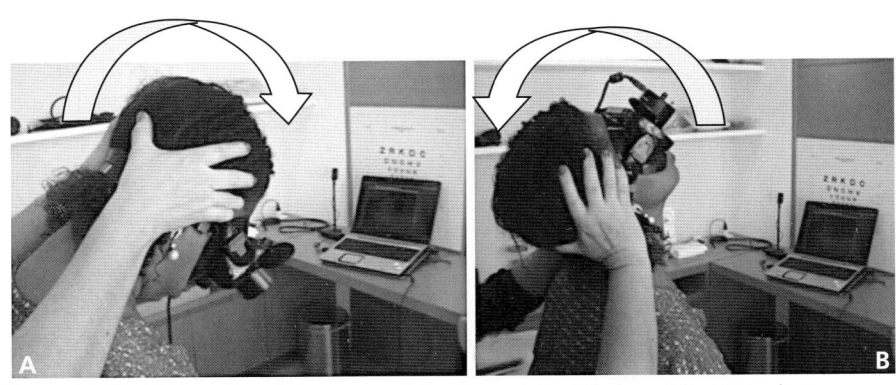

Figura 31. (A, B) Teste *Bow & Lean* para determinar a lateralidade na VPPB-CH seja na canalitíase ou na cupulolitíase.

VPPB-CH Canalitíase (VPPB-CHca) – Tratamento

Manobra Barbecue (360°)

Em 1993, Robert Baloh *et al*.[57] descreveram 13 casos de pacientes com vertigem posicional paroxística benigna com canalitíase do canal horizontal (VPPB- CHca). Em dois casos, utilizaram o tratamento dinâmico idealizado por Epley, de girar os pacientes sobre o próprio eixo, sem nenhum sucesso. Baloh foi também pioneiro no que depois viria a ser conhecida como: manobra *barbecue* (BBC). No ano seguinte, Thomas Lempert,[58] realizando uma única manobra com maior ângulo de giro, tratou dois pacientes com sintomas de VPPB-CH que já perduravam por cinco dias. Partindo da posição supina e com a cabeça voltada para o lado acometido, passou a girar os pacientes, sobre o próprio eixo, para o lado não acometido com movimentos de 90°, a cada 30 s, até completar 270° de rotação, e, assim, obteve sucesso. O relato de Lempert foi publicado como "correspondência" no periódico *Neurology**. Logo a seguir, nesta mesma sessão da revista, Robert Baloh publica um breve *replay*,[59] consignando que também curou dois pacientes com VPPB-caCH, modificando sua manobra original, girando-os 360° em rápidos *steps* de 90° e permanecendo por cerca de 1 minuto em cada posição. Conclui a carta considerando que aumentar o ângulo de rotação e realizar os giros de modo rápido provavelmente contribuem para melhorar o resultado da manobra (Figura 32).

Manobra de Gufoni

Em 1988, Gufoni *et al*.[61] propuseram a seguinte manobra visando tratar VPPB-CHca.

"... cominciando dalla posizione seduta, verso il lato sano (nelle forme geotrope), per poi girare rapidamente il capo del paziente di 45° verso il letto. Questa posizione viene mantenuta per circa **due minuti** prima di riportare il paziente in posizione seduta."

Ou seja: "...começando com a paciente na posição sentada, deite-a lateralmente para o lado contrário ao do canal horizontal acometido, e, então, rapidamente gire sua cabeça no sentido do chão (face apontando para a mesa de exame), e a deixe assim por 2 min. A seguir, termine a manobra sentando-a novamente, como na posição inicial" (Figura 33).

---

*Em setembro de 2011, durante visita ao serviço do prof. Thomas Lempert em Berlim, o mesmo nos relatou ter ouvido, pela primeira vez, a respeito da manobra *Barbecue* (270°), de Alain Semont. Disse-nos que ambos estavam num Congresso, e que Semont não apenas contou como realizar a manobra, mas que o deitou no chão, no corredor do Congresso, e demonstrou como fazer. E que Semont disse ter aprendido de Robert Baloh, como realizar tal manobra. (Comunicação pessoal do Prof. Thomas Lempert aos autores.)

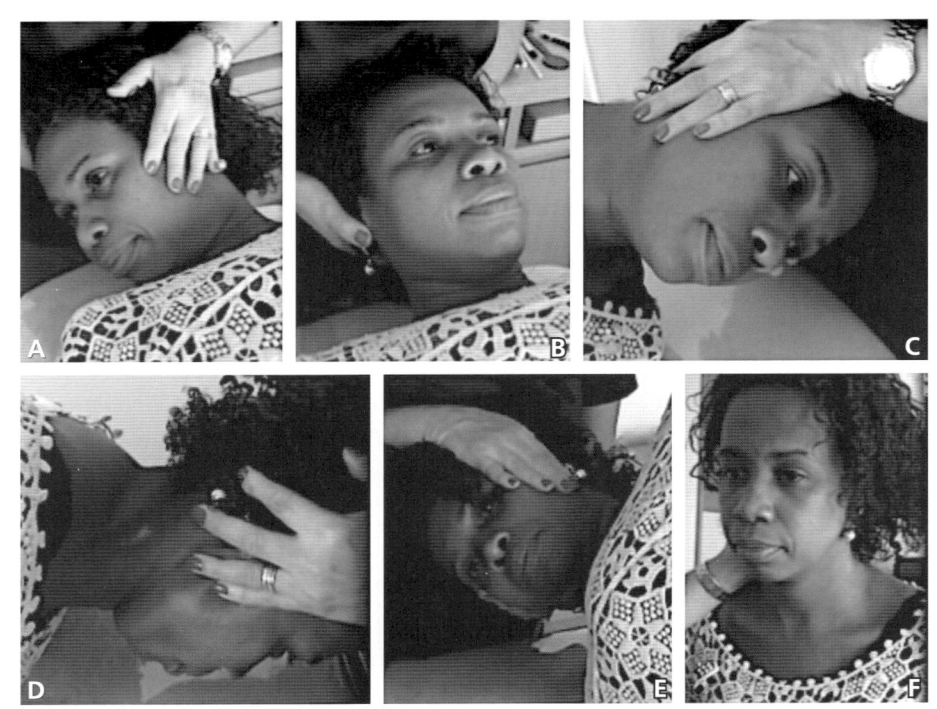

Figura 32. Manobra de *Barbecue* (BBQ) 360°. (**A**) Inicialmente a paciente deita em supino com a cabeça flexionada 30° e rodada com a orelha afetada para baixo. (**B-E**) O examinador vai girando-a para o lado saudável, parando a cada 90° por cerca de 60 segundos ou até que o nistagmo desapareça, completando 360°. (**F**) Concluir então a manobra na posição sentada.

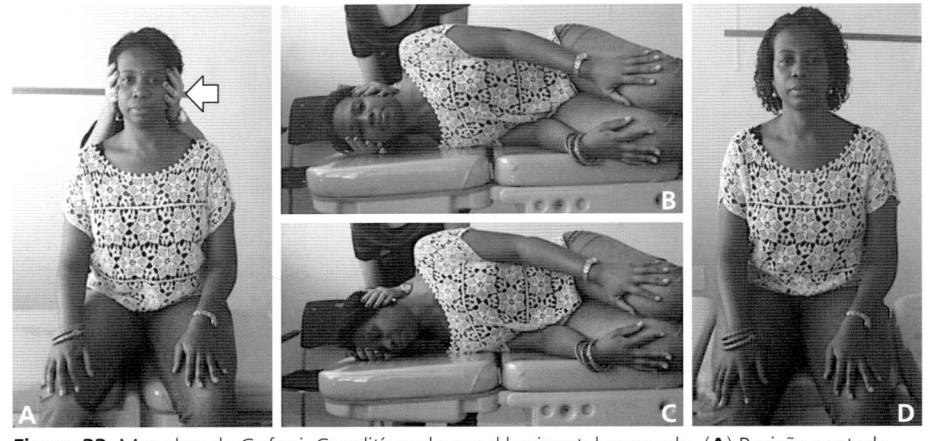

Figura 33. Manobra de Gufoni. Canalitíase do canal horizontal esquerdo. (**A**) Posição sentada. (**B**) Deitada lateralmente para o lado contrário ao da orelha acometida *(seta em A)*. (**C**) Girar rapidamente a cabeça da paciente 45° para baixo e mantê-la assim por 2 min. (**D**) A seguir sentar a paciente novamente. Esta manobra também recebe o nome de Manobra de Appiani.

PARTE 2 ■ O QUE É VERTIGEM POSICIONAL PAROXÍSTICA BENIGNA (VPPB)

Appiani *et al.*[62] utilizaram esta manobra em 32 pacientes com idades entre 30 e 85 anos, com queixa de vertigem com duração média de 7-8 dias, e obtiveram sucesso em 100% com a realização de apenas uma única manobra!

Manobra de 360° em um Único Giro

Um pouco diferente da manobra BBC 360°, mas mantendo o mesmo princípio, o prof. Semont demonstra como se realiza esta manobra (Figura 34), indicada em pessoas mais jovens e magras. "É necessário impor velocidade no giro da cabeça, se quiser que os estatocônios retornem ao utrículo (Semont)."

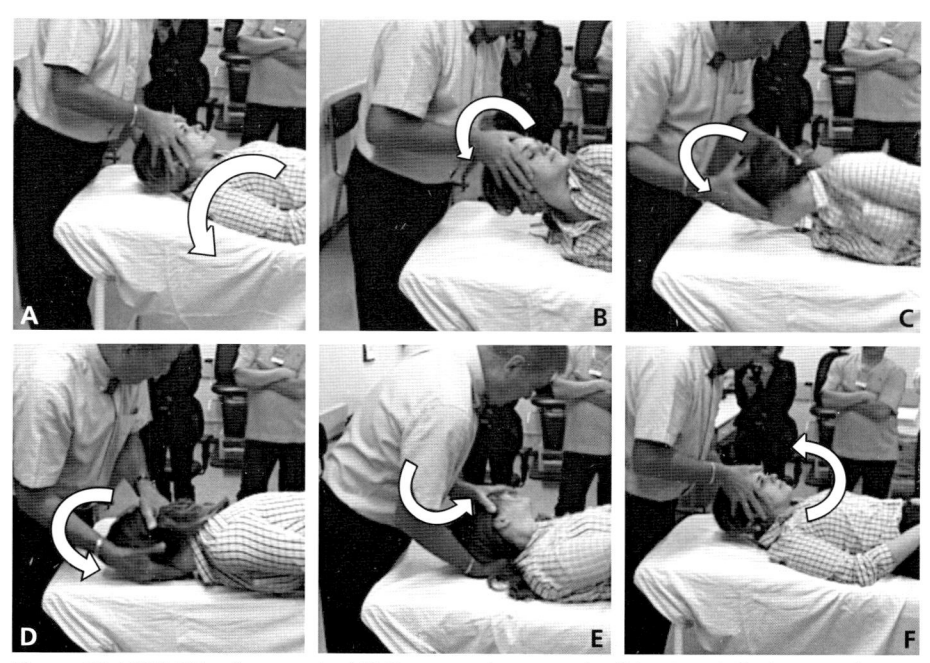

Figura 34. VPPB-CHca à esquerda. (**A**) Com a paciente em decúbito dorsal, flexione a cabeça 30°. (**B**) Solicite que ela gire o corpo continuamente para o lado direito. (**C-F**) Logo a seguir, o examinador gira a cabeça de modo rápido e ininterrupto para o mesmo lado *(setas)*, até completar 360°. Demonstração feita pelo prof. Semont.

Critério Diagnóstico da VPPB-CHcu, de Acordo com o *Committee for the Classification of Vestibular Disorders of the Bárány Society*[35]

A) Crise recorrente de vertigem ou tonteira provocada por deitar ou girar sobre si mesmo na posição supina.

B) Nistagmo posicional, eliciado após curta latência ou sem latência pelo teste de rolar *(roll test)*, batendo horizontalmente na direção da orelha mais alta com a cabeça girada para qualquer dos lados (nistagmo apogeotrópico que muda de direção) e dura > 1 min.
C) Não atribuído a outro distúrbio.

VPPB-CHcu – Tratamento
Manobra de Casani

Comparando-se clinicamente a cupulolitíase à canalitíase do CH, na primeira situação, ocorre severo e persistente nistagmo, induzido imediatamente após a cabeça ser colocada na posição provocativa. No segundo caso, o padrão de início do nistagmo também é abrupto e severo, mas transitório.[15]

Outras estratégias visando tratar VPPB-CHcu incluem:[29] manobra de sacudir a cabeça no plano horizontal por 15 s; manobra de Semont versão modificada (não reconhecida pelo prof. Semont – comunicação pessoal); manobra de Gufoni (deitar de lado com a orelha acometida para baixo e girar rapidamente a cabeça para cima) ou a manobra Casani[64] (deitar para o lado acometido e girar a cabeça para baixo) (Figura 35).

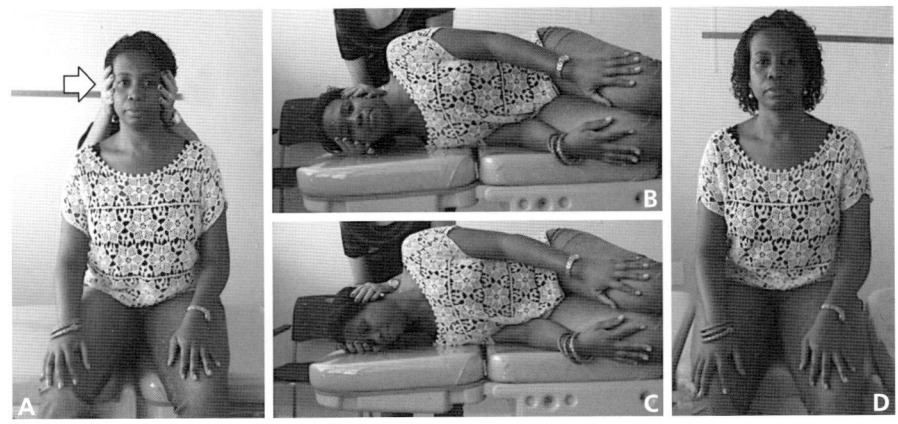

Figura 35. Manobra de Casani visando tratar VPPB-CHcu direito *(seta)*. (**A**) Posição sentada. (**B**) Deitada lateralmente com a orelha acometida para baixo *(seta em A)*. (**C**) Rapidamente girar a cabeça 45° para baixo, mantendo-a assim por 2 min. (**D**) Finalizar a manobra sentando a paciente novamente.

VPPB-CH Outras Manobras

VPPB-CH – Manobra 90° por Etapas

Nesta manobra variante, que também tem por objetivo tratar VPPB-CHca, estando em decúbito dorsal e com a cabeça inclinada 30° para frente, giramos a mesma para o lado oposto ao da orelha que está acometida. Cada vez que se observa o nistagmo que surge quando se está realizando o giro da cabeça, significa que o estatocônio está se movendo. Deve-se manter o movimento praticamente contínuo de 10° em 10°, cada vez que o nistagmo for parando, até completar 90° de rotação (Figura 36).

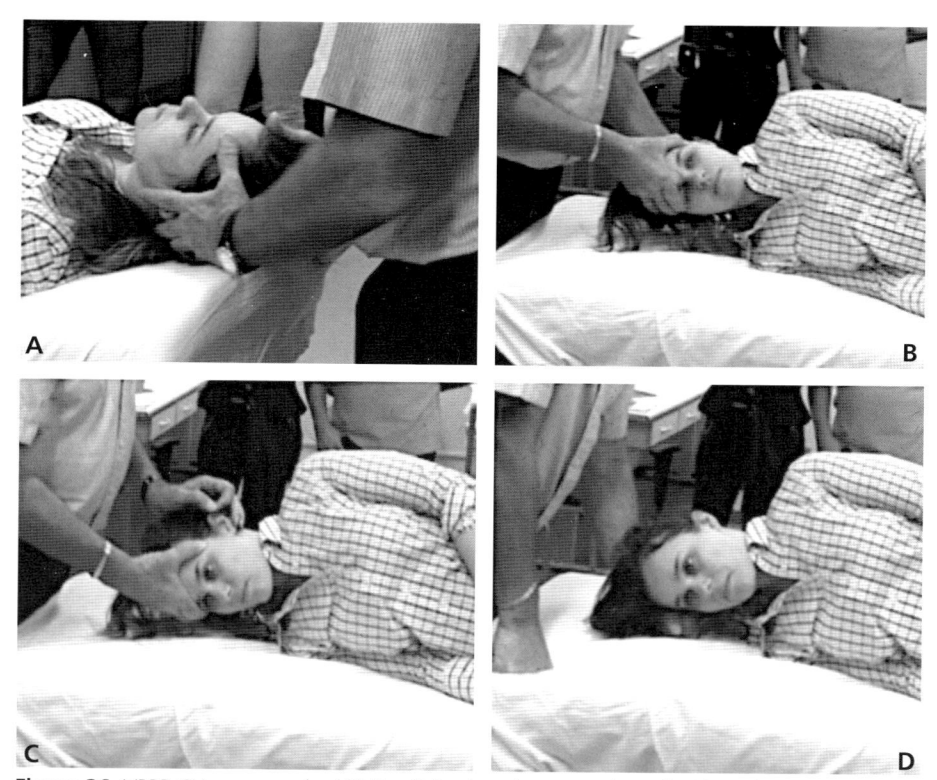

Figura 36. VPPB-CHca esquerda. (**A**) Decúbito dorsal com a cabeça fletida 30° para verticalizar e otimizar o fluxo endolinfático do canal horizontal. (**B-C**) Girar a cabeça para o lado direito por etapas a cada 10° e observar o nistagmo que surge para direita "crescendo-decrescendo" a cada movimento. (**D**) Espere o nistagmo diminuir para efetuar mais um pequeno giro de 10° até completar 90° e assim permanecer por 10-12 min.

VPPB-CH Cupulolitíase (VPPB-CHcu) – Tratamento
Manobra de Kim SH[40]

A litíase do canal horizontal pode expressar três formas de nistagmo de acordo com a porção acometida do canal. Primeiro, nistagmo geotrópico transitório decorrente do acometimento do braço longo do canal. Segundo, nistagmo apogeotrópico, mas que muda para geotrópico durante testes repetitivos – girando a cabeça – ou por manobras de reposição. Isto pode ser explicado por litíase no braço curto (anterior), do canal horizontal, porção mais próxima do utrículo. A terceira possibilidade é a de vertigem posicional com nistagmo persistentemente apogeotrópico apesar de testes e manobras repetitivas. Isto representa cupulolitíase do canal horizontal.

De acordo com os autores que descrevem esta manobra (Figura 37), foram avaliados e tratados 78 pacientes com VPPB-CHcu (30 com VPPB-CHcu do lado do braço longo do canal, e 44 pacientes com litíase na cúpula do lado utricular), com resultado satisfatório em 97,4% do total, após 2,1 repetições.

Temos realizado a manobra de Kim com alto percentual de sucesso. Pelo fato da mesma ser rica em etapas, e para que não escape nenhum detalhe, sugerimos ao leitor que, pelo menos inicialmente, a realize consultando simultaneamente a Figura 37.

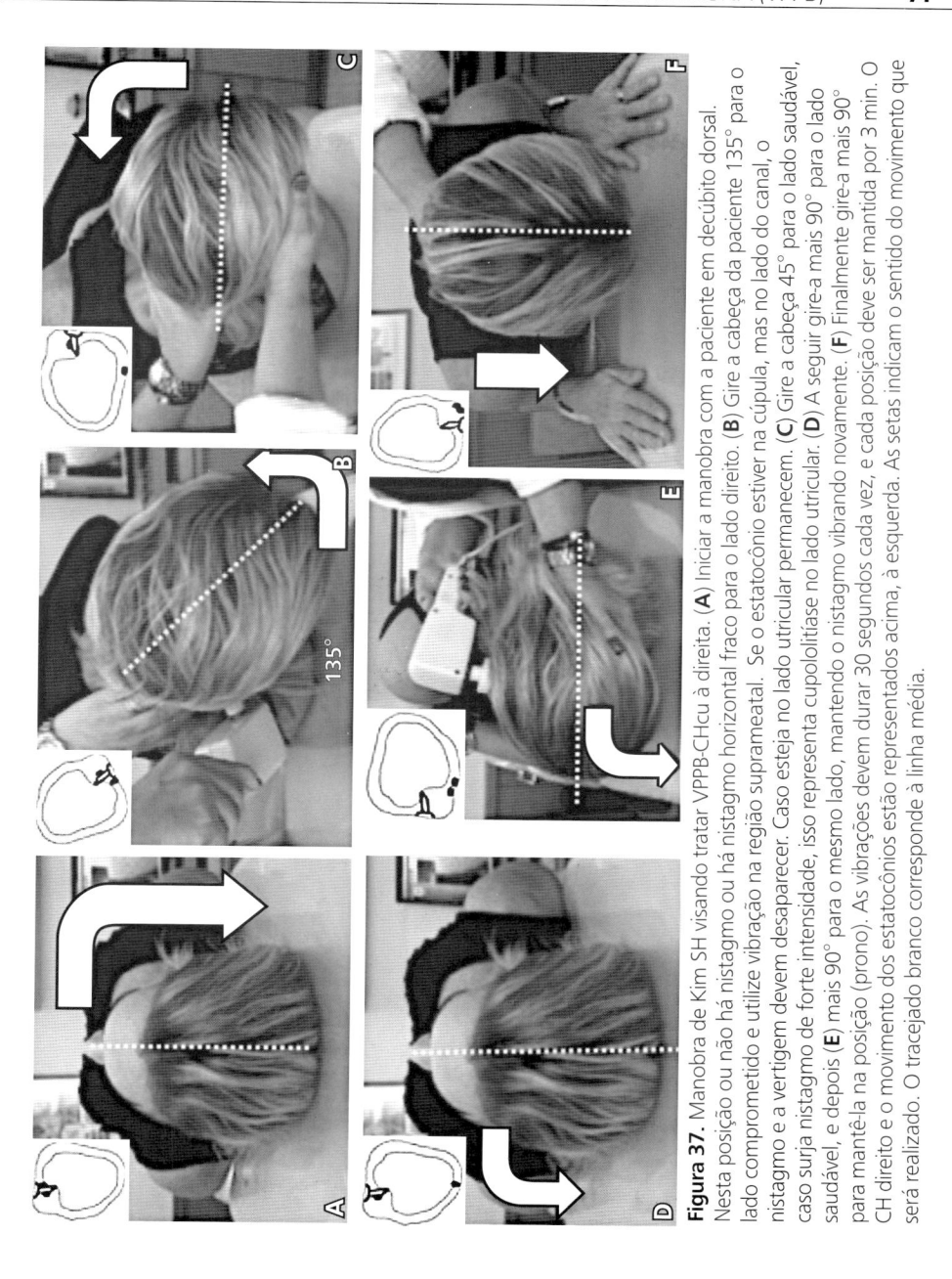

PARTE 2 ■ O QUE É VERTIGEM POSICIONAL PAROXÍSTICA BENIGNA (VPPB)

Figura 37. Manobra de Kim SH visando tratar VPPB-CHcu à direita. **(A)** Iniciar a manobra com a paciente em decúbito dorsal. Nesta posição ou não há nistagmo ou há nistagmo horizontal fraco para o lado direito. **(B)** Gire a cabeça da paciente 135° para o lado comprometido e utilize vibração na região suprameatal. Se o estatocônio estiver na cúpula, mas no lado do canal, o nistagmo e a vertigem devem desaparecer. Caso esteja no lado utricular permanecem. **(C)** Gire a cabeça 45° para o lado saudável, caso surja nistagmo de forte intensidade, isso representa cupololitíase no lado utricular. **(D)** A seguir gire-a mais 90° para o lado saudável, e depois **(E)** mais 90° para o mesmo lado, mantendo o nistagmo vibrando novamente. **(F)** Finalmente gire-a mais 90° para mantê-la na posição (prono). As vibrações devem durar 30 segundos cada vez, e cada posição deve ser mantida por 3 min. O CH direito e o movimento dos estatocônios estão representados acima, à esquerda. As setas indicam o sentido do movimento que será realizado. O tracejado branco corresponde à linha média.

VPPB-CHcu Head-Tilt Hopping

Pular no mesmo lugar com a cabeça inclinada, trata-se de uma manobra terapêutica idealizada por Yamanaka et al.[87] visando à VPPB-CH cupulolitíase. Consiste em pular no mesmo lugar com a cabeça inclinada, inicialmente com a orelha comprometida para cima. O paciente perfaz 3 a 5 sessões do exercício por dia. Vinte pulos em cada sessão (Figura 38).

Segundo os autores, esta manobra terapêutica foi realizada em 27 pacientes com VPPB-CHcu intratável, por mais de 4 semanas, e que exibiam vertigem posicional e nistagmo persistente do tipo apogeotrópico no teste de Pagnini McClure. Após 1 a 4 semanas de tratamento observaram melhora em 70,4% dos casos.

Nos casos de cupulolitíase, durante a manobra com a cabeça inclinada para o lado não afetado, os estatocônios podem-se destacar caindo diretamente no utrículo, eliminando, assim, o nistagmo apogeotrópico.

Alguns pacientes idosos estão impedidos de realizar esta manobra em razão da osteoartrose, principalmente da coluna lombossacra, ou da coluna cervical.

Figura 38. *Head-tilt hopping.* Solicitamos ao paciente que pule sobre um pé só com a cabeça inclinada. (**A**) Primeiro para um lado. (**B**) Depois para o outro, como se estivesse drenando água do conduto auditivo externo. Três a cinco sessões por dia, durante uma semana. Um total de 20 pulos sobre cada um dos pés, em cada sessão.

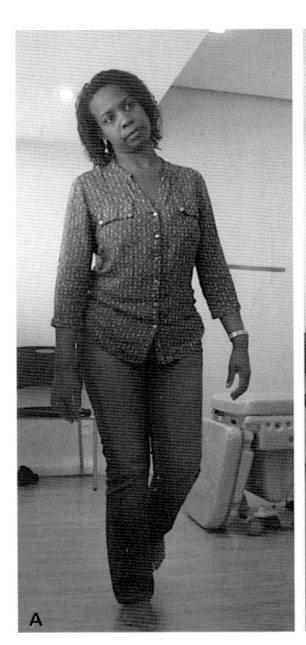

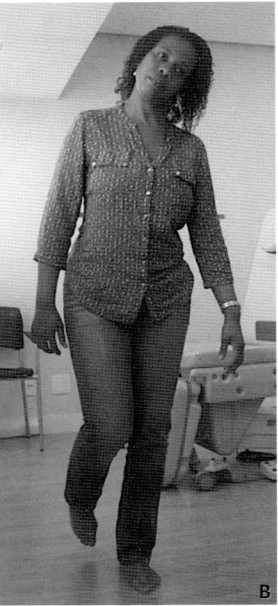

VPPB-CH – Posição Prolongada Forçada (PPF)

O tratamento, denominado por Vannucchi posição prolongada forçada (PPF), propõe que o paciente deite à noite, por tempo prolongado (aproximadamente 12 horas), com a orelha afetada para cima (PPF-1). Se a manutenção desta posição for ineficaz, pode-se tentar que permaneça deitado do outro lado (PPF-2), pelo mesmo período de tempo (Figura 39).[29]

O sucesso da PPF se deve ao fato que, com a cabeça posicionada de lado, o CH afetado mantém-se na posição vertical com a abertura da ampola para baixo. Consequentemente, a força gravitacional gradualmente (e naturalmente) drena os estatocônios para o vestíbulo.[60]

Boleas-Aguirre et al.[88] observaram que nos casos de VPPB-CH, após posição prolongada forçada tipo 1 (PPF-1) e manobras de reposição apropriada, ou manobra de posição prolongada forçada tipo 2 (PPF-2), mais de 95% dos pacientes ficaram assintomáticos. Adotar a PPF-1 significa deitar à noite do mesmo lado do nistagmo mais fraco por 2 semanas. Se o nistagmo apogeotrópico persistir, o paciente passa adotar a PPF-2, ou seja, deitar durante a noite do lado do nistagmo mais forte por 2 semanas.

Ainda segundo Boleas-Aguirre, mais de 90% dos pacientes tratados com a PPF[60] se recuperaram em 3 dias. Porém, 6 de 35 pacientes, subsequentemente, desenvolveram VPPB-CP que respondeu bem à manobra de reposição.

Numa avaliação prospectiva envolvendo 60 pacientes, Korres et al.[89] demonstraram que a efetividade da PPF não diferiu, significativamente, da resposta obtida pela manobra de Gufoni; ambas foram mais efetivas do que uma única aplicação da manobra de BBQ (com taxa de sucesso de 76 e 89%, respectivamente, vs. 38%). Por outro lado, o resultado da PPF foi significativamente melhor que aquele obtido, perfazendo *head shaking* ou não realizando qualquer forma de tratamento (evolução espontânea). PPF pode ser aplicada em pacientes de qualquer idade e não requer hospitalização.[60]

Os autores recomendam que, na noite após a manobra, o paciente deve dormir na posição prolongada forçada, com a orelha saudável voltada para baixo (Figura 39).

Maranhão ET et al.[73] avaliaram 37 pacientes com VPPB-CH; 26 com nistagmo geotrópico, e 11 com nistagmo apogeotrópico. O tratamento consistiu na manobra de Gufoni em 18 pacientes (48,6%), manobra de Barbecue 360° em 12 pacientes (32,4%), ambas as manobras em 4 pacientes (10,8%), ambas as manobras mais a manobra de sacudir a cabeça (MSC) em um paciente (2,7%), e a manobra de Gufoni mais MSC em dois pacientes (2,7%). Aqueles com o diagnóstico de VPPB-CHcu dormiram uma noite na posição forçada prolongada.

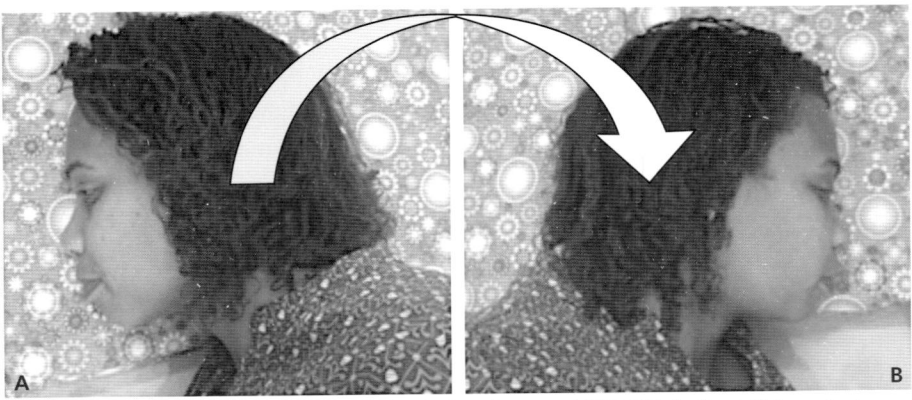

Figura 39. Posição prolongada forçada (PPF) visando tratar VPPB-CH direito. (**A**) A paciente deita com a orelha comprometida para baixo, por apenas 1 min, ou até cessar a vertigem. Isto faz com que as partículas otoconiais se alojem na parte mais baixa do CH. (**B**) A seguir gira a cabeça para o outro lado, e assim permanece por 12 h.

Dois aspectos deste trabalho merecem maior destaque:

1. Dentre os 37 pacientes estudados, quatro possuíam idades de: 86 anos, 87 anos (dois deles) e 94 anos. Com queixa de vertigem paroxística há: 40, 40, 20 e 30 anos respectivamente. Os quatro faziam uso de antivertiginosos, por orientação médica, sem nunca terem passado por períodos assintomáticos prolongados.
2. Em 30 pacientes (81%), o sucesso terapêutico ocorreu já na primeira consulta, independente da manobra realizada.

VERTIGEM POSICIONAL PAROXÍSTICA BENIGNA DO CANAL ANTERIOR (VPPB-CA)

A VPPB do canal anterior (VPPB-CA) sempre foi considerada condição rara;[29,65,70] porém, estudos mais recentes apontam para uma frequência de até 17%.[35] A queixa de vertigem, ao inclinar a cabeça para frente para ler o jornal pela manhã, pode ser um indicativo de VPPB-CA. A vertigem e o nistagmo com fase rápida para baixo *(downbeating)* também ocorrem quando o indivíduo adota a posição deitada em supino com a cabeça estendida 30 a 45° para fora da mesa de exame *(straight-head-hanging)* (Figura 41B), ou quando é submetido ao teste de Dix-Hallpike, pois a orientação anatômica do CA é próxima ao plano sagital (~41°), e coplanar com o canal posterior contralateral, que faz um ângulo de ~56°, com o plano sagital.

O nistagmo para baixo apresenta latência, e geralmente ocorre na orientação do plano do CA estimulado. Um componente torcional (menos intenso) pode ser observado.

VPPB-CA – Diagnóstico

Quando surge a suspeita de VPPB-CA no teste de Dix-Hallpike, é boa prática realizar a manobra *straight-back head-hanging* para se estabelecer o diagnóstico de VPPB-CA ou de VPPB-CP. Em ambos os casos ocorre nistagmo com latência típica, em crescendo-decrescendo. O diagnóstico diferencial entre as variantes do CA e do CP com base na direção do componente da fase rápida vertical do nistagmo, sendo para cima e torcional nos casos de envolvimento do CP, e para baixo, com pouco ou sem componente torcional, nos casos de envolvimento do CA.[67] O fenômeno de "conversão de canal", do posterior para o canal anterior e vice-versa, é passível de ocorrer, até com certa frequência, em razão do pilar comum, que é a ligação do CA com o CP (Figura 2).

> A marca registrada da VPPB-CA é o nistagmo posicional com a fase rápida para baixo, e algo torcional, em que o polo superior dos olhos gira em direção à orelha afetada.[29]

Na presença de nistagmo para baixo, deve sempre ser considerada a possibilidade de lesão do sistema nervoso central.

VPPB-CA – Tratamento
Manobra de Kim

Em 2005, Kim et al.[90] divulgaram os resultados de uma manobra, por eles idealizada, e aplicada em 30 pacientes visando ao tratamento de VPPB do canal anterior (VPPB-CA). Os autores haviam apresentado este estudo, inicialmente, em 2003, no XXIV Encontro da Sociedade Politzer em Amsterdam.

Manobra de Kim:
A) *Sentado com a cabeça 45° para o lado contralateral ao acometido.*
B) *Deitar em supino com 45° de extensão cervical por (2 min).*
C) *Subir a cabeça para supino 0°, mantendo-a em 45° (1 min).*
D) *Sentar mantendo a cabeça 30° graus fletida.*

A manobra é realizada estando o paciente na posição sentada e com a cabeça rodada 45° para o lado contrário ao acometido; o mesmo, então, é deitado em supino com a cabeça colocada 30° abaixo do nível horizontal (como na posição de Dix-Hallpike ou na primeira posição da manobra de Epley visando a VPPB-CP). Após 2 min, a cabeça do paciente (ainda em 45°) é colocada no nível da maca, mantendo-a, assim, por mais 1 minuto; finalmente o paciente retorna à posição sentada com a cabeça fletida (30°) para frente (Figura 40). Os autores encontraram 96,7% de eficácia em 12 casos de VPPB-CA, e 18 casos de VPPB multicanal. Houve o desaparecimento tanto da vertigem, quanto do nistagmo, sendo que,

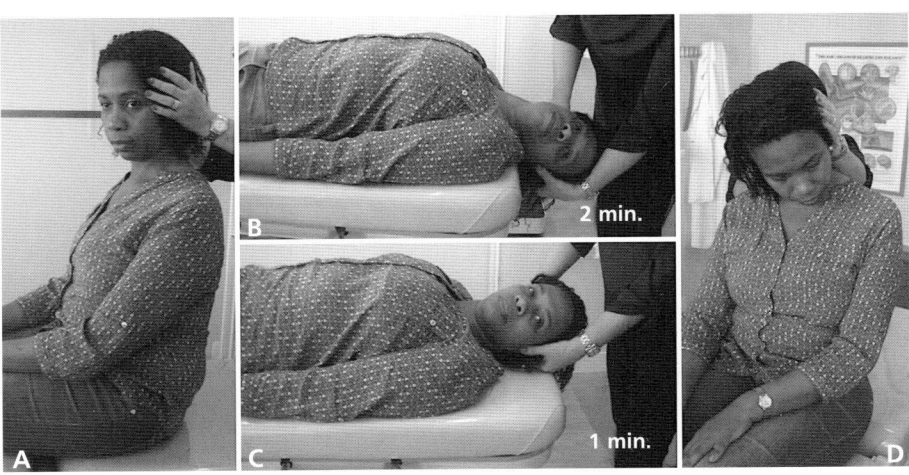

Figura 40. Manobra de Kim. Abordagem de VPPB-CA direito. (**A**) Paciente sentada tem sua cabeça rodada 45° contralateral ao CA comprometido. (**B**) Deitá-la em supino com a cabeça 30° abaixo da linha horizontal, permanecendo assim por 2 min. (**C**) Retornar ao nível da maca mantendo a cabeça em 45°, e, assim, permanecer por mais 1 min. (**D**) Retornar à posição sentada com o queixo voltado para baixo (30°).

após uma única manobra, os sintomas já tinham sido controlados em quase 50% dos pacientes.

Quando o paciente está sentado com a cabeça rodada 45° contralateral ao lado acometido, a ampola do canal anterior está localizada anteriormente. Quando muda de posição para supino com a cabeça 30° para trás, o estatocônio se move posteriormente no sentido ampulófago, evocando, assim, nistagmo *downbeating*. Ao se determinar a direção do nistagmo, determinamos também o canal acometido.

No estudo de Kim *et al.*,[90] 60% dos casos apresentaram canalitíase tanto do canal anterior quanto do posterior, e estes pacientes necessitaram ter a manobra repetida 1,61 vez. A causa do envolvimento de ambos os canais semicirculares não ficou clara. Talvez tenha ocorrido em razão da conjunção dos braços não ampulares (pilar comum) que une os canais anterior e posterior.

Manobra de Yacovino

Em 2009, Yacovino *et al.*[67] ponderaram que utilizar manobras adaptadas, mas que originalmente visavam ao tratamento da VPPB-CP, como: "Epley reverso" ou "Semont reverso", não seria uma abordagem razoável do ponto de vista biomecânico para o tratamento da VPPB-CA. Assim sendo idealizaram uma manobra com quatro etapas, visando ao tratamento específico da VPPB-CA.

Importante assinalar que nesta manobra de reposição não é necessário identificar qual canal anterior é o acometido. A manobra funciona simetricamente para VPPB-CA independente do lado afetado (Figura 41).

Durante a posição supino com a cabeça estendida forçada para trás, o labirinto fica cerca de 20° mais baixo do que na posição adotada pelo teste de Dix-Hallpike, e isto pode ser o fator crucial para provocar mais o canal anterior.[67]

Naqueles pacientes com problemas cervicais e dificuldade em estender a cabeça 30°, torna-se necessário inclinar a cabeceira da mesa de exame, a fim de atingir o grau de extensão desejado com respeito à gravidade. Em casos de falha ou remissão incompleta dos sintomas, a manobra pode ser repetida.

Os autores atingiram o índice de 84,6% de sucesso com apenas uma manobra. Mas todos os pacientes ficaram livres dos sintomas.

> Manobra de Yacovino:
> A) Sentada olhando para frente.
> B) Deita em supino com a cabeça estendida 30° (30 s).
> C) A cabeça é rapidamente bem flexionada, levando-se o queixo ao tórax (30 s).
> D) Sentar novamente, olhando para frente (30 s).

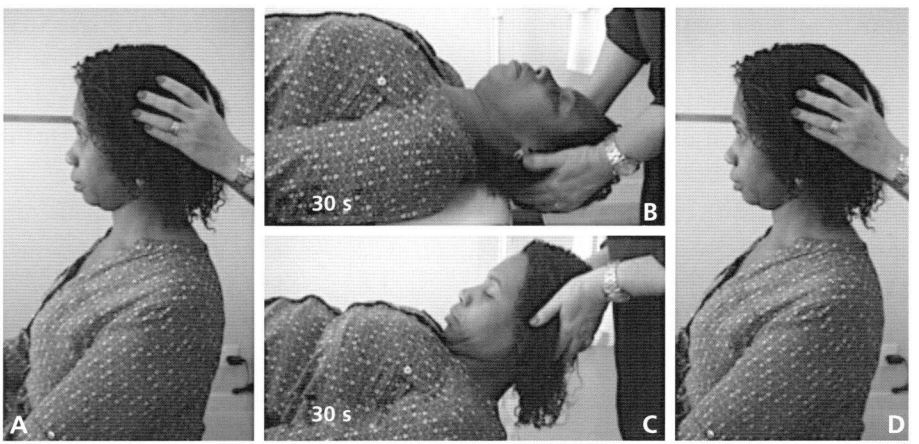

Figura 41. Manobra de Yacovino. (**A**) Paciente sentada olhando para frente. (**B**) Deitada em supino com a cabeça estendida 45° por 30 s. (**C**) A cabeça, então, é bem fletida e, assim, permanece por mais 30 s. (**D**) Finalmente é colocada na posição sentada, olhando para frente.

Critério Diagnóstico da VPPB-CAca, de Acordo com o *Committee for the Classification of Vestibular Disorders of the Bárány Society*[35]

A) Crise recorrente de tonteira ou vertigem posicional provocada por deitar ou girar sobre si mesmo na posição supino.
B) Duração da crise < 1 min.
C) Nistagmo posicional eliciado imediatamente ou após a latência de um ou poucos segundos pelo teste de Dix-Hallpike (de um ou ambos os lados), ou na posição supina e com a cabeça estendida para trás, batendo, predominantemente, vertical e para baixo, com duração de < 1 min.
D) Não atribuído a outro distúrbio.

O diagnóstico definitivo de VPPB-CAca pode ser feito ao se considerar a resolução imediata do nistagmo posicional após a manobra terapêutica.

VPPB Multicanais

Na VPPB idiopática, embora seja possível, é raro o comprometimento de mais de um canal simultaneamente. Já nos pacientes com vertigem após traumatismo de crânio, deve-se sempre pensar na possibilidade do comprometimento de múltiplos canais. Vertigem provavelmente é a disfunção vestibular mais frequente após trauma de crânio, com ou sem o envolvimento direto do rochedo. Litíase de múltiplos canais é comum, afetando cerca de 20% dos pacientes com VPPB.[35] Ao se confirmar esta possibilidade, a lógica dita a norma; os canais comprometidos, sejam homolaterais ou bilaterais, devem ser tratados individualmente, quase sempre com a necessidade de diversas manobras e algumas sessões.[91]

Diferente dos outros tipos, a VPPB multicanais mostra baixo sucesso terapêutico em 1 semana de tratamento, e índice de recorrência acima de 16% em um ano.[92]

Critério Diagnóstico da VPPB Multicanais, de Acordo com o *Committee for the Classification of Vestibular Disorders of the Bárány Society*[35]

A) Crises recorrentes de tonteira ou vertigem posicional provocadas por deitar ou girar sobre si mesmo na posição supina.
B) Duração da crise < 1 min.
C) Nistagmo posicional compatível com canalitíase de mais de um canal durante a manobra de Dix-Hallpike e o teste de rolar em supino.
D) Não atribuído a outro distúrbio.

> Paciente, sexo feminino 85 anos, hipertensa, diabética e hiperlipidêmica. TCE há 45 dias. Desde então, passou a apresentar vertigem posicional diariamente, ao deitar para qualquer lado. Por orientação médica faz uso de beta-histina, 16 mg/dia, mas sem melhora. Ao exame: Testes de Pagnini McClure negativo. Teste de Dix Hallpike positivo bilateralmente com nistagmo para cima e torcional para o lado examinado. Realizada manobra de Epley, duas para cada lado, com retestes negativos bilateralmente.

Três dicas sobre multicanais:

1. Nos casos de vertigem pós-traumática, pensar sempre na possibilidade do acometimento de múltiplos canais.
2. Todos os canais devem ser testados, mesmo que um deles se mostre positivo logo no início do exame, sugerindo estar aí a origem do problema.
3. A resolução com manobras costuma ser mais demorada e geralmente necessita que haja mais de uma visita.

O QUE FAZER SE A MANOBRA NÃO FUNCIONAR?

A VPPB é uma condição frequente e que responde muito bem ao tratamento com a aplicação de manobras específicas.[74]

Se os testes realizados definitivamente apontarem para VPPB, mas as manobras não apresentarem resultados satisfatórios, em primeiro lugar, é fundamental saber se os canais estão sendo estimulados nos seus planos corretos. O que nem sempre é fácil, considerando a população idosa e com dificuldade de mobilizar o pescoço. Usar o plano reclinado da mesa de exame ajuda, pois evita a necessidade de estender a cabeça. Nos casos de osteoartrose e em pessoas obesas, a manobra de Semont evita mobilizar o pescoço e facilita a colocação do canal no plano correto. Em segundo lugar, vale investigar outras causas de vertigem e nistagmo posicional, como vertigem de origem central (p. ex. lesão do nódulo cerebelar), vertigem cervical (causa mais rara) ou obstrução canalítica (causa muito mais rara).[67]

VPPB INTRATÁVEL

Obstrução Canalítica – *Canalith JAM*

A obstrução canalítica (OC) ou *canalith* JAM (cJAM) foi descrita por John Epley, em 2001. Esta situação ocorre quando partículas estatoconiais livres formam uma massa crítica tal, que bloqueia o fluxo endolinfático, ou permanecem encravada entre a cúpula e a parede da ampola adjacente. Isto resulta numa pressão negativa entre a cúpula e o ponto da obstrução que, transitoriamente, reduz o reflexo vestíbulo-ocular, causando nistagmo persistente e fixo (não redirecionado pela mudança de posição da cabeça), na direção oposta ao do canal obstruído.[15,93]

A *cJAM* pode ocorrer de modo espontâneo ou, eventualmente, durante manobra de reposição ou liberatória.[15] Quando grave, provoca vertigem e nistagmo contínuos. O canal horizontal em particular pode produzir nistagmo intenso e vertigem violenta.[94] A obstrução do canal pode ser parcial ou completa. A forma parcial interfere com o deslocamento da endolinfa e, portanto, diminui a função do canal, comprometendo o ganho do RVO neste plano. A forma completa obstrui a passagem da endolinfa e a deflexão da cúpula. O nistagmo persiste o tempo que a obstrução permanece, com lentificação do mesmo após adaptação.

Na ocorrência de *cJAM*, inicialmente é necessário determinar o lado e local acometidos pela obstrução. Para tal, observe a direção do nistagmo.

Desobstruir o canal envolve ter de movimentar as partículas otoconiais, utilizando-se da força da gravidade e aceleração angular. Quando a obstrução ocorre durante manobra diagnóstica ou terapêutica, pode ser efetivo reverter a manobra completamente (fazendo o caminho contrário) e aplicando vibração.

> A cJAM pode ocorrer de modo espontâneo ou, eventualmente, durante manobras de reposição ou liberatória.[15] Quando grave, provoca vertigem e nistagmo contínuos.

Caso o nistagmo seja intenso, o paciente vai apresentar vertigem severa e frequentemente entra em pânico! Esta é uma das razões porque desaconselhamos autotestes e autotratamentos domiciliares para VPPB.

A maneira de tratar *cJAM* é realizando movimentos de aceleração e desaceleração rápidos da cabeça, na mesma direção angular da fase lenta do nistagmo. Se o nistagmo for horizontal, os canais horizontais devem ser colocados no seu melhor plano de ação (paralelo à terra) com o paciente sentado, e, então, aplicam-se movimentos de aceleração/desaceleração da cabeça, ou por impulsos manuais, ou com o paciente sentado numa cadeira, girando e, subitamente, parando.

As causas da *cJAM* são desconhecidas. Teoricamente, considera-se que a estenose inata do canal semicircular seja uma causa importante,[93,95] muito embora acúmulo de estatocônios possa obstruir canais anatomicamente normais.

VPPB Sintomas e Sinais Acessórios

Aqui, vale mencionar inicialmente alguns sinais e sintomas – além da vertigem, nausea e vômitos – que ocorrem antes dos sofredores de VPPB serem adequadamente tratados.

A) Nos pacientes cronicamente acometidos pela VPPB, chama atenção a alta incidência (superior a 60%) de estado depressivo, motivado principalmente pela redução drástica da qualidade de vida. Muitos modificam completamente seus hábitos sociais e se tornam reclusos e cada vez mais inseguros. Alguns pacientes fazem uso de antidepressivos, que, por sua vez, podem gerar tonteira, desequilíbrio, ou até mesmo acentuar a vertigem.

B) A contração assimétrica e dolorida dos músculos cervicais e da cintura escapular é situação frequente. O caminhar "robotizado", com o girar do corpo em bloco, e a posição viciosa da cabeça, evitando mover para o lado acometido, são sinais frequentes.

C) A ausência de mobilidade cervical durante o sono faz com que muitos pacientes prefiram o desconforto de passar meses e até mesmo anos dormindo com a cabeça numa mesma posição do que o desconforto da vertigem posicional ao movimentar a cabeça. É importante ressaltar que o uso de soníferos não ajuda no aspecto vertigem posicional, e, às vezes, piora a situação por aumentar o eventual risco de queda noturno.

VPPB Complicações do Tratamento

Complicações imediatas:

- Ansiedade intensa.
- Náusea, vômitos, sudorese, taquicardia.

- Rubor facial.
- Fenômeno de Tumarkin.
- Dores cervical e/ou lombar.
- Vertigem prolongada.
- Sensação de instabilidade ao levantar-se.

Complicações não imediatas:
- A síndrome do dia seguinte *(The day after syndrome)*:
  - Sensação de "cabeça leve".
  - Dificuldade de concentração.
  - Sensação de desequilíbrio, instabilidade postural.
  - Tonteira.

Mulher, 78 anos, com queixa de vertigem posicional. Ao ser colocada nas posições de Dix-Hallpike e sidelying, apresenta nistagmo compatível com cupulolitíase do canal posterior direito. O aspecto curioso está no fato de esta senhora, que possui tez muito clara, apresentar, concomitante ao nistagmo, intenso rubor facial que perdura apenas e pelo tempo exato do nistagmo (Figura 42). Trata-se de um fenômeno raro, dentro do conjunto de sinais e sintomas autonômicos que acompanham as crises de VPPB.

Embora muitos pacientes não sintam absolutamente nada no dia seguinte ao tratamento com as manobras, a síndrome do dia seguinte é relativamente frequente, costuma ocorrer pela manhã – possivelmente em razão da adaptação mais tardia do estatocônio na cavidade utricular – e tende a desaparecer completamente em algumas horas.

Importante: todos os pacientes submetidos ao tratamento de VPPB devem ser alertados da possibilidade do *day after*!

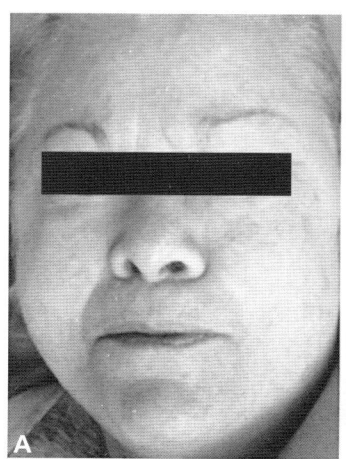

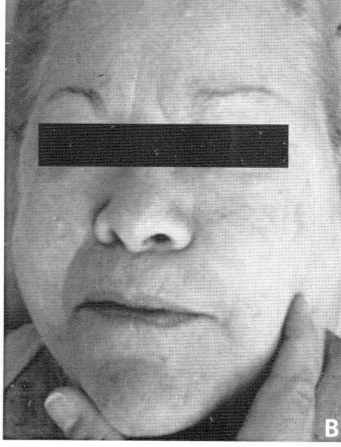

Figura 42. Teste de Dix-Hallpike.
(**A**) Antes do surgimento do nistagmo.
(**B**) Durante o nistagmo, intenso rubor facial.
(Ver *Prancha* em *Cores*.)

Autotratamento

Visando tratar VPPB do canal posterior, Radtke et al.[96] compararam os resultados de dois tipos de autotratamento. O exercício de Brandt-Daroff (EBD) vs. o procedimento de Epley modificado (PEM). Em 1 semana, 18 dos 28 pacientes (64%) que utilizaram o PEM ficaram assintomáticos, comparados a apenas 6 dos 26 pacientes (23%) que se utilizaram do EBD. Cinco anos depois, o mesmo grupo de autores publica de os resultados do estudo comparativo do autotratamento da VPPB utilizando a manobra de Semont modificada vs. o procedimento de Epley modificado, e concluem que o último é superior ao primeiro.[97]

Apesar de os autores considerarem no primeiro artigo que o autotratamento com PEM deve servir como opção complementar nos casos que não respondem imediatamente ao procedimento convencional, e nos que sofrem com recorrências frequentes,[96] consideramos que o autotratamento deve ter indicação mais limitada.

Em primeiro lugar, porque a ausência de supervisão pode resultar de o paciente estar tentando tratar de uma condição "não benigna", em vez de VPPB propriamente.[98]

Em segundo lugar, o ângulo de extensão da cabeça – utilizando um travesseiro sob o pescoço – no tratamento preconizado por Radtke et al.,[96] é menor do que o necessário para que o estatocônio efetivamente retorne ao vestíbulo, havendo, assim, maior chance de ocorrer migração para o canal horizontal.[99,100] Em terceiro lugar, tem-se que considerar a possibilidade, embora remota, de uma situação desesperadora, qual seja, o impactamento do estatocônio, sem a presença de alguém experiente para resolver o *cJAM*.[93]

Vicente Honrubia[100] definiu bem o autotratamento da VPPB. Seja utilizando as manobras de Epley ou de Semont modificadas, considerando que: "**tratar-se de um desserviço aos pacientes, colocando-os em posição de riscos desnecessários**". O autor incluiu nas suas contraindicações o exercício de Brandt-Daroff, mas, neste caso particular, consideramos que em situações específicas pode valer a pena indicá-lo (veja a seguir).

Tratamento Cirúrgico

Da mesma maneira que a indicação de lobotomia pré-frontal deixou de existir com o advento dos neurolépticos, podemos considerar que a indicação de tratamento cirúrgico nos casos de VPPB praticamente desapareceu a partir do advento das manobras liberatórias (1988) e de reposição canalítica (1992).

A indicação cirúrgica tornou-se arcaica, digamos que valendo apenas para um, dentre vários milhares de casos de VPPB.

A secção cirúrgica do pequeno ramo do nervo vestibular para o canal posterior, também chamada de: merectomia singular, conforme foi proposta por Richard Gacek, em 1974, sempre foi difícil de ser realizada e envolve o risco de perda auditiva. A neurectomia seletiva foi substituída pelo fechamento (*plugging*) cirúrgico do canal posterior. Para alguns autores, com grande casuística, este último procedimento tem sido indicado de maneira exagerada, antes que tenham sido exploradas todas as possibilidades de se utilizarem manobras simples, efetivas e já validadas de fisioterapia.

Exercício de Brandt-Daroff

Durante muitos anos os pacientes com VPPB foram tratados com medicamentos supressores vestibulares e orientados para que evitassem adotar posições provocativas dos sintomas, até obterem remissão espontânea.[99] Em 1980, Thomas Brandt e Robert Daroff sugeriram, pela primeira vez, um exercício posicional visando tratar VPPB-CP cupulolitíase,[52] caracterizado por uma sequência rápida de inclinação lateral da cabeça e do tronco. Utilizaram este exercício-tratamento em 67 pacientes, obtendo sucesso em 66 (98%). O único paciente que não obteve benefício foi posteriormente diagnosticado como sofredor de fístula perilinfática, simulando VPPB. O fato de os autores não terem realizado um estudo controlado e estarem lidando com uma condição autolimitada não foi desconsiderado.

Embora a efetividade deste exercício não goze unanimidade entre estudiosos do assunto (Alain Semont – comunicação pessoal), consideramos que, em casos selecionados de VPPB-CPcu, o exercício de Brandt-Daroff tem seu valor.

Como Realizar o Exercício de Brandt-Daroff?

Inicialmente o paciente posiciona-se sentado à beira do leito com olhos fechados e inclina o corpo lateralmente (posição precipitante), com a porção retroauricular de encontro à maca na direção do plano do canal semicircular posterior a ser primeiro estimulado (Figura 43). Mantém-se nesta posição até que a vertigem desapareça e, então, volta à posição sentada, permanecendo assim por mais 30 s, antes de inclinar-se para o outro lado, mantendo-se assim por mais de 30 s.[52,101] Ensinar os detalhes de como realizar o exercício facilita para que o paciente possa fazê-lo em casa. Orientamos para realizar o exercício 3 vezes pela manhã e 3 vezes à tarde, até o desaparecimento dos sintomas, ou então repetir uma série a cada 3 horas e suspender o exercício quando passar dois dias consecutivos sem verti-

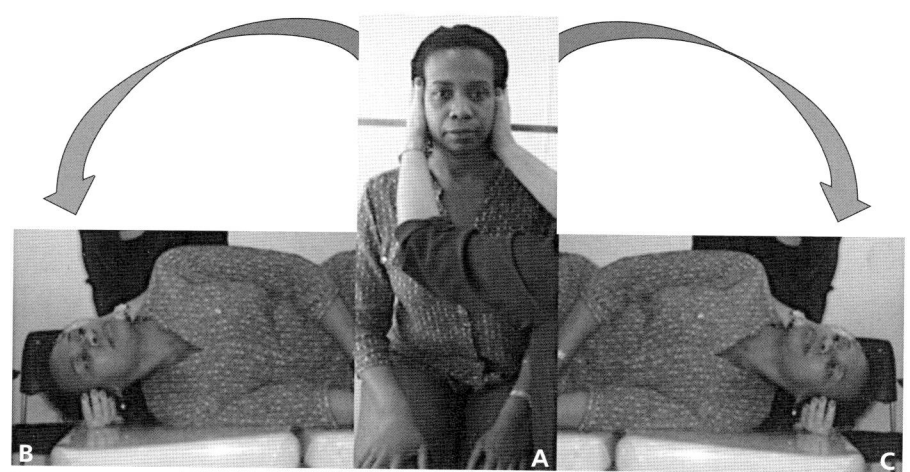

Figura 43. Exercício de Brandt-Daroff. (**A**) Inicie na posição sentada. Nesta posição, a ampola do canal posterior fica abaixo do utrículo. (**B**) Incline o corpo para um lado, com a cabeça rodada 45° para o lado contrário ao labirinto estimulado. Nesta posição, a ampola do canal posterior situa-se acima do utrículo. (**C**) Voltar a ficar sentado por 30 s e inclinar-se para o outro lado, permanecendo assim por mais 30 s antes de voltar à posição inicial.

gem. A repetição constante do exercício provavelmente gera a dispersão e dissolução dos estatocônios aderidos à cúpula, resultando inicialmente no empobrecimento dos sintomas e depois na abolição dos mesmos, fato que geralmente ocorre entre 3 e 14 dias.

Não podemos esquecer que o exercício de Brandt-Daroff foi descrito oito anos antes da manobra liberatória de Semont. E, como assinalaram os próprios criadores do exercício: "a manobra liberatória (de Semont) requer apenas uma única sequência, tornando-a preferencial com relação às múltiplas repetições e os vários dias necessários para a efetividade do exercício de Brandt-Daroff".[101]

Entretanto, em alguns casos de cupulolitíase tratados pelo método liberatório de Semont (com ou sem vibração), associado ou não ao *head shaking*, em que o paciente retorna ainda sintomático, ensinamos e solicitamos que o mesmo realize o exercício de Brandt-Daroff em casa, com a ajuda de outra pessoa, antes do seu retorno para consulta subsequente.

Óculos de Frenzel

O exame físico com o uso de instrumentos auxiliares surgiu na segunda metade do século XVIII, com Leopold Auenbrugger, lembrando seu pai – dono de uma pousada – que percutia os tonéis para saber o nível de vinho contido. Em 1761, Auenbrugger publicou o tratado *Inventorum Novum* (Nova Invenção), método de percutir para diagnosticar. Mas esta novidade só foi aceita 30 anos depois, ao ser divulgada por Jean-Nicolas Corvisart, o médico pessoal de Napoleão. Em 1819, o francês, Rene Laennec, um estudante de Corvisart, publica *On Mediate Auscultation*, um manual sobre um recurso de auscultação por ele inventado a partir de um rolo de papel no formato de um cone. Nascia, assim, o estetoscópio. Em 1850, Hermann von Helmholtz criou o primeiro aparelho de uso prático para avaliar o fundo dos olhos, o oftalmoscópio,[102] e descreveu os achados da primeira pessoa examinada. Olga, sua esposa. Estas citações foram feitas por considerarmos que os óculos idealizados por Hermann Frenzel, em 1956,[103] as lentes de Frenzel, equiparam-se em importância aos primeiros instrumentos ou aparelhos que fazem parte do armamentário criado para auxiliar o exame físico. Inicialmente foram utilizadas lentes convexas +20 (sem iluminação) que ampliavam os olhos e reduziam apenas parcialmente a fixação visual.[104] Atualmente existem diversos tipos e modelos dos óculos de Frenzel. Utilizamos o modelo monocular, com câmara infravermelha (Figura 44A) acoplada e ligada a um programa de computador, que permite a realização de vídeos e facilita enormemente a interpretação das características – amplitude, frequência e direção – do nistagmo (Figura 44B).

Ao examinarmos pacientes com queixas sugestivas de VPPB, fica cada vez mais claro o quanto é indispensável a utilização dos óculos de Frenzel como instrumento de trabalho. Nistagmos exuberantes podem ser observados a olho nu. Porém, nos inúmeros casos, de nistagmos mais sutis, seja pela baixa amplitude, ou pela curta duração, ou ainda por expressar apenas discreto componente torcional, podemos afirmar, com absoluta certeza, que é praticamente impossível observar, ou firmar um diagnóstico preciso do nistagmo, a olho nu!

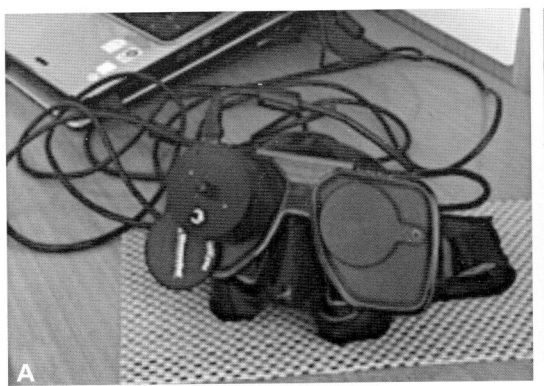

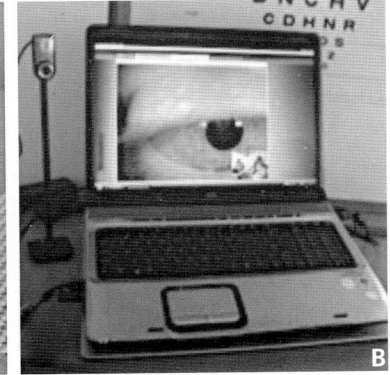

Figura 44. Óculos Frenzel (RealEyes x DVR 2.2 C). (**A**) Com câmara infravermelha acoplada. (**B**) Ligado a um programa digital com projeção ampliada na tela. Observe, à esquerda da tela, câmara para filmagem simultânea dos testes e manobras.

Detalhes importantes a respeito do uso dos óculos de Frenzel devem incluir:

A) Adaptação bem justa, porém confortável no rosto.
B) Viseiras amplas e que não restrinjam os campos visuais periféricos.
C) Obstrução total de entrada de luz quando com o visor fechado, uma vez que a entrada de qualquer estímulo luminoso, por menor que seja, impede o exame adequado por promover a fixação visual.

Óculos de Fresnel

Recentemente, M. Strupp *et al.* apresentaram um outro dispositivo para o exame dos nistagmos à beira do leito. Trata-se dos óculos de Fresnel, também denominado *M glasses* (Figura 45).[105] Consideram os autores haver diversas vantagens com relação ao Frenzel *glasses*: primeiro, ser muito mais leve (6 *vs.* 500 g) e de tamanho reduzido; segundo, não necessita de fonte de energia, o que significa que o examinador pode transportá-lo no bolso; terceiro, pode ser fixado facilmente no nariz do paciente; quarto, possui boa durabilidade decorrente de sua estrutura simples, feita de material robusto (plástico e aço), de baixo peso; e, por último, o preço, muito barato (aproximadamente U$ 60,00) com relação ao preço do óculos de Frenzel. Mas, infelizmente, apesar das vantagens, obviamente não grava nada.

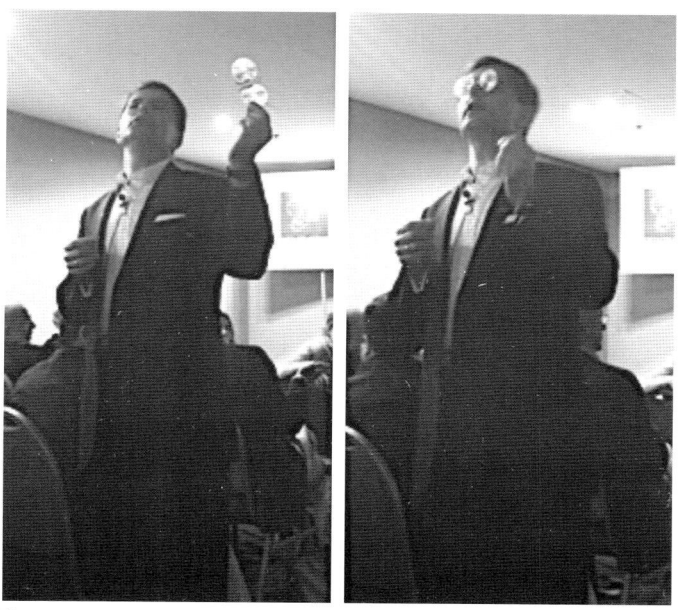

Figura 45. M. Strupp apresentando os óculos de Fresnel no XXVIIITh Bárány Meeting (2014), Buenos Aires, Argentina.

Óculos para Vídeo do Teste do Impulso da Cabeça (vTIC)

O vTIC é um teste clínico de beira de leito para ser utilizado nos pacientes com quadro vertiginoso agudo espontâneo pois ajuda distinguir entre uma vestibulopatia periférica aguda (quando o teste é positivo) da central (quando o teste é negativo). O vTIC (Figura 46) é um instrumento para identificar déficit vestibular periférico, cuja sensibilidade e especificidade se mostraram equiparáveis ao emprego do *scleral search coil*. Ambos os registros evidenciam sacadas *covert* durante a rotação da cabeça e sacadas *overt* após a rotação.

O vTIC acessa o RVO, mas pode obter a resposta dos seis canais. É examinado utilizando-se alta velocidade no movimento da cabeça para determinar se os olhos podem manter a fixação no alvo ou se eles se movem no mesmo sentido da cabeça, retornando (sacada) depois para manter a fixação.

Para acessar o canal anterior esquerdo e o seu coplanar posterior direito, gire a cabeça do paciente 35° a 45° para direita a fim de colocar ambos canais no seu melhor eixo de ação. A cabeça é, então, rapidamente movimentada no eixo desejado (plano *pitch*). Reposicione a cabeça e estimule os canais do lado oposto. A presença ou não das sacadas é registrada para determinar se há redução de um ou mais canais semicirculares.[106]

Sacadas *overt* são fáceis de ser vistas pelo examinador e, frequentemente resolvem-se após a ocorrência da compensação fisiológica. Sacadas *covert* podem ser observadas graças à capacidade das câmaras em obter registros de alta velocidade, uma vez que não são passíveis de serem vistas a olho nu pelo examinador.

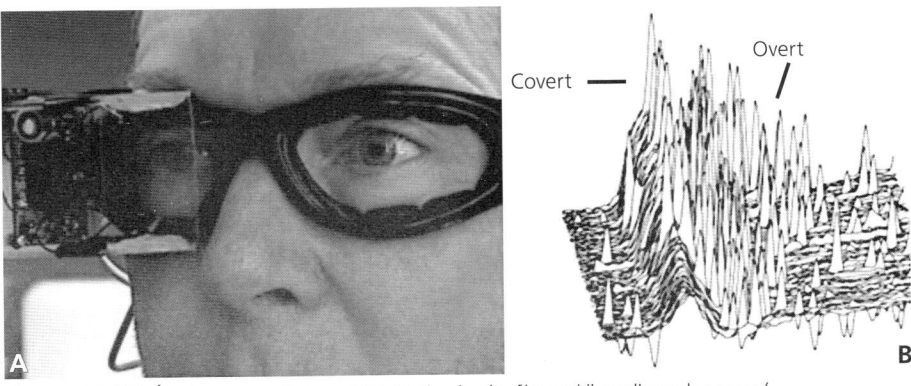

Figura 46. (**A**) Óculos para aferir o vTIC. Retirado de: [http://headimpulse.com/knowledgecenter/vídeos]. (**B**) Gráfico do resultado do Teste do Impulso da Cabeça para esquerda (lado afetado) com vTIC demonstrando redução da resposta do RVO. Sacadas *covert* durante a rotação da cabeça e sacadas *overt* após a rotação da cabeça *(setas).*[107]

A presença de sacadas *covert* sugere resposta reduzida do RVO do lado estimulado.[106]

O vTIC permite identificar o ganho do RVO, sua latência, ou a presença de sacada compensatória em cada um dos seis canais semicirculares. Esta informação contribui para identificar lesão no ramo superior ou inferior do nervo vestibular, assim como um déficit de alta frequência do RVO com teste térmico normal, ou ainda, se está ocorrendo compensação vestibular (presença de sacada compensatória).[108]

PARTE 3

NISTAGMO

Nistagmo são oscilações involuntárias, rápidas, repetitivas e rítmicas dos olhos, originadas de múltiplas causas.[109] O nistagmo pode ser dos tipos: vestíbulo-ocular ou opticocinético; pendular (sinusoidal) com apenas fase lenta; e em abalos (*Jerk nystagmus*) com fases lenta e rápida. Os nistagmos também podem ser classificados como fisiológico – optocinético e labiríntico – ou patológico – espontâneo ou provocado – congênito ou adquirido. Possuem como causas: lesões oculares, vestibulares, cerebelares, no tronco cerebral, ou podem ser motivados por intoxicações.

Nistagmo ligado à deficiência visual ou a permanente exposição aos ambientes com pouca luz (nistagmo dos mineiros) é pendular (sinusoidal), ou seja, com velocidade igual nos dois sentidos. O nistagmo mais comum, no entanto, é bifásico (em abalos) e possui, inicialmente, um componente lento seguido por um movimento rápido no sentido inverso. Por convenção, a direção do nistagmo é dada pelo componente rápido, o mais perceptível. O nistagmo presente já no olhar centrado – olhar inerte – que não muda de direção de acordo com o desvio do olhar, que aumenta de intensidade ao olhar no sentido do componente rápido, que é suprimido pela fixação visual, e que vem acompanhado de vertigem intensa, sugere comprometimento do sistema vestibular periférico. Por outro lado, o nistagmo visível com olhos nas posições excêntricas, apesar da fixação visual, que muda a direção em função do sentido do olhar, acompanhado de sinais de comprometimento do tronco cerebral ou do cerebelo, sugere comprometimento do sistema nervoso central.

> Independente do grau, o nistagmo espontâneo tem sempre significado clínico.
> A direção da fase rápida do nistagmo indica qual é o lado mais excitado ou possui maior taxa de disparos.

A avaliação do nistagmo não é completa se não fizermos um exame sistemático de cada classe funcional dos movimentos oculares: vestíbulo-ocular, sacada, perseguição lenta e vergência.

Os impulsos advindos do aparelho vestibular periférico atingem diversas estruturas do sistema nervoso, sendo dois os alvos principais: os núcleos vestibulares e o cerebelo (Figura 18). Os núcleos vestibulares são os processadores primários dos impulsos vestibulares e implementam, diretamente, rápidas conexões com as informações aferentes e os neurônios motores. O cerebelo, por sua vez é um processador adaptativo que monitora a *performance* vestibular, quando necessário. Tanto em um sistema (núcleos vestibulares) quanto no outro (cerebelar), as aferências vestibulares são processadas em associação a impulsos somatossensitivos e visuais.[110]

O fascículo longitudinal medial (FLM) é a estrutura que integra os núcleos dos nervos oculares aos centros do olhar conjugado horizontal e vertical, e ainda recebe diversas conexões, dentre elas, vestibulares e trigeminais. Lesão do FLM causa dissociação da mirada conjugada para o lado oposto, de modo que o olho homolateral não aduz e, portanto, não acompanha a abdução do olho contralateral, que por sua vez apresentará nistagmo na direção da abdução. Entretanto, no teste de convergência ocular, pode-se perceber que ocorre adução dos dois olhos, e que os músculos retos mediais estão preservados. Este quadro é denominado oftalmoplegia internuclear (OIN).

Se a OIN for unilateral, pode ser ocasionada por comprometimento vascular ou por lesão desmielinizante. Se bilateral, tende a ter, como causa principal, a doença desmielinizante. No comprometimento do FLM associado ao compro-

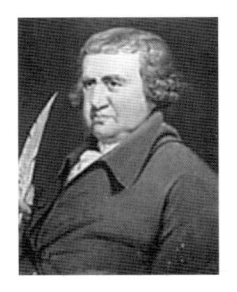

Em 1796, o avô de Charles Darwin, Erasmus Darwin (1731-1882), que também era médico e grande interessado em dores, descreveu como a rotação do corpo induzia o movimento dos olhos.

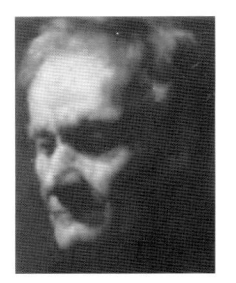

Em 1819, o tcheco Jan Evangelista Purkinje (1787-1869), pesquisador interessado em praticamente todas as áreas da medicina, especialmente na percepção visual e visão das cores, registrou como o nistagmo opticocinético e a sensação de movimento eram produzidos ao observar uma parada de cavalos.[111]

metimento da formação reticular pontina paramediana (centro da mirada conjugada horizontal) do mesmo lado, perceberemos que o olho ipsolateral à lesão não atuará nos movimentos conjugados horizontais, isto é, não aduz nem abduz (1), ao passo que o olho contralateral somente abduz (1/2), gerando a denominada "síndrome um e meio".

Um método de se observar a presença de nistagmo, com privação visual, e na ausência dos óculos de Frenzel, consiste em manter um dos olhos ocluídos, enquanto se realiza o exame fundoscópico no outro olho. Neste caso, observando o fundo do olho, lembrar sempre que o nistagmo ocorre para o lado contrário ao que está sendo observado (Figura 47).

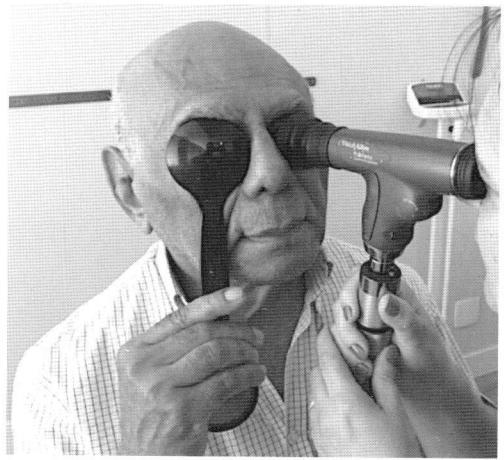

Figura 47. Método prático de avaliar a presença de nistagmo espontâneo sem utilizar óculos de Frenzel, mas com oclusão visual bilateral.

Quanto ao exame do nistagmo opticocinético, é conveniente induzi-lo por meio de um tambor giratório ou fita estriada. Este estímulo, não invasivo, afere, principalmente, o movimento de perseguição lenta (fase lenta) e a sacada automática (fase rápida) que ocorre no sentido contrário ao movimento da fita ou do giro do tambor.

O nistagmo também pode ocorrer com olhos fechados e centrados, visualizado sob as pálpebras. O nistagmo misto, vertical-torcional, que é suprimido pela fixação, e que habitualmente aumenta a frequência quando o olhar é desviado no sentido da fase rápida (lei de Alexander), frequentemente é atribuído a um desequilíbrio vestibular periférico.

O nistagmo latente muda a direção quando os olhos são rapidamente encobertos de modo alternado (impedindo a visão binocular) e apresentam a fase rápida na direção contrária à do olho encoberto.

Nistagmo que regularmente muda de direção a cada 2 min é considerado como sendo nistagmo periódico alternante (NPA); associado à doença da linha média cerebelar (nódulo e úvula). Para identificar esta oscilação, que não é afetada pela fixação ocular, é necessário observar os olhos por alguns minutos. O examinador também deve estar atento ao movimento de giro alternante da cabeça, que pode estar presente.

O nistagmo vertical (para cima ou para baixo), assim como o nistagmo puramente torcional (Figura 48), estando os olhos na posição inerte, frequentemente é atribuído ao envolvimento das conexões centrais. Tanto o nistagmo para cima quanto para baixo são pobremente suprimidos pela fixação visual e podem-se tornar exacerbados simplesmente por se colocar o paciente com a cabeça pendente (Figura 41B).

Nistagmo para baixo aumenta com olhar para baixo e é mais encontrado em lesões vestibulocerebelares, anomalias craniocervicais, intoxicação por drogas, disfunção dos canais de cálcio e ataxia episódica tipo II. O nistagmo para cima aumenta com o olhar para cima e é mais grave como sinal de localização, sendo mais encontrado nas lesões bulbares ou próximas ao pedúnculo cerebelar superior. O nistagmo torcional puro com os olhos próximos à linha média é incomum e costuma estar associado à siringobulbia ou infarto da fosseta lateral do bulbo – como ocorre na síndrome de Wallenberg – e geralmente vem acompanhado de *ocular tilt reaction* ou de OIN.

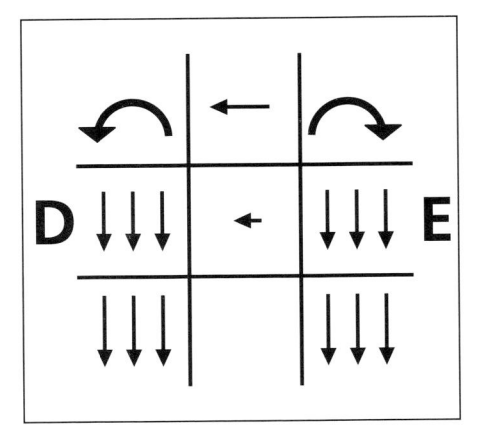

Figura 48. Representação esquemática dos diferentes tipos e direções dos nistagmos. Direção da seta: direção.
Seta curva: nistagmo torcional. Tamanho da seta: amplitude. Número de setas: frequência.

NISTAGMO DO OLHAR EXCÊNTRICO (NOE) (GAZE EVOKED NYSTAGMUS)

É o nistagmo que ocorre quando os olhos são desviados da posição central. Este tipo de nistagmo é causado pelo impedimento da sustentação do olhar em determinada posição. Ocorre um desvio centrípeto seguido por um abalo rápido (direção do nistagmo) para o lado do olhar.[39]

Causado por disfunção no sistema "integrador do desvio ocular", que converte sinais premotores de velocidade dos olhos em sinais de posição ocular e mantém os olhos fixos numa posição excêntrica na órbita, tanto no plano vertical quanto no horizontal. É um dos mais sensíveis sinais oculomotores, que aponta para lesões centrais nos pacientes com síndrome vestibular aguda.

O núcleo prepósito do hipoglosso e o núcleo vestibular medial são os principais integradores do movimento horizontal, enquanto o núcleo intersticial de Cajal é o principal contribuidor da integração neuronal dos movimentos vertical e torcional dos olhos. O flóculo e o paraflóculo também tomam parte na integração dos sinais oculomotores; seu papel depende do *feedback* dos sinais do movimento dos olhos por grupos de células do trato paramediano.

A causa mais comum de NOE é o uso de fármacos; tranquilizantes, anticonvulsivantes ou álcool.[39]

NOE deve ser diferenciado de nistagmo do olhar extremo *(end-point nystagmus)* que ocorre em indivíduos saudáveis, é transitório, de baixa frequência e mais lento.

NISTAGMO CONGÊNITO

O nistagmo congênito (NC) faz parte de uma síndrome clínica notada logo nas primeiras semanas de vida. Além disso, o NC apresenta algumas características que o tornam peculiar:[112]

A) É bilateral, geralmente horizontal em qualquer direção do olhar.
B) Aumenta de intensidade com a fixação visual e com ansiedade.
C) Reduz de intensidade com a convergência.
D) Não provoca oscilopsia.
E) Desaparece no sono.
F) No teste opticocinético apresenta movimento de sacada para o mesmo lado do estímulo (tambor ou fita listrada), gerando o "nistagmo invertido".

A não informação da presença de NC por parte do paciente sempre gera apreensão no examinador e provoca solicitação de exames desnecessários.

SÍNDROME DO SPASMUS NUTANS

O *spasmus nutans* (SN) constitui-se numa síndrome caracterizada pela tríade: nistagmo, movimento de "sim-sim" ou "não-não" da cabeça *(head nodding)*, além de inclinação anormal da cabeça, como no torcicolo. O SN possui história familiar e remete, espontaneamente, no primeiro ou segundo ano de vida. Não há outro envolvimento neurológico, exceto eventual estrabismo ou ambliopia. O sinal mais consistente é o nistagmo (que pode ser conjugado, não conjugado ou puramente monocular), intermitente, de baixa amplitude, alta frequência (3-11 Hz), e mais evidente no olho aduzido quando no desvio ocular lateral.

O balançar da cabeça *(nodding)* é irregular, com frequência em torno de 3 Hz, e que pode ocorrer em todas as direções. Dois terços dos pacientes apresentam, adicionalmente, inclinação ou torção cefálica. Há muito vem sendo considerada a possibilidade que os movimentos ou a torção da cabeça sejam compensatórios, ou secundários, à tentativa de inibir o nistagmo.[1]

Em toda criança com nistagmo e desvio cefálico, impõe-se avaliação neuro-oftalmológica cuidadosa, no intuito de afastar as possibilidades de tumor no nervo óptico, quiasma, III ventrículo ou retina. O mecanismo subjacente ao SN ainda não foi elucidado.

NISTAGMO PALPEBRAL (NP)

Frequentemente, o nistagmo vertical – principalmente para cima – se acompanha do movimento palpebral para cima.

Uma estrutura importante no mecanismo subjacente à sacada vertical é o grupo de neurônios-M que se localiza medial e caudal ao riFLM, que recebe impulsos deste último e os projeta para os músculos oblíquo inferior, reto superior e elevadores das pálpebras, através do subnúcleo do III nervo cranial.

NP desacompanhado de nistagmo ocular vertical pode ser a expressão de uma lesão mesencefálica. O nistagmo palpebral desencadeado pela convergência ocular (sinal de Pick) pode ser observado na lesão bulbar e/ou cerebelar. O esforço para convergir os olhos, por mecanismo sincinético, reforça a inervação palpebral, gerando NP, e amplia o nistagmo.

NISTAGMO REBOTE (NR)

Nistagmo rebote é um nistagmo que ocorre na posição primária, provocado após os olhos permanecerem na posição excêntrica sustentada e retornarem. O NR pode ser avaliado de duas maneiras; no método tradicional o paciente segue com o olhar o dedo do examinador que se afasta lateralmente da linha média, e assim se mantém, desviado, por 10 s.[113]

Logo após, os olhos retornam rapidamente para o centro, quando então apresenta nistagmo (pelo menos cinco abalos), no sentido contrário ao apresentado durante o desvio mantido do olhar. O uso de óculos Frenzel facilita sobremaneira a observação da frequência do nistagmo. NR vertical, embora raro, também é passível de ser provocado.

NR é quase sempre uma reação anormal e relacionada com alteração do SNC, seja do tronco cerebral, cerebelo, tálamo ou córtex cerebral vestibular, e está sempre associado à perseguição lenta anormal. Mas o inverso não é válido.

NISTAGMO PSEUDOESPONTÂNEO

O mecanismo do nistagmo dito espontâneo na VPPB-CH deve-se à posição anatômica (com 30° de inclinação do CH), com o paciente na posição sentada. Isto resulta no movimento das partículas otoconiais de acordo com a direção da gravidade e não representa, portanto, nistagmo provocado pelo desequilíbrio das descargas vestibulares, e por isso recebe a denominação de nistagmo "pseudoespontâneo" (NPE).[63]

Partículas otoconiais dentro dos canais verticais dificilmente produzem fluxo endolinfático e nistagmo espontâneo na posição sentada.

NISTAGMO MONOCULAR (NM)

NM está habitualmente associado a lesões do nervo óptico. Na lesão unilateral do nervo óptico provocada por tumor ou trauma, o nistagmo pode ser restrito ao olho acometido (monocular), com baixa frequência e bidirectional no olhar vertical, e unidirectional quando no olhar horizontal.[1]

Embora raro, o nistagmo vertical com abalos que variam entre 1-5 ciclos/s, que afetam predominantemente o olho com profunda perda da acuidade visual crônica, e observado primariamente na visão para longe, que é inibido pela fixação ou pela convergência, denomina-se fenômeno de Heimann-Bielschowsky, e não se deve à lesão neurológica.[114,115]

Na doença desmielinizante com comprometimento dos nervos ópticos costuma ocorrer nistagmo de maior intensidade no olho, cuja visão se mostra mais comprometida. O mesmo pode ocorrer nos casos de catarata ou em crianças com miopia assimétrica. Ainda em crianças, o nistagmo vertical monocular levanta suspeita de tumor no nervo óptico, nistagmo congênito ou *spasmus nutans*.

NISTAGMO ALTERNANTE PERIÓDICO

Nistagmo alternante periódico (NAP) é um tipo de nistagmo horizontal que periodicamente reverte o sentido, a frequência e a amplitude.[116] NAP pode ser congênito ou adquirido. O tipo adquirido modifica o sentido da oscilação a cada 2-4 min. Num exame menos atento, o NAP pode ser erroneamente considerado como nistagmo dirigido apenas para um lado. **Por este motivo, é mandatório que todo nistagmo espontâneo seja observado por pelo menos 2 min, antes que qualquer conclusão a respeito do mesmo seja tomada.**

Alguns pacientes com NAP podem apresentar rotação alternante da cabeça com o intuito de minimizar o nistagmo – de acordo com a lei de Alexander.

O NAP geralmente está associado à disfunção do nódulo e úvula cerebelar, que geram alteração na constante de tempo da *velocity storage* rotacional. As causas mais frequentes de NAP incluem: esclerose múltipla, degeneração cerebelar, malformação de Arnold-Chiary tipo I, isquemia cerebral, uso de anticonvulsivante e redução da acuidade visual bilateral. O uso de baclofen (Lioresal®) pode ser efetivo na redução do NAP adquirido.

NISTAGMO POSICIONAL CENTRAL

O nistagmo posicional central (NPC) representa um desafio diagnóstico em que o mecanismo e o substrato neuroanatômico ainda não foram desvendados.[117] No exame do paciente com (ou sem) queixa de desequilíbrio, o NPC pode ser um achado incidental sem concomitante sintoma vertiginoso. Na vigência de doença neurológica conhecida ou na presença de sintomas adicionais, como diplopia, palavra escandida, incoordenação motora ou disfagia, pode apontar para o comprometimento da fossa posterior precocemente no curso de alguma doença.[12]

Os aspectos que sugerem nistagmo de origem central são:

- Nistagmo vertical ou torcional puro.
- Nistagmo oblíquo. Misto de vertical e horizontal.
- Modificação do padrão do nistagmo em diferentes posições da cabeça (p. ex., de horizontal para torcional).

- *Pacientes com vertigem posicional central com exame de imagem normal, pensar na possibilidade de enxaqueca ou o uso de drogas (p. ex., amiodarona).*
- *Embora tenhamos sempre que estar atentos para a possibilidade de NPC, é pouco provável que o nistagmo de origem central mimifique plenamente o padrão de nistagmo da VPPB. Além, é óbvio, da ausência de vertigem recorrente.*
- *Se você examinar seu paciente com óculos de Frenzel, lembre-se que alguns indivíduos saudáveis podem expressar NPC na ausência de fixação.*

- Nistagmo persistente sem ser motivado por cupulolitíase.
- Nistagmo que não fadiga apesar dos testes sucessivos.

Reforça muito a possibilidade de nistagmo central à associação de outros sinais neurológicos, oriundos do tronco cerebral ou cerebelo.

NISTAGMO PARA CIMA (UPBEATING NYSTAGMUS)

O nistagmo com a fase rápida para cima está presente no olhar primário, sendo mais óbvio no olhar para cima, e diminui de amplitude no olhar para baixo.[118] Geralmente é desencadeado por comprometimento no bulbo medial (núcleo peri-hipoglosso), trato tegmental e braço conjuntivo. Possui como causas tradicionais mais frequentes: acidente vascular ou doença degenerativa no tronco cerebral e cerebelo, tumor cerebelar e doença desmielinizante. A encefalopatia de Wernicke e a intoxicação por organofosforados são causas possíveis. Mais recentemente a etiologia paraneoplásica também passou a ser considerada como causa, provavelmente em razão do resultado de um ataque autoimune voltado ao nódulo e úvula ventral.[119]

Quanto ao tratamento do nistagmo, preconiza-se: GABA-agonistas (baclofen), antagonista-NMDA (memantina 10 mg) e 4-aminopiridinas (5-10 mg 2 vezes/dia).[120]

NISTAGMO PARA BAIXO (DOWNBEATING NYSTAGMUS)

O nistagmo para baixo geralmente é desencadeado por disfunção no vestibulocerebelo, no flóculo-paraflóculo, ou pelo comprometimento dos núcleos prepósito do hipoglosso ou vestibular medial por diversas causas: degeneração cerebelar, disfunção craniocervical (alterações na charneira),[121,122] acidente vascular encefálico, esclerose múltipla, intoxicação pelo lítio,[123] ou por causa idiopática.

O nistagmo com a fase rápida para baixo pode ser sutil ou nem surgir, quando os olhos estão na posição primária. Porém, torna-se claro quando os olhos estão desviados para baixo.

A presença de nistagmo para baixo na posição primária do olhar deve gerar investigação diagnóstica, visando detectar compressão do tronco cerebral por tumor ou malformação de Arnold-Chiary.[122] Em 44% dos casos não se descobre a causa.[124]

O tratamento do nistagmo envolve o uso de: GABA-agonistas (baclofen), anticolinérgicos e 4-aminopiridinas (5-10 mg, 2 vezes/dia) ou 3,4-aminopiridinas (10-20 mg 2 vezes/dia). Sendo o último considerado mais efetivo.[120]

Como nova opção, a clorzoxazona (CHZ), ativadora não seletiva de baixa condutância, de canais de potássio cálcio-ativado, que modifica a atividade das células cerebelares de Purkinje, quando utilizada na dose de 500 mg, 3 vezes ao dia, por 1 a 2 semanas, pode melhorar os movimentos oculares e a fixação visual dos pacientes com nistagmo para baixo, com nivel de evidência Classe IV.[125]

NISTAGMO EM GANGORRA (SEESAW NYSTAGMUS)

Nistagmo em gangorra (NG) é um fenômeno descrito por Ernest Maddox*, em 1914, caracterizado por nistagmo rotatório, torcional, onde os olhos se movimentam conjugadamente e no sentido contrário. Durante este movimento torcional o olho que se movimenta para dentro (intorting), sobe, ao passo que o outro, que se move para fora (extorting), desce, lembrando o movimento de uma gangorra.

A maioria dos casos está relacionada com lesões das regiões selar e parasselar, envolvendo o quiasma óptico estendendo-se ao III ventrículo, ou a junção mesodiencefálica.[126] Durante a convergência, aumenta a diplopia decorrente do nistagmo em gangorra para suprimir o nistagmo como uma adaptação.[127]

NISTAGMO DE BRUNS

O nistagmo de Bruns (NB)** é uma forma de nistagmo assimétrico que possui grande valor semiótico em razão do poder de localização. Ocorre, principalmente, nos casos de schwannomas gigantes (maiores que 3,5 cm), situados no

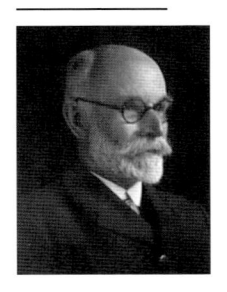

*Dr. Ernest E. Maddox, oftalmologista britânico de reputação internacional, foi excelente professor, cirurgião, escritor e pesquisador. Formou-se médico, em 1889, trabalhou com Argyl Robertson e chegou a ser considerado a "maior autoridade (viva) sobre as forias". Entre outros aparatos neuro-oftalmológicos criou as "Maddox rod", lentes prismáticas para o estudo dos estrabismos e que são utilizadas até hoje.

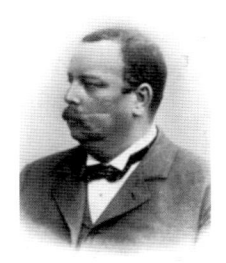

**Ludwig Bruns foi um neurologista alemão de Hannover que publicou duas edições (1897 e 1908) do livro Die Geschwülste des Nervensystems (Os tumores do sistema nervoso). Neles, Bruns descreve a síndrome que leva o seu nome, caracterizada por vertigem, vômitos e cefaleia, desencadeados pelo movimento abrupto da cabeça, com duração de vários minutos. Relacionou a síndrome particularmente com a forma racemosa da neurocisticercose.[44,132]

ângulo pontocerebelar (Figura 49). O NB evidencia abalos de baixa frequência e alta amplitude, quando os olhos estão desviados para o lado da lesão, e nistagmo de alta frequência e baixa amplitude com os olhos na posição inerte, e que aumenta de intensidade quando no desvio do olhar para o lado oposto ao da lesão.[128]

O substrato etiopatogênico compreende dois circuitos neuronais diferentes e simultaneamente envolvidos.

A fase lenta e de alta amplitude ocorre em razão da disfunção central (flóculo cerebelar), enquanto a fase rápida, que, inclusive, obedece à lei de Alexander, ocorre por causa do comprometimento periférico do VIII nervo craniano.

Os pacientes cujo schwannoma foi ressecado, mesmo há muitos anos, quando colocados em ambientes com baixa iluminação, expressam uma somação de efeitos, como: desequilíbrio e nistagmo evocado pelo desvio do olhar central.[1]

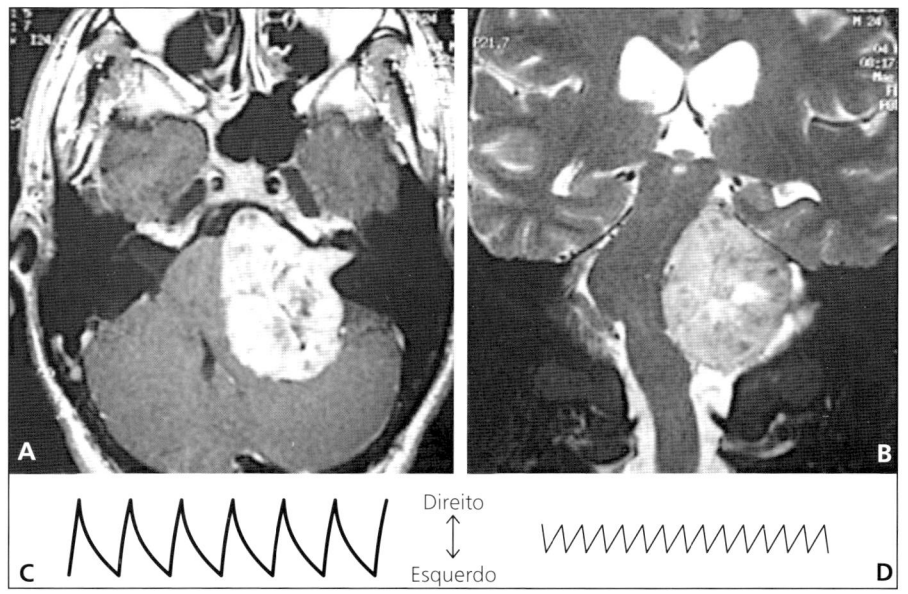

Figura 49. (**A**) RM corte axial ponderada em T1 com contraste. (**B**) T2 em corte coronal. (**A** e **B**) Schwannoma gigante no ângulo pontocerebelar esquerdo. Embaixo: registro oculográfico do nistagmo assimétrico. (**C**) Alta amplitude e baixa frequência ao desviar o olhar para esquerda. (**D**) Alta frequência e baixa amplitude no olhar inerte, que se torna mais intenso ao desviar o olhar para o lado contrário ao da lesão. *Seta dupla:* sentido do movimento ocular.

NISTAGMO VOLUNTÁRIO

O nistagmo voluntário (NV) acomete 8% da população[129] e tem como causa reação conversiva ou simulação, apresenta características patognomônicas, como: movimentação ocular bilateral conjugada e episódica, fina, extremamente rápida, de baixa amplitude, curta duração e totalmente dependente da própria vontade.[130] Oscilopsia geralmente está presente. Abalos horizontais são os mais frequentes, embora nistagmo vertical voluntário já tenha sido descrito.[131]

A ausência de outros sinais neurológicos diferencia o NV de outros distúrbios do movimento dos olhos, principalmente *flutter* ocular, pois, neste caso, o movimento ocular é mais lento, de maior amplitude e, geralmente, está associado a outros sinais que sugerem comprometimento cerebelar.

NISTAGMO – MANOBRAS PROVOCATIVAS[133]

Na avaliação dos pacientes com queixa de vertigem, principalmente mais idosos, a colheita de uma história detalhada assume enorme importância. A presença de doenças sistêmicas – hipertensão arterial, diabetes, doença reumática – o uso de algum medicamento ou de polifarmácia deve sempre ser questionado. Lembrar que muitos pacientes com vertigem ou tonteira apresentam transtornos psicológicos, como agorafobia, acrofobia, síndrome de vertigem postural fóbica, crises de pânico, ansiedade e depressão. Alguns pacientes já tiveram disfunção vestibular no passado, que se resolveu, mas continuam com queixas que nada mais são do que a "impressão" de que ainda estão doentes. Tanto nos sofredores de vertigem paroxística como nos pacientes com doença de Menière e também nos indivíduos enxaquecos, pode ocorrer o fenômeno de antecipação, qual seja, a sensação ilusória da premência de uma nova crise, que os deprime e diminui em muito a qualidade de vida. Portanto, é importante também avaliar e tratar em paralelo qualquer sintoma psicológico associado à queixa de vertigem ou tonteira.

Diversos testes e manobras de beira-de-leito podem ser empregados visando provocar nistagmo e a sensação eventual de vertigem. Tais procedimentos incluem: teste de hipotensão ortostática, manobra de Valsalva, compressão tragal, aumento da pressão na orelha externa com otoscópio pneumático, estímulo com sons elevados, vibração das mastoides, hiperventilação, manobra de sacudir a cabeça, testes de nistagmo posicional ou qualquer estímulo que, sabidamente, provoque a sensação indesejada pelo paciente.

Vibração

Nas disfunções vestibulares periféricas, predominantemente, o estímulo vibratório na mastoide (Figura 50) pode provocar nistagmo com pequeno componente torcional. Nistagmo induzido por vibração pode ser encontrado em pacientes com fístula perilinfática, deiscência do canal superior, perda unilateral da função labiríntica, e em algumas lesões centrais, incluindo doenças degenerativas que envolvam degeneração cerebelar.[1]

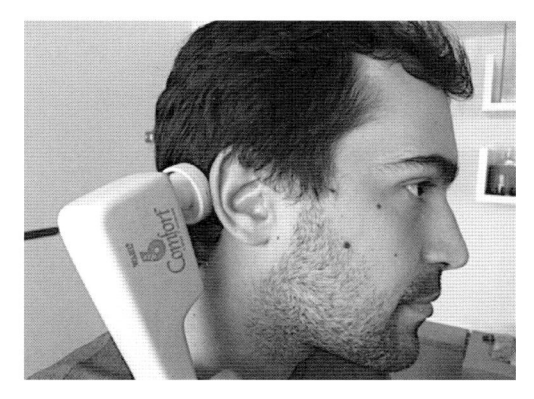

Figura 50. Estímulo vibratório. Vibrador (80 Hz) aposto na mastoide.

Hiperventilação

A hiperpneia pode induzir nistagmo em pacientes com: tumor epidermoide, fístula perilinfática, paroxismia vestibular, disfunção cerebelar, ou schwannoma do VIII nervo e após neurite vestibular, mesmo compensada.[134-136] O nistagmo pode ter a fase lenta dirigida para o lado da lesão com componente torcional frequentemente proeminente.[1]

No nistagmo de Bruns por exemplo, ocasionado pela presença de schwannomas "gigantes", ocorrem, simultaneamente, dois tipos de nistagmo. Nistagmo de baixa frequência e de alta amplitude no sentido da lesão, e nistagmo rápido de baixa amplitude no sentido contrário ao da lesão.

Pressão

A compressão tragal, aumentando a pressão no conduto auditivo externo, pode ser utilizada para testar a presença de fístula dos canais semicirculares. O uso do otoscópio pneumático é a melhor maneira de se aplicar pressão na membrana timpânica (Figura 51).[1,133]

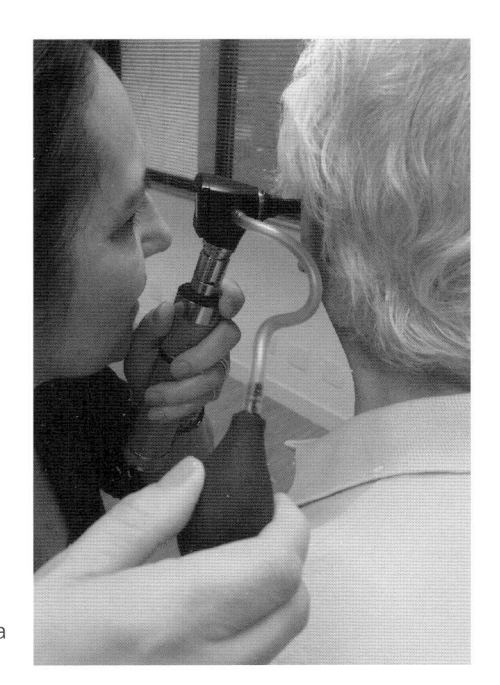

Figura 51. Otoscopia pneumatizada com pera insuflatória.

Manobra de Valsalva

A manobra de Valsalva*, realizada tanto com a glote fechada quanto com as narinas obstruídas manualmente, pode produzir sintomas e sinais em pacientes com anormalidades da junção craniocervical como a malformação de Arnold-Chiari, fístula perilinfática ou deiscência do canal semicircular.[1,133]

A mudança de direção do nistagmo, durante a manobra de Valsalva, narina obstruída *vs.* glote obstruída, é característica da síndrome de deiscência do canal superior.

A versão com a glote obstruída elicita resposta cardiovascular, porém, não força os tubos de Eustáquio.

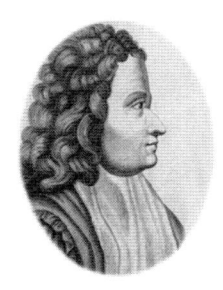

---

*Embora a estrutura anatômica do tubo de Eustáquio tenha sido inicialmente descrita por Acmaeon de Creta, cerca de 500 a.C., a denominação do mesmo foi dada pelo anatomista italiano, Antonio Maria Valsalva (1666-1723) (Imagem), professor de anatomia em Bologna.

Som

Ruídos podem ser agentes desencadeantes de nistagmo (fenômeno de Tullio*). Isto ocorre quando, na estimulação auditiva do órgão vestibular, há falha no labirinto ósseo, especialmente na síndrome da deiscência do canal superior.[137]

Habitualmente os sons não estimulam os canais semicirculares ou o utrículo, mas na vigência de uma "terceira janela" como no caso de uma fístula perilinfática, ocorre alteração do fluxo endolinfático, e por isso os sintomas, causados pela energia sonora. O fenômeno de Tullio inclui vertigem, oscilopsia, nistagmo, *ocular tilt reaction* e desequilíbrio. Outros sintomas e sinais incluem: vertigem provocada pela manobra de Valsalva ou por pressão do tragos, nistagmo posicional, *drop attack*, zumbido pulsátil, oscilopsia pulsátil, perda da condução auditiva ou hiperacusia.

Uma curiosa manifestação da fístula perilinfática é o "sinal do maléolo", quando o paciente ouve mais do que sente a vibração de um diapasão ativado sobreposto a um dos maléolos. Outro sintoma raro e também curioso, que aponta para a presença de uma fístula, é o paciente ouvir o movimento dos seus olhos na órbita.[1,133]

NISTAGMO OPTICOCINÉTICO

Nistagmo opticocinético (NOc) é a oscilação rítmica e involuntária dos olhos induzida pelo movimento do ambiente visual.[138] O estímulo opticocinético produz nistagmo nos indivíduos com boa visão (acuidade visual mínima necessária de 20/400) e sistema oculomotor intacto. O NOc é o que surge quando se olha pela janela de um veículo em movimento.

O NOc é essencialmente elicitado por estímulo visual em oposição ao estímulo vestibular.[106] Constitui-se de uma fase lenta seguida por uma fase rápida reflexa dos olhos que surgem quando visualizamos algo que ocupe pelo menos 90% do campo visual que se movimente de modos regular e repetitivo.

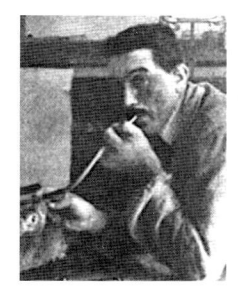

---

*Dr. Pietro Tullio (1881-1941) foi diretor de diversos laboratórios de fisiologia em muitas cidades italianas (Sassari, Bologna, Cagliari, Messina, Parma e Genova). Descreveu o fenômeno que leva seu nome observando os movimentos dos olhos de coelhos submetidos à estimulação sonora com apito. Assim como ocorreu com o famoso médico alemão, Carl Wernicke, Tullio também teve sua morte provocada por um acidente de bicicleta.

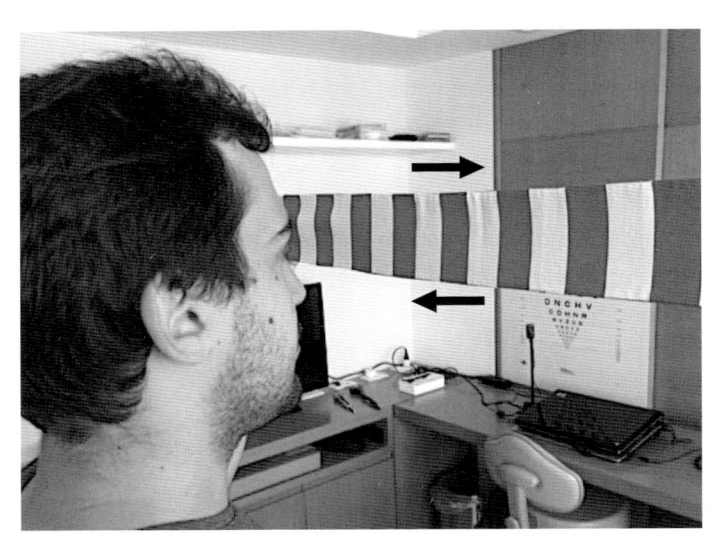

Figura 52. Fita estriada para testar o NOc, movimentando-a tanto no sentido horizontal *(setas)* quanto no vertical (não demonstrado).

Pode ser testado tanto no sentido horizontal, quanto vertical e – mais raramente – oblíquo, utilizando-se um tambor que gire a 60°/s por 60 s, ou uma fita estriada (Figura 52). A vantagem da fita estriada é de poder ser levada no bolso. Mas, por outro lado, pode deixar passar algum NOc assimétrico sutil por fadiga, mais bem observado com o tambor giratório. A resposta normal deve ser simétrica nos dois olhos em todos os sentidos, e com amplitude variável em cada indivíduo.

Quando o NOc Deve Ser Avaliado?[139]

- Em crianças com nistagmo congênito. Se o nistagmo vertical estiver preservado, supõe-se que a visão esteja preservada.
- No nistagmo congênito, observe a ocorrência de nistagmo reverso.
- Para denunciar cegueira funcional ou conversiva. NOc preservado indica que a acuidade é de no mínimo 20/400. Examine um olho de cada vez.
- Nas suspeitas de lesões profundas parietais, o nistagmo é reduzido quando a fita se dirige para o lado da lesão.
- Na hemianopsia homônima com NOc assimétrico, pensar em lesão parietal (provavelmente massa).
- Na hemianopsia homônima com NOc simétrico, pensar em lesão occipital (possivelmente vascular).

- Na oftalmoplegia internuclear, ocorre paresia na adução ocular do lado da lesão.
- Na lesão do tecto mesencefálico, ocorre nistagmo retracional convergente com o estímulo para baixo.

A resposta do NOc ao estímulo vertical, embora simétrica, tende a ter o ganho menor que ao estímulo horizontal.[140]

SACADA

Sacadas são movimentos oculares rápidos (~600°/s) que desviam o foco de visão entre sucessivos pontos de fixação. Fazemos isto regularmente durante a leitura. A finalidade da sacada é promover um movimento ocular que, além de rápido, curto e acurado, termine abruptamente de tal maneira que o ponto de interesse visual fique fovealizado. Com a melhor nitidez possível.[39,141]

Estudos utilizando registros eletrofisiológicos demonstraram claramente que a área ocular frontal (*Frontal Eye Field* – FEF) é a região cortical mais envolvida no controle da sacada voluntária, assim como na inibição da mesma.[141] Os circuitos neuronais, subjacentes a este pequeno *jump* ocular, envolvem também o colículo superior (CS) homolateral à área frontal,[142] que emite impulsos para a formação reticular pontina paramediana contralateral (FRPP), visando à realização da sacada horizontal, e para o núcleo rostral intersticial do fascículo longitudinal medial (riFLM), para a realização da sacada vertical.[143-146] A atividade gerada nestes grupos neuronais (FRPP e riFLM) é regulada pelos neurônios *omnipause* (NOP) que compõem o núcleo pontino da *raphe interpositus* e atuam como reguladores ou desencadeantes da iniciação do movimento ocular sacádico em todas as direções. Durante a fixação visual, assim como no movimento de perseguição lenta ocular (PL), os NOPs exercem, através de um mecanismo sináptico ainda não totalmente esclarecido,[147] inibição tônica sobre os *burst neurons* da FRPP, que disparam a sacada horizontal, e sobre neurônios riFLM que disparam a sacada vertical. Por outro lado, esta atividade inibitória tônica é interrompida 10-12 ms antes de uma sacada, liberando assim os *burst neurons* que ativam os músculos extraoculares, resultando, então, num abalo sacádico.[148]

> Durante a fixação visual, assim como no movimento de perseguição lenta ocular, os neurônios omnipause *exercem, através de um mecanismo sináptico ainda não totalmente esclarecido, a inibição tônica sobre os* burst neurons *da formação reticular pontinha paramediana, que disparam a sacada horizontal, e sobre neurônios do núcleo rostral intersticial do fascículo longitudinal medial que disparam a sacada vertical.*

O FLM, feixe neural mielinizado, condutor central de muitas vias do tronco cerebral, é a via final comum de todas as classes de movimentos conjugados dos olhos, incluindo: sacadas, perseguição lenta *(smooth pursuit)* e reflexos vestíbulo-oculares.[23,146]

Apesar de os trabalhos experimentais tanto em humanos quanto em animais em experimentação não terem demonstrado uma clara associação entre os disparos das sacadas e os CSs, a disfunção do movimento de sacada foi registrada em pacientes com lesão bilateral dos colículos superiores.[149]

Como Examinar o Movimento de Sacada à Beira do Leito?

Inicia-se o exame do movimento de sacada à beira do leito observando o olhar inerte à procura de abalos espontâneos – sacadas de intrusão – que são discretos movimentos oculares considerados normais nos idosos, mormente no ambiente escurecido. São movimentos bem exacerbados nos pacientes com paralisia supranuclear progressiva (PSP). A seguir, solicita-se que o paciente fixe o olhar, sob comando e alternadamente, em dois alvos horizontais e depois em dois alvos verticais, colocados aproximadamente 50 cm a sua frente, e que podem ser o dedo e o nariz do examinador ou, os dedos indicador e polegar do examinador (Figura 53).[142] Os três parâmetros relevantes a serem notados no exame da sacada são: latência, velocidade e acurácia.

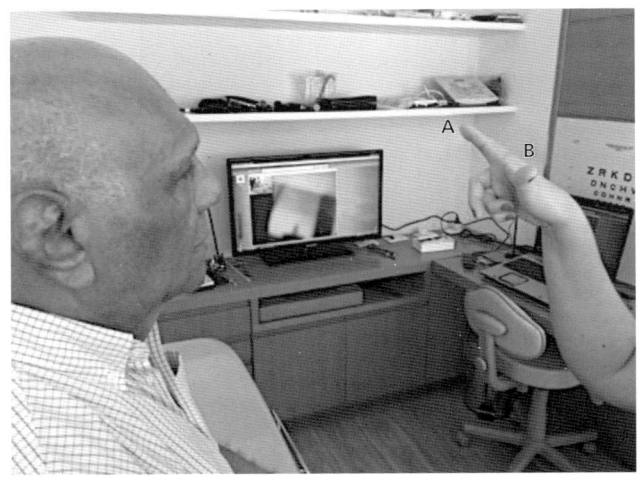

Figura 53. Pesquisa das sacadas. Mantendo a distância de cerca de 50 cm, movimente os dedos (**A**) indicador e (**B**) polegar alternadamente e solicite ao paciente que fixe o olhar no dedo que mexer, assim que o dedo se movimentar. Utilize o mesmo sistema para testar as sacadas na direção vertical.

Alteração da Sacada – Diagnóstico Diferencial

O aumento da latência (atraso no início) da sacada pode ocorrer nas lesões difusas da cortiça cerebral.[1] Quando lenta, devemos considerar se a lentificação envolve todas as direções (paresia sacádica global), ou apenas e especificamente uma das direções. A lentificação global – geralmente acompanhada de sacada hipométrica – tem como causas principais: sonolência, fadiga, utilização de anticonvulsivantes ou de benzodiazepínicos. Isto ocorre também em algumas doenças neurodegenerativas (degeneração cerebelar, doença de Huntington e oftalmoplegia extrínseca progressiva). Já foi descrita sacada lenta global no período pós-operatório de cirurgia cardíaca.[148]

A lentificação da sacada horizontal pode ser observada nas lesões no tronco cerebral com comprometimento da FRPP ipsolateral. Ao passo que a lentificação da sacada vertical pode ser um indicativo de lesão mesencefálica com envolvimento do riFLM, tendo como agentes causais: doenças inflamatórias isquêmicas e neurodegenerativas, especialmente a PSP. Sacada vertical lenta já foi observada em pacientes com doença do neurônio motor.[74] Doenças que comprometem a sacada vertical mais do que as horizontais incluem, tipicamente, a PSP e a doença tireoidiana com envolvimento da musculatura extrínseca ocular.[150] A lentificação da sacada de adução ipsolateral ao comprometimento do FLM é sinal patognomônico de oftalmoplegia internuclear.[151]

Quanto à acurácia, as sacadas normais atingem o alvo com um movimento único e rápido, podendo, eventualmente, apresentar um discreto abalo corretivo.[1] Sacadas hipermétricas, que podem ser identificadas por claro abalo ocular de retorno ao objeto a ser focado, apontam para lesões do vérmis cerebelar ou das vias cerebelares. Nas lesões que envolvem a fosseta lateral do bulbo gerando a síndrome de Wallenberg, podem-se observar sacadas dismétricas (com hipermetria para o lado da lesão e hipometria para alvos contralaterais à lesão), além de capacidade reduzida de reajustar a amplitude das sacadas.[152] Porém, nas lesões que envolvem o pedúnculo cerebelar superior, podem surgir sacadas hipermétricas contralaterais.

A habilidade de realizar sacadas horizontais previsíveis pode ser avaliada solicitando-se ao paciente que redirecione a fixação do olhar nos dedos indicadores, enquanto o examinador mantém seus dedos indicadores de cada lado da linha média do paciente. Inicialmente, o paciente é instruído para olhar para o dedo colocado à direita e depois à esquerda, e assim repetidamente, até que faça este movimento previsível. Pacientes com doença de Parkinson realizam sacadas acuradas previsíveis durante instruções verbais, e sacadas hipométricas sem o comando verbal.[1]

Vale ressaltar que a condição neurológica degenerativa que mais comumente gera sacadas verticais lentas e difíceis de serem iniciadas, com movimento de perseguição ainda preservado, é a PSP.[153]

Sacadas horizontais, por sua vez, frequentemente são hipométricas na PSP, e vão se tornando lentas com a progressão da doença.[154]

ANTISSACADA

O conceito de antissacada (AS) foi introduzido por Peter Hallett, em 1978, quando cunhou a expressão *novel task* (nova tarefa). A AS é por definição o movimento ocular gerado deliberadamente em direção oposta a um alvo visual subitamente apresentado. É, na verdade, a possibilidade de desviar a atenção de um estímulo visual inesperado. O indivíduo necessita inicialmente localizar o alvo e a seguir determinar a direção da AS, sendo que para isso deve cancelar a sacada reflexiva na direção do alvo. AS é especialmente designada para explorar a habilidade de executar desvios atencionais sem realizar movimentos oculares. Nós a utilizamos com muita frequência, quando, por exemplo, dirigimos um automóvel e focamos os olhos na estrada sem desviá-los na direção dos muitos estímulos visuais que se sucedem incessantemente ao longo do caminho e estimulando o campo visual.[141]

> AS é, por definição, o movimento ocular gerado deliberadamente em direção oposta a um alvo visual subitamente apresentado.

Comparando à sacada, a AS ativa o lobo parietal superior e inferior, os córtices FEF, pré-central, pré-frontal, área anterior do giro do cíngulo e todas as áreas que sabidamente estão envolvidas na sacada.[157]

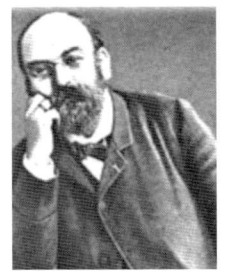

Louis Émile Javal (1839-1907), um engenheiro civil francês que se tornou oftalmologista, foi codenominado "o pai da ortóptica". Javal foi o primeiro a descrever os movimentos oculares sacádicos observando os abalos (movimentos rápidos) intercalados a paradas (fixação) dos olhos, no ato da leitura. Também forneceu importantes contribuições com respeito aos estrabismos.

Para isso, contribuiu o fato que seu avô, pai, irmã e um sobrinho fossem estrábicos. Javal, por sua vez, era heterocrômico e sofria de glaucoma que infelizmente, o deixou sem visão aos 61 anos. Seus últimos trabalhos foram escritos quando já estava completamente cego. Javal morreu por causa de câncer de estômago em janeiro de 1907. Deixou autorização para que seu corpo fosse cremado, com exceção do olho esquerdo, que doou ao seu grande amigo inglês, Priestly Smith, especialista em glaucoma.[155,156]

A maneira mais fácil de testar a AS à beira do leito é solicitando ao examinando que faça um movimento rápido dos olhos para a direção oposta a um estímulo visual apresentado.

Anormalidades na AS são úteis no diagnóstico de doenças demenciais, como encefalopatia pelo HIV, doença de Alzheimer e na doença de Huntington.[158]

Como Examinar a Antissacada à Beira do Leito?

O examinador mantém as mãos elevadas e afastadas uma da outra e, aleatoriamente, movimenta os dedos de uma das mãos de cada vez. Solicita, então, ao paciente que olhe sempre para a mão, cujos dedos **não estão movendo**. A latência longa da AS pode indicar disfunção do lobo frontal. Erros repetidos na realização de AS, com sacada normal, podem ser vistos nas doenças que comprometem o córtex pré-frontal.[1,159,160]

A observação da AS auxilia o entendimento do controle ocular motor normal e os mecanismos centrais que fundamentam a atenção, a memória e tomadas de decisões.

> *Erro constante na realização da AS, na presença de sacada normal, pode ser notado nas doenças que comprometem o córtex pré-frontal.*

Considera-se que erros repetidos da tarefa antissacada representam um índice de disfunção pré-frontal. Este fato é observado nos pacientes com PSP quando comparados a pacientes com degeneração estriadonigral, degeneração corticobasal e doença de Parkinson.[159] Portanto, o aumento da taxa de erro na tarefa antissacada (olhar na direção oposta de um novo estímulo visual) é também um aspecto a ser ressaltado no diagnóstico neuro-oftalmológico dos pacientes com PSP.[160]

PERSEGUIÇÃO LENTA

O movimento ocular de perseguição lenta (PL) tem como finalidade principal manter estável na fóvea a imagem de um objeto em movimento, permitindo, dessa forma, uma clara visão do mesmo.[1,141]

Diversas estruturas anatômicas (córtex visual, área V5, campo visual frontal, córtex parietal, núcleo dorsolateral pontino, cerebelo, núcleos vestibulares e oculomotores) estão envolvidas no movimento de PL.[161] O lobo parietal, estrutura central fundamental na produção da PL, também participa na produção de sacadas. Em contraste com o campo visual frontal *(Frontal Eye Field)*, o córtex parietal está mais envolvido na produção de sacada para um novo estímulo visual, do que para alvos pré-programados. Assim como nas sacadas, as vias da PL, tanto dos movimentos oculares horizontais quanto verticais, convergem para o FLM.[162]

Como Examinar o Movimento de Perseguição Lenta à Beira do Leito?

Examine a PL solicitando ao paciente que, com a cabeça fixa, siga visualmente um pequeno alvo – a ponta do seu dedo ou o fundo de uma caneta – a cerca de 60 cm à sua frente, e que se movimenta lentamente tanto no sentido horizontal quanto vertical com velocidade de 10-20°/s (Figura 54).[39,141] Um dos parâmetros anormais a ser observado é a presença de sacadas corretivas tanto no mesmo sentido do movimento *(catch-up)*, como no sentido contrário *(back-up)*. Tais abalos indicam ganho anormal*, aumentado ou diminuído respectivamente, e representam a dissociação da velocidade do movimento dos olhos com relação à velocidade do objeto.

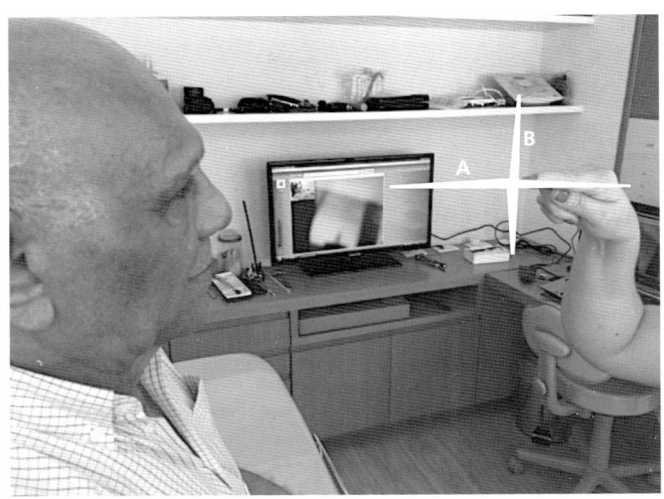

Figura 54. Perseguição visual lenta. Solicite que o paciente acompanhe com os olhos – sem mexer a cabeça – a ponta do seu dedo indicador que se movimenta lentamente *(linhas brancas)* nas direções: (A) Horizontal. (B) Vertical.

---

*Para manter a estabilidade da imagem na fóvea durante movimentos rápidos da cabeça, o Reflexo Vestíbulo-Ocular (RVO) gera um movimento compensatório dos olhos, com a mesma velocidade, mas na direção oposta ao da rotação da cabeça. Esta relação é expressa como ganho do RVO (velocidade dos olhos/velocidade da cabeça = 1.0. Por exemplo, quando movemos a cabeça para baixo, os canais semicirculares anteriores são excitados e por uma via de três neurônios promovem a rotação dos olhos na direção oposta ao movimento angular da cabeça, neste caso para cima. A alteração do ganho do RVO gera vertigem e a sensação de movimento do ambiente ao caminhar (oscilopsia).

A diminuição do ganho gera sacadas comumente vistas no nistagmo congênito. O aumento do ganho (maior que 1.0), quando os olhos vão mais rápido que o alvo, pode ser notado nas doenças envolvendo o cerebelo. Alguns indivíduos (normais) perseguem o alvo com ganho discretamente maior do que 1.0.[163]

> No exame da perseguição lenta, um dos parâmetros anormais a ser observado é a presença de sacada corretiva, tanto no mesmo sentido do movimento do alvo (catch-up) como no sentido contrário (back-up).

A fita estriada ou o tambor giratório – utilizados para provocar nistagmo óptico cinético – estimulam o movimento ocular de perseguição e podem demonstrar a assimetria da PL. Observe se o paciente usa "estratégia preditiva" ao manter o movimento dos olhos quando você subitamente abole o movimento de vaivém do alvo. Indivíduos normais fazem assimetria direcional frequentemente no plano vertical, mais ainda no olhar para baixo.[1]

Diagnóstico Diferencial

Diversas estruturas neurais estão envolvidas na PL, e fatores, como idade, medicamentos e estado de alerta, também podem influenciar o movimento de PL.

Por não possuir caráter específico, devemos ser conservadores ao diagnosticar alterações simétricas da PL, uma vez que as mesmas podem ocorrer na vigência de cansaço, desatenção, ou em razão da utilização de anticonvulsivantes, benzodiazepínicos, álcool, soníferos, ou ainda no curso de doenças degenerativas, cerebelares ou de outras porções do sistema extrapiramidal.[163] A PL é diferente de acordo com o gênero humano. Por algum motivo, ainda não muito claro, as mulheres possuem menor capacidade de realizar PL, e a mesma declina com a idade e/ou por causa da redução da acuidade visual. Em decorrência disso, e, como regra geral, a presença de sacada no movimento lento de perseguição não permite localização topográfica ou classificação etiológica precisa.

Por outro lado, PL muito assimétrica pode ser um indicativo de lesão estrutural central, tanto parietal, quanto frontal ou pontina. Pacientes com lesão do hemisfério cerebral posterior direito podem apresentar nistagmo com fase rápida corretiva curta, quando a fita estriada é movimentada para direita. Isto se deve, em parte, ao fato de o ganho da PL estar diminuído para direita – os olhos se desviam mais lentamente da posição central – e menos fases rápidas do nistagmo são necessárias.[1] Nos casos de lesão cortical, a disfunção da PL geralmente desaparece em semanas.

Entretanto, marcada assimetria dos movimentos oculares de perseguição sugere lesão unilateral. O nistagmo horizontal pode impedir a PL na direção do nistagmo, a avaliação da PL vertical pode auxiliar a determinação do déficit de PL na vestibulopatia aguda.

> A alteração do movimento ocular lento de perseguição não permite localização topográfica ou classificação etiológica precisa.

PARTE 4

SISTEMA VESTIBULAR E RISCO DE QUEDAS

Quando estudamos o sistema vestibular e suas conexões centrais, dois aspectos nos chamam a atenção de imediato. Em primeiro lugar, a extensão e a multiplicidade de relações que o sistema vestibular faz com as mais diversas estruturas do sistema nervoso e, em segundo lugar, a carência histórica de recursos desarmados para se avaliar clinicamente esse sistema fundamental. Entretanto, mais recentemente, diversos testes semiológicos específicos para avaliar este sistema vêm surgindo.[164,165]

Três grupos de reflexos vestibulares são considerados maiores*:

1. **Reflexo vestíbulo-ocular:** mantém os olhos fixos quando a cabeça move.
2. **Reflexo vestibulomedular:** ajusta a postura nas mudanças rápidas de posição.
3. **Reflexo vestibulocervical:** mantém a cabeça estável no espaço quando você caminha.

REFLEXO VESTÍBULO-OCULAR (RVO)

O Reflexo Vestíbulo-Ocular (RVO) é um processo mecânico estabilizador que subserve a visão e atua movendo os olhos na direção oposta – para "compensar" – o movimento da cabeça e do corpo.[7] Acelerações angular e linear ocorrem nos movimentos da cabeça e do corpo. O sistema vestibular percebe estas acelerações e gera movimentos nos olhos, cabeça e no corpo, com o intuito de estabilizar a visão e manter a postura no espaço tridimensional.

A função do RVO é a de estabilizar a imagem na fóvea, estabilizando os olhos no espaço, permitindo, assim, ver uma imagem nítida e clara, mesmo estando com a cabeça em movimento.

---

*O médico inglês Thomas Willis, mais lembrado pelo polígono que leva seu nome, foi quem cunhou a palavra "reflexo", em 1664.

Os sistemas vestibular, visual e somatossensitivo também controlam o movimento da cabeça, ativando os reflexos vestibulocervical e o corpo, por meio do reflexo vestibulomedular. Juntos, estes reflexos promovem o controle postural durante a inércia e ajudam estabilizar o olhar e o corpo enquanto se caminha ou corre.[7]

O reflexo vestíbulo-ocular, embora seja filogeneticamente muito antigo, é bem simples e envolve apenas três vias neuronais. A primeira via se origina nos órgãos periféricos e se dirige aos núcleos vestibulares. A segunda via vai destes ao núcleos oculomotores, e a terceira e última atinge os músculos extrínsecos oculomotores.[12] No ser humano, as propriedades dinâmicas do RVO maturam nos primeiros 2 meses de vida; o tempo necessário para que a informação visual se torne disponível e comece a prover os sinais necessários para estimular a rede neuronal do RVO.[166,167] Este atua gerando movimentos oculares na mesma velocidade, mas na direção oposta ao movimento da cabeça. Com latência de apenas 8-12 ms, ele é considerado o reflexo mais rápido do ser humano.

O ganho do RVO é definido pelo *output* dividido pelo *input*. No sentido de manter a fóvea fixa no alvo, o resultado desta equação deve ser muito próximo de 1 (0,94 ± 0,08 SD).

Se o sistema vestibular funciona normalmente, quando aplicamos um estímulo de alta frequência (> 0,10 Hz), o RVO atua mais do que o reflexo óptico cinético, resultando em um desvio ocular compensatório da mesma magnitude e na direção oposta com relação ao movimento da cabeça. Isto mantém os olhos no alvo, enquanto a cabeça gira ao seu redor.[168]

Quando um indivíduo sofre lesão vestibular unilateral (LVU), dois tipos de alterações podem ocorrer:

1. Desequilíbrio estático, resultante da assimetria na frequência dos impulsos elétricos espontâneos entre os sistemas vestibulares – a maior parte dos impulsos de repouso do lado acometido está agudamente abolida e praticamente dobrará no lado normal.
2. Perda da sensibilidade dinâmica do núcleo vestibular com redução do ganho (velocidade do olho/velocidade da cabeça) do RVO ao girar a cabeça para o lado afetado.[101]

À beira do leito, o RVO pode ser avaliado basicamente por três maneiras: por meio de dois testes (impulso da cabeça[169,170] e o exame da acuidade visual dinâmica[171]), e também por uma curiosa manobra, descrita por Robert Bárány, em 1907, e denominada manobra de sacudir a cabeça (MSC).[172]

TESTE DO IMPULSO DA CABEÇA – *HEAD IMPULSE TEST*

Descrito por Michael Halmagyi e Ian Curthoys, em 1988,[169] o Teste do Impulso da Cabeça (TIC) é sensível em pacientes com disfunção vestibular uni ou bilateral. É orelha-específico, de alta frequência (4-5 Hz), detecta perda vestibular periférica nos canais horizontais e nos canais verticais; canal anterior direito – posterior esquerdo (RALP) e canal anterior esquerdo – posterior direito (LARP), além de o estímulo não persistir após o teste. Estes aspectos diferenciam o TIC do teste calórico, uma vez que este último, embora também seja orelha-específico, é de baixa frequência (~0,0025 Hz), detecta perda vestibular periférica apenas nos canais horizontais, e o estímulo pode persistir entre as irrigações.[170]

Como Realizar o TIC?

Com o paciente sentado à sua frente, sustente sua cabeça com as duas mãos pelas regiões temporais, incline-a 30° para frente e solicite que fixe um alvo visualmente – o nariz do examinador, por exemplo, – então gire sua cabeça aleatoriamente para determinada direção, realizando um movimento de grande aceleração e de pequena amplitude (10° a 15°), e repita tal movimento algumas vezes, ao mesmo tempo que observa se os olhos se mantêm fixos no alvo (Figura 55). A existência de sacada para refixação visual significa diminuição do RVO. É importante que o examinando mantenha seus óculos (ou lentes de contato), caso os utilize.

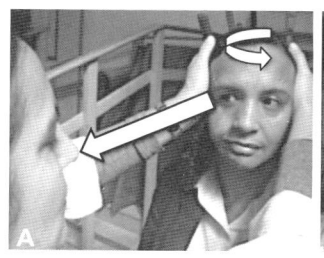

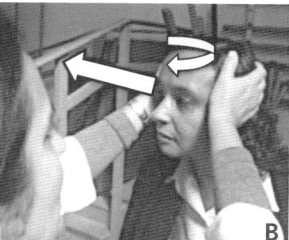

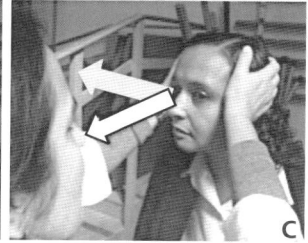

Figura 55. Teste do impulso da cabeça. Exemplo de hipofunção vestibular à direita. Tendo sua cabeça firmemente sustentada pelo examinador, a paciente é instruida para olhar num ponto fixo diretamente à sua frente (o nariz do examinador por exemplo). (**A**) Quando a cabeça da paciente é rodada rapidamente ~15° para esquerda, seus olhos permanecem fixos no alvo (resposta normal). (**B**) Logo a seguir, a cabeça da paciente é girada da mesma maneira para o lado direito. Em razão do comprometimeto do sistema vestibular deste lado e a perda da função do canal horizontal, paciente não consegue manter os olhos no alvo movendo-os na mesma direção da rotação da cabeça. (**C**) Logo depois realiza uma rápida sacada corretiva que os traz de volta ao alvo.[169]

Segundo Halmagyi e Curthoys,[169] nos casos de secção unilateral completa do nervo vestibular, a sensibilidade e especificidade deste teste são de 100%. Na hipofunção unilateral incompleta, que é a situação mais frequente na prática, a sensibilidade do TIC varia de 34 a 100%, e a especificidade de 81 a 100%.[173] O teste necessita ser feito de modo imprevisível, com baixa amplitude (10-20°) e alta aceleração (2.000-4.000°/s^2).

Quando realizamos o TIC de modo imprevisível quanto ao lado, com a cabeça fletida (30°), e repetidas vezes, a sensibilidade do teste aumenta consideravelmente.[101,170,174]

No TIC realizado ativamente, há grande chance de o resultado ser falso-negativo.[175]

Se o RVO for normal, o impulso da cabeça vai gerar um movimento ocular compensatório na direção oposta da rotação da cabeça com igual amplitude, visando manter a visão estável. Em contraste, o TIC para o lado de uma lesão vestibular periférica pode gerar a refixação (sacada *catch-up*) ao final do movimento da cabeça trazendo a imagem de volta à fóvea. Esta sacada corretiva indica uma diminuição do ganho do RVO em pacientes com lesão vestibular periférica.

> Quando realizamos o TIC com a cabeça fletida (30°), de modo imprevisível quanto ao sentido do impulso da cabeça, e repetidas vezes, a sensibilidade do teste aumenta consideravelmente.

A função dos canais semicirculares verticais também pode ser acessada com o teste do impulso vertical da cabeça, em que a cabeça é subitamente impulsionada na direção vertical tanto no plano dos canais anterior direito–posterior esquerdo *(RALP)*, como no plano dos canais anterior esquerdo–posterior direito *(LARP)* (Figura 56).

O TIC costuma ser normal nas lesões vestibulares centrais. Disfunção vestibular central pode ser suspeitada quando a sacada de refixação ocorrer no plano errado ao do canal estimulado-por exemplo, sacada vertical no teste do canal semicircular lateral. Nos casos de comprometimento das raízes do VIII nervo na entrada da ponte *(root entry zone)*, apesar de a lesão ser central, pode prover TIC positivo (falso-positivo para lesão vestibular periférica).

Se houver disfunção vestibular periférica bilateral, a sacada de refixação vai ocorrer com a cabeça sendo rapidamente girada para ambos os lados.

Schubert et al.[174] demonstraram haver 71% de sensibilidade do TIC em 79 pacientes com vários níveis de lesão vestibular unilateral e 84% de sensibilidade em 32 pacientes com lesão bilateral.

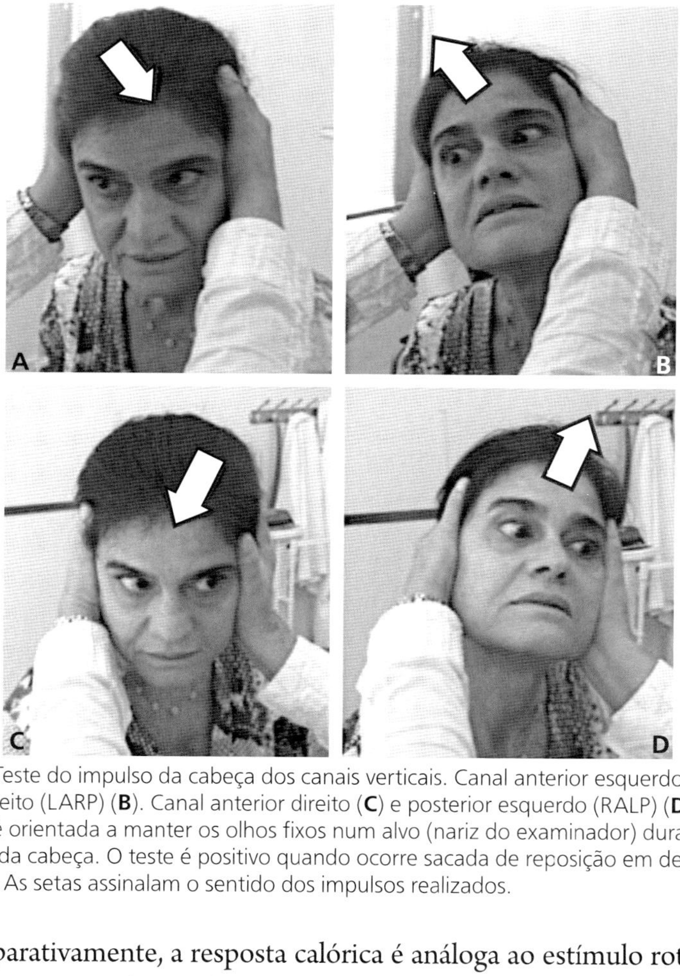

Figura 56. Teste do impulso da cabeça dos canais verticais. Canal anterior esquerdo (**A**) e posterior direito (LARP) (**B**). Canal anterior direito (**C**) e posterior esquerdo (RALP) (**D**). A paciente é orientada a manter os olhos fixos num alvo (nariz do examinador) durante o movimento da cabeça. O teste é positivo quando ocorre sacada de reposição em determinado movimento. As setas assinalam o sentido dos impulsos realizados.

Comparativamente, a resposta calórica é análoga ao estímulo rotatório de 0,03 Hz, ou seja, 1 ciclo a cada 5 min e meio, enquanto no TIC* o movimento é de alta frequência, característico do movimento que ocorre normalmente na vida do dia a dia. Os distúrbios vestibulares periféricos afetam precocemente e de modo mais severo os espectros de baixa frequência da função vestibular.

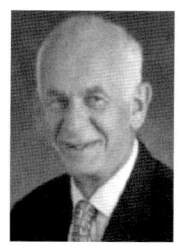

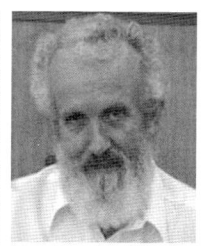

*Em 1988, os professores Michael Halmagyi (à esquerda) e Ian Curthoys, ambos do *Royal Prince Alfred Hospital* da Universidade de Sydney, Austrália, descreveram o TIC demonstrando 100% de sensibilidade e especificidade quando realizado para o lado da lesão vestibular completa.

Este fenômeno explica o fato de as respostas calóricas serem mais sensíveis do que o TIC nos casos de hipofunção vestibular periférica. Em razão disso, em casos de paresia (50-75% de fraqueza) avaliada pelo teste calórico, a vasta maioria de pacientes (90%) apresenta TIC negativo.[168]

TIC na Emergência Médica

Na emergência médica (EM), o raciocínio diagnóstico e a decisão de como agir frente a um paciente com vertigem, desequilíbrio e vômitos necessitam de acurácia, velocidade e agilidade, no sentido de diferenciar infarto da fossa posterior de vestibulopatia periférica aguda. O que nem sempre é fácil.

O exame de tomografia computadorizada pode não revelar imediatamente a mazela isquêmica e o recurso da ressonância magnética, na maioria das vezes é de difícil acesso. Assim sendo, o exame físico rápido, e ao mesmo tempo preciso, pode apontar o diagnóstico correto.

Cerca de 25% das vestibulopatias periféricas agudas (VPA) que chegam a EM com náusea, vômitos, tonteira, nistagmo e desequilíbrio são na verdade infartos da circulação posterior. Kattah JC et al.,[176] utilizando exames à beira de leito, desenvolveram o HINTS (acrômio de três sinais aptos a diferenciar a VPA do acidente vascular da fossa posterior), ou seja, o somatório de TIC negativo, nistagmo, que muda de direção de acordo com o sentido do olhar, e estrabismo vertical *(skew deviation)* apontam para infarto da fossa posterior (tronco cerebral/cerebelo). O HINTS foi mais sensível do que o exame de ressonância magnética do crânio.

MANOBRA DE SACUDIR A CABEÇA (MSC) – *HEAD SHAKING MANOUVER*

A Manobra de Sacudir a Cabeça (MSC) a 2-3Hz pode elicitar nistagmo em pacientes que apresentem tanto vestibulopatia central quanto periférica unilateral.[177]

MSC – Como Executar

Elicitação de nistagmo após a manobra de sacudir a cabeça (MSC) indica desequilíbrio vestibular. É uma manobra com sensibilidade e especificidade de 46 e 75%, respectivamente,[178] que se pode manter durante muito tempo após a lesão vestibular unilateral (LVU), tanto periférica quanto central, porém não deve ser considerada de modo isolado.[179]

Várias hipóteses foram aventadas para explicar o nistagmo pós-MSC: presença de nistagmo latente; lesão assimétrica da zona de entrada da raiz *(root entry zone)* do oitavo nervo craniano na ponte; perda de células ciliadas; impulso cervical aferente ou ganho assimétrico central;[180] além de assimetria do armazenamento de velocidade *(velocity storage)*; alteração na viscosidade da endolinfa ou adaptação central.[177] Provavelmente, mais de um mecanismo está envolvido no nistagmo provocado pela MSC. A assimetria da aferência vestibular periférica promove nistagmo, porque o fluxo ampulopetal de endolinfa no canal horizontal provoca resposta maior do que o fluxo endolinfático ampulofugal (segunda lei de Ewald). Em outras palavras, no sistema vestibular a excitação é um estímulo relativamente melhor do que a inibição.[1]

A MSC pode ser realizada com o paciente sentado ou em decúbito dorsal. Inicialmente, observe os olhos enquanto inertes a fim de obter um parâmetro fundamental, qual seja a ausência de nistagmo espontâneo. A seguir, instrumentado com óculos de Frenzel infravermelho (ou ópticos), com intuito de eliminar a fixação visual, segure a cabeça do paciente pelas laterais, incline-a 30° para frente a fim de colocar o canal semicircular horizontal na posição ideal de estimulação (paralelo ao plano da gravidade) e,

> Hipóteses aventadas para o nistagmo pós-MSC:[4]
> - Presença de nistagmo latente,
> - Lesão assimétrica da zona de entrada da raiz (root entry zone) do oitavo nervo craniano na ponte,
> - Perda de células ciliadas,
> - Impulso cervical aferente ou ganho assimétrico central,
> - Assimetria do armazenamento de velocidade (velocity storage),
> - Alteração na viscosidade da endolinfa,
> - Adaptação central.

vigorosamente, mova a cabeça de um lado para o outro (30° a 45°) por 20 ciclos, com a frequência de 2-3 Hz, por aproximadamente 15 s, e pare abruptamente.[124] O ritmo pode obedecer ao som gerado por um metrômetro. Se o paciente estiver deitado, gire sua cabeça mantendo os mesmos parâmetros de inclinação, ângulo e velocidade descritos anteriormente. Imediatamente após ter sua cabeça sacudida, o paciente é instruído a abrir os olhos, e o nistagmo, se presente, pode ser observado e/ou registrado (Figura 57).

A realização da manobra de modo impróprio, girando a cabeça em um plano errado, pode provocar resposta falso-negativa.

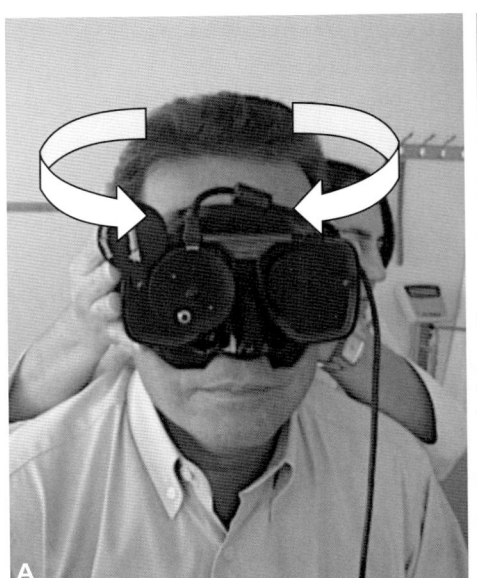

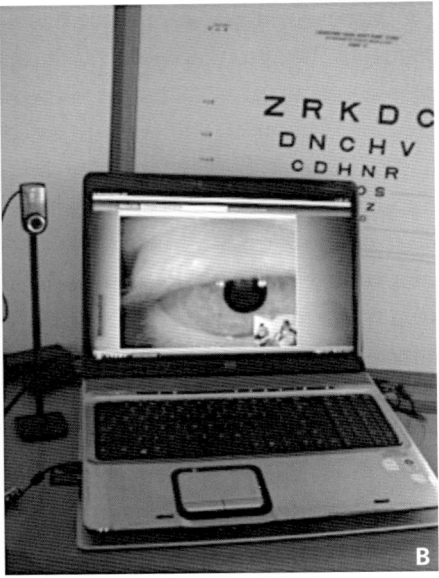

Figura 57. Manobra de sacudir a cabeça. Óculos Frenzel (vídeo) infravermelho. Câmara no olho direito. (**A**) Menear a cabeça de um lado para outro *(setas)* por 20 ciclos no plano horizontal, com frequência de 2-3 Hz (aproximadamente 15 s). (**B**) Imagem do olho direito ampliada no monitor. O movimento ocular pode ser gravado e analisado com mais detalhes.[4]

MSC como Método Diagnóstico

Nos indivíduos com o sistema vestibular saudável ou com hipofunção bilateral, a MSC pode gerar nistagmo com apenas um ou dois abalos. Nos casos de LVU, como na neurite vestibular ou nos neuromas do nervo acústico, a MSC provoca nistagmo vigoroso que dura mais do que 5 s (até 2 min), com a fase lenta dirigida para o lado da lesão (primeira fase de nistagmo). Esta fase inicial reflete a assimetria da aferência sensorial periférica durante os movimentos do giro alternado da cabeça em alta velocidade. Cerca de 30 s depois ocorre a inversão do nistagmo em razão do "fenômeno de compensação", e os abalos lentos voltam-se para o lado saudável.[102,172,180,181] A MSC pode ser executada em diferentes planos. Na direção horizontal (em torno do eixo vertical), na direção vertical (em torno do eixo biauricular), ou com movimento de rotação, quando o nariz traça um círculo no plano coronal.[180] Eventualmente, pode ocorrer nistagmo na "direção errada" do eixo examinado. Por exemplo: MSC em torno do eixo vertical *(yaw)*, que gera nistagmo vertical ou de torção. Neste caso, denominamos nistagmo pervertido ou acoplamento cruzado *(cross-coupling)*, o que é considerado por alguns autores como sinal patognomônico de disfunção central.[172,181] A MSC tem valor tanto para auxiliar o diagnóstico da doença vestibular periférica quanto central.

Choi et al.,[177] realizando a MSC, registraram nistagmo com características distintas em 14 de 16 pacientes (87,5%) com infarto bulbar agudo. Em todos os 14 pacientes, o nistagmo horizontal foi para o lado da lesão. Mesmo em oito casos em que havia nistagmo espontâneo contralesional, a MSC provocou nistagmo homolateral. Além disso, a fixação visual marcadamente suprimia o nistagmo, fato que vai contra uma característica típica do nistagmo central.[182]

> MSC, cinco respostas que sugerem lesão central:
> 1. Nistagmo de forte intensidade após MSC leve,
> 2. Nistagmo que ocorre inicialmente para o lado da lesão,
> 3. Nistagmo bifásico de forte intensidade,
> 4. Nistagmo de forte intensidade num paciente sem paresia ao teste calórico,
> 5. Nistagmo pervertido, ou seja, nistagmo para baixo após MSC horizontal.

Opiniões favoráveis a respeito dos benefícios da MSC não gozam de unanimidade. Realizando a MSC em 102 pacientes com schwannomas do VIII nervo, Humphriss et al.[183] concluíram que, como teste diagnóstico, a MSC possui baixa sensibilidade (22%) e insuficiente especificidade, tanto nos casos de schwannoma unilateral como na avaliação da disfunção vestibular de modo geral. Consideraram, ainda, que o resultado positivo sugere disfunção vestibular periférica assimétrica, mas o resultado negativo não pode excluir essa possibilidade.

MSC como Método Terapêutico

A MSC também pode ser um método terapêutico sensível no tratamento da cupulolitíase do canal semicircular horizontal.[98]

Apesar de a literatura registrar uma grande variação na incidência da vertigem posicional paroxística benigna do canal horizontal (VPPB-CH) – de 2 a 42,7%,[32,184] todos reconhecem a existência de dois fenótipos de nistagmo ao teste posicional:[185] a VPPB-CH com nistagmo geotrópico – decorrente da canalitíase – caracterizada por nistagmo com os abalos rápidos na direção da orelha mais baixa, quando a cabeça inicialmente na posição supina é virada para um dos lados; e a VPPB-CH com nistagmo apogeotrópico – em razão da cupulolitíase – com nistagmo no sentido da orelha mais alta ao ser realizada a mesma manobra.

Em 2008, a Academia Americana de Neurologia reuniu um grupo de especialistas a fim de validar o nível de qualidade das várias manobras que visam tratar a VPPB. Com base em estudos classe IV, esse subcomitê concluiu que as manobras de Lempert (barbecue) modificada, de Gufoni e o posicionamento forçado prolongado foram moderadamente eficazes na VPPB-CH.[37] Mais recentemente, dois estudos sul-coreanos destacaram a MSC como recursos sensível e válido no tratamento da VPPB por cupulolitíase do canal semicircular horizontal (VPPB-cCH) e com nistagmo apogeotrópico. No primeiro estudo, Oh et al.[98] compararam a eficácia imediata da MSC vs. a manobra de Semont modificada, em 103 pacientes, concluindo que a primeira é mais eficaz (37,3 vs. 17,3%) na resolução da vertigem/nistagmo, desalojando fragmentos da cúpula ou desviando fragmentos do braço anterior para o braço posterior do canal horizontal, facilitando, assim, a manobra de reposição canalicular. Inicia-se a manobra de Semont modificada com o paciente na posição sentada, quando então ele é rapidamente deitado de lado, com a orelha do lado afetado para baixo, mantendo-se assim por 1 minuto. Em seguida, a cabeça é rapidamente girada 45° para baixo (nariz inclinado para baixo), mantendo-se assim por 2 min e voltando-se para a posição inicial.

No segundo estudo, Kim et al.,[184] numa avaliação prospectiva e randomizada com 157 pacientes, mostraram que tanto a manobra de Gufoni quanto a MSC eram eficazes no tratamento da VPPB-cuCH, com 73,1 e 62,3% de sucesso, respectivamente.

Apesar de a MSC ainda não possuir o mecanismo fisiopatológico totalmente elucidado e não ser um teste clínico plenamente aceito,[177,180] apresenta-se como ferramenta útil para obtenção do diagnóstico de disfunção vestibular assimétrica, tanto periférica quanto central, além de opção válida no tratamento da VPPB-cCH.

O uso dos óculos Frenzel infravermelho – que se mostram muito superiores aos óculos de Frenzel ópticos – é um recurso apropriado e bem-vindo à beira do leito.

TESTE DA ACUIDADE VISUAL DINÂMICA (AVD) – *DYNAMIC VISUAL ACUITY*

Este teste compara a acuidade visual estática – cabeça imóvel – vs. a acuidade visual dinâmica – cabeça em movimento.[168,171,173] É realizado com o indivíduo sentado de frente para cartela ETDRS *(Early Treatment Diabetic Retinopathy Study)*, com letras e linhas de letras com espaçamento logarítimico e contraste luminoso adequado, obedecendo à distância especificada. Utiliza-se a cartela para distância de 2 metros. Inicialmente afere-se a medida da acuidade visual de base, que corresponde à linha mais baixa que o paciente consegue ler com a cabeça parada (admite-se a leitura errada de até 3 caracteres). O uso dos óculos ou lentes de contato deverá ser mantido. A seguir o examinador, que deve estar de pé e postado atrás do paciente, sustenta sua cabeça pelas têmporas e a movimenta continuamente (movimento sinusoidal), no plano horizontal, com a frequência ritmada em 2 Hz (Figura 58). Facilita empreender o ritmo adequado, se utilizar um marcador de tempo – metrô-

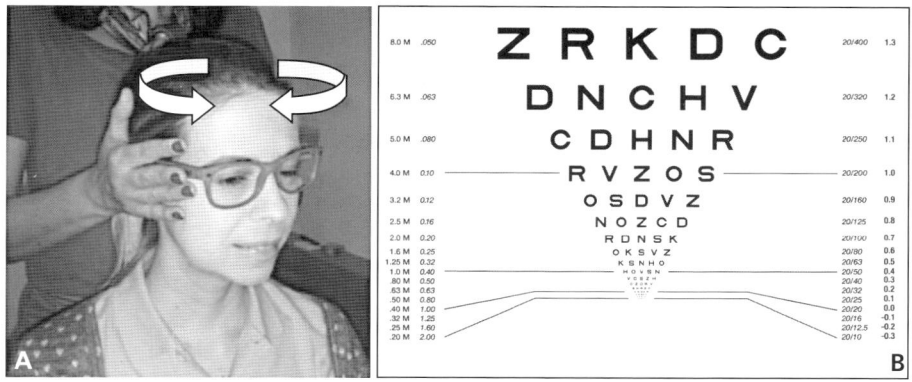

Figura 58. (A) A examinadora atrás da examinada sustenta sua cabeça. **(B)** Esta mantém-se sentada olhando uma cartela ETDRS na distância especificada e num ambiente bem iluminado. Óculos ou lentes de contato devem ser mantidos. Após determinar a linha padrão, a mais baixa que consegue ler, sua cabeça é girada laterolateralmente (2 Hz) *(setas)*, e enquanto o movimento é realizado, a examinadora questiona, então, qual linha de letras mais baixa a paciente consegue ler.

metro. Durante o movimento o examinando deve novamente tentar ler as letras da cartela. Se o RVO for normal, os olhos conseguem se mover na direção oposta ao movimento da cabeça, e o paciente consegue ler até duas linhas acima da lida inicialmente – com a cabeça parada.

A frequência do movimento empregado no teste (> 2 Hz/s) deve ser superior à frequência com que os olhos conseguem perseguir um alvo. Como todos os demais testes que aferem o RVO, este também é "examinador-dependente", onde o emprego de técnica correta, executada por pessoa experiente, é um aspecto primordial para obter-se um dado conclusivo. Se o RVO for normal, os olhos do paciente movem-se na direção oposta da cabeça, de modo que a fixação visual é mantida no alvo. O examinando necessita ser apto a ler a mesma linha tanto com a cabeça parada quanto em movimento. Se conseguir ler apenas letras maiores, dispostas mais do que 2 linhas acima da lida inicialmente durante acuidade visual estática, isto é sugestivo de "disfunção" vestibular, que pode ser quantificada e comparada em exames subsequentes.[168] Nas disfunções vestibulares bilaterais, o TIC assim como a AVD se mostram fortemente alterados, sendo que neste último o examinando consegue ler apenas 4 linhas – ou mais – acima daquela lida originalmente.[39] O teste da AVD pode ser aferido utilizando sistema computadorizado em que se individualizam os resultados de cada lado (direito/esquerdo) separadamente.

A sensibilidade do teste da AVD para aferir déficits vestibulares é de 85%, e a especificidade, de 55%.[110]

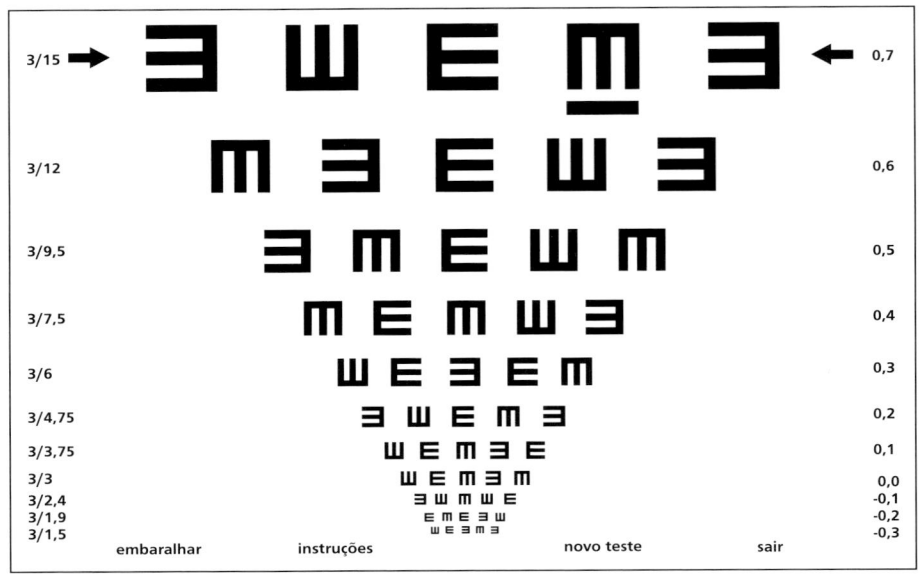

3/15 →	⊒ Ш Ε Ш ⊒	← 0,7
3/12	Ш ⊒ Ε Ш ⊒	0,6
3/9,5	⊒ Ш Ε Ш Ш	0,5
3/7,5	Ш Ε Ш Ш ⊒	0,4
3/6	Ш Ε ⊒ Ш	0,3
3/4,75	⊒ Ш Ε Ш ⊒	0,2
3/3,75	Ш Ε Ш ⊒ Ε	0,1
3/3	Ш Ε Ш ⊒ Ш	0,0
3/2,4	⊒ Ш Ш Ш Ε	-0,1
3/1,9	Ε Ш Ε ⊒ Ш	-0,2
3/1,5	Ш Ε ⊒ Ш ⊒	-0,3
embaralhar	instruções novo teste sair	

Figura 59. Cartela *dynamic illegible* "E" (DIE).

Nos iletrados, desde 1984 o teste pode ser realizado utilizando um optotipo como a letra "E" (também denominado *dynamic illegible* "E", ou *DIE test*.) Com o símbolo "E" em diversos tamanhos e diferentes orientações (Figura 59).[186] A comparação entre optótipos estático e dinâmico corretamente identificados tem sido utilizada para determinar se existe hipofunção vestibular bilateral.

O teste da AVD, realizado de tempos em tempos, é um excelente método de acompanhamento da compensação vestibular.

CANCELAMENTO DO REFLEXO VESTÍBULO-OCULAR – *VOR CANCELLATION*

A perseguição lenta e o cancelamento do RVO são movimentos lentos de perseguição visual que mantém a imagem de pequenos alvos em movimento, na fóvea. Na perseguição lenta, a cabeça está fixa, no cancelamento do RVO ela se movimenta sincronicamente com o alvo.[171] Na perseguição lenta solicita-se ao paciente que siga com os olhos um pequeno objeto que se move lentamente (20°/s) horizontalmente e depois verticalmente, estando com a cabeça parada. No cancelamento do RVO, o paciente mantém o olhar fixo em um alvo que se move lentamente de um lado para o outro.[39]

Existem, pelo menos, três métodos simples de se examinar o cancelamento do RVO à beira do leito (Figura 60):

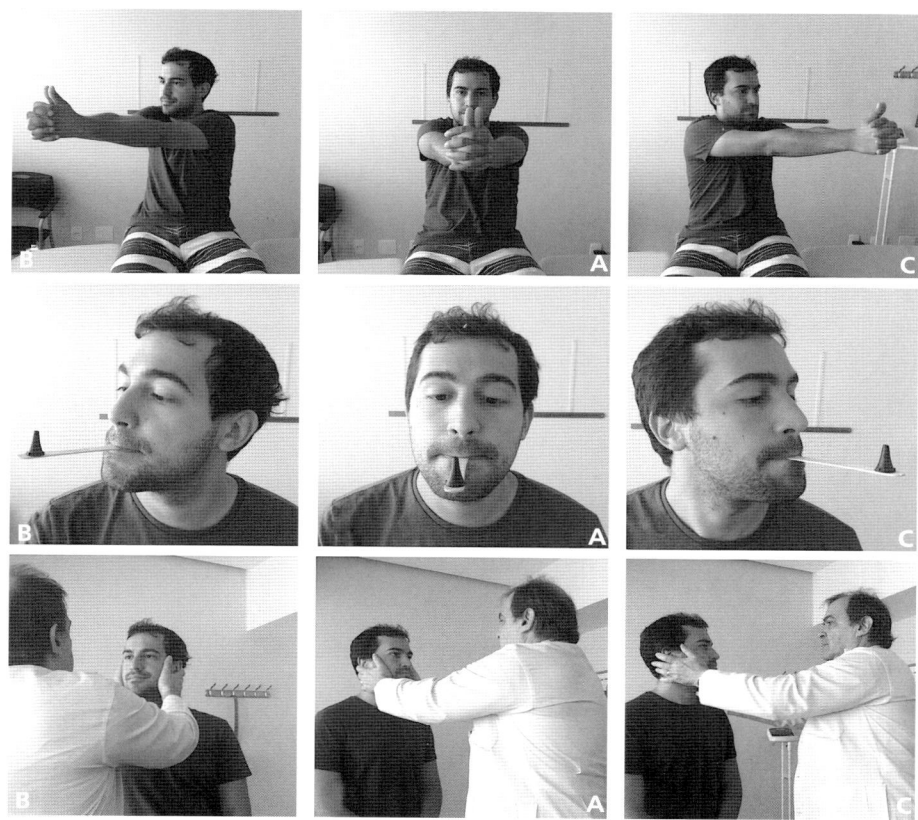

Figura 60. Três métodos à beira de leito visando testar o cancelamento do RVO. (**A**) Inicialmente de frente. (**B**) Gire para direita. (**C**) Gire para esquerda, mantendo o olhar fixo no alvo. Examinando com os braços e polegares estendidos à frente *(Figuras de cima)*, mordendo um abaixador de língua com espéculo aposto na extremidade distal *(Figuras do meio)* e com a cabeça sustentada pelo examinador que a gira para os lados, solicitando que mantenha os olhos do examinando fixos nos seus.

1. O paciente com os braços estendidos à sua frente e com os dedos entrelaçados realiza um movimento conjunto dos braços e da cabeça laterolateralmente com os olhos fixos nos polegares também estendidos (Figuras de cima).
2. Solicite ao paciente que morda um abaixador de língua em que se encontra um pequeno objeto na extremidade distal (espéculo auricular p. ex.), e que meneie a cabeça de um lado para o outro, mantendo os olhos fixos no objeto (Figuras do meio).
3. Com o paciente sentado à sua frente e o olhar fixo no seu nariz, sustente sua cabeça com as duas mãos e a meneie de um lado e para o outro enquanto você, sincronicamente, meneia a sua cabeça e corpo (Figuras de baixo).

O teste do cancelamento do RVO é, de certa forma, análogo ao que ocorre na falha de fixação/supressão durante o teste calórico, em que a fixação visual não suprime o nistagmo calórico induzido.

Estes procedimentos também podem ser realizados estando o paciente sentado numa cadeira giratória. Se o vestibulocerebelo estiver intacto, os olhos podem permanecer estáveis na órbita, suprimindo, assim, o RVO. O teste é positivo quando os olhos saem do alvo pela fase lenta do RVO e surge uma sacada corretiva. Isto ocorre quando há comprometimento de estruturas envolvidas na perseguição lenta.

A lesão vestibular periférica não compromete a perseguição lenta e nem o cancelamento do RVO. Porém, lesões centrais frontoparietoccipitais, pontinas e cerebelares (flóculo ou vérmis cerebelar) causam déficit na PL e no cancelamento do RVO. Ocorre sacada *catch-up* quando os olhos se dirigem para o lado da lesão. Na degeneração cerebelar ou em outras lesões centrais bilaterais, a perseguição lenta e o cancelamento do RVO estão impedidos em ambas as direções.[171]

TESTE CALÓRICO MÍNIMO DA ÁGUA GELADA – MINIMAL ICE CALORIC TEST

No final do século XIX, Charles Edouard Brown Séquard considerou que "qualquer um que receba um jato de água gelada dentro da orelha saberá que isso produz uma espécie de vertigem, e que será difícil andar em linha reta por algum tempo após a irrigação".[187] Mas foi somente a partir das experiências de Robert Bárány – produzindo nistagmo ao irrigar orelhas com 10 a 20 cc de água gelada – em 1916, que diferentes autores tentaram estabelecer qual a quantidade e temperatura ideais para o teste calórico auricular. O Teste Calórico Mínimo da Água Gelada (TCMAG), descrito por Linthicum*, em 1964, reestudado pelo mesmo autor, em 1968,[188] e revisto entre outros por Nelson, em 1969,[104] mostrou-se eficaz ao apontar assimetrias do sistema vestibular. O teste calórico bitérmico e biaural é considerado o padrão ouro na avaliação calórica vestibular do paciente

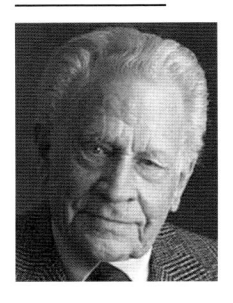

*Fred Linthicum descreveu o *minimal ice water caloric test* utilizando apenas 0,2 cc (~4 gotas) de água gelada (1 a 3°C) para o estímulo das membranas timpânicas. Trata-se de um teste simples e sensível que necessita apenas de 0,2 mL de água gelada, seringa de tuberculina, um cronômetro e os óculos de Frenzel. Na avaliação consideraram-se, comparativamente, a duração e a amplitude do nistagmo provocado.

com vertigem. Entretanto, o teste monotermal possui os benefícios da redução do tempo dispensado e também do incômodo gerado aos pacientes.

O teste calórico bitérmico é realizado mediante irrigação dos condutos auditivos externos com 250 mL de água fria ou quente. Pode-se também utilizar estímulo com ar frio ou quente. A direção da corrente endolinfática varia conforme a temperatura. Assim o estímulo com água fria promove um desvio tônico dos olhos para o lado estimulado, seguido da instalação de nistagmo horizontal (nistagmo fisiológico labiríntico), cujo componente rápido bate para o lado oposto ao estimulado. Se utilizarmos água quente, o desvio tônico será para o lado oposto e o nistagmo compensatório para o lado estimulado. Daí o mnemônico em inglês COWS (*Cold Opposite, Warm Same*), relativo à direção do nistagmo. Se estimularmos ambos os labirintos simultaneamente com água fria, haverá desvio tônico para baixo e nistagmo para cima. Por outro lado, o estímulo simultâneo com água quente promoverá desvio tônico para cima e nistagmo para baixo. O paciente em coma, com tronco cerebral íntegro, não apresentará nistagmo, mas apenas desvio ocular tônico ao ser estimulado.

Como Realizar o TCMAG?

Em primeiro lugar afaste a possibilidade de nistagmo espontâneo. A seguir, inspecione os condutos auditivos externos (CAE), tanto para eliminar a possibilidade de perfuração da membrana timpânica e/ou obstrução por cerúmen quanto para evidenciar sua forma. CAEs tortuosos ou malformados impedem que o estímulo gelado atinja facilmente a membrana timpânica. Instile 0,2 cc de água gelada em ambos os CAEs, alternadamente, mantendo o intervalo de tempo de cinco (5) minutos entre cada uma das orelhas examinadas. O uso de lentes de Frenzel infravermelho (*video-Frenzel goggle system – Micromedical Infrared Goggles Real Eyes xDVR 2.2 C*) é essencial durante todo o teste para melhor detecção do nistagmo. O examinando permanece na posição supina, com a cabeça flexionada 30° para frente. A cabeça deve ser girada para um dos lados de modo que a água gelada, instilada de uma única vez, possa escorrer por gravidade para a membrana timpânica (Figura 61). Após 10 s nesta posição, a cabeça é girada para zero grau. O cronômetro deve ser imediatamente acionado, assim que se observar início do nistagmo na tela do monitor. Um questionamento oral semi-contínuo (contagem regressiva, letras salteadas do alfabeto, citar o próprio endereço completo etc.) mantém o paciente alerta. Caso não ocorra nistagmo após a instilação, o mesmo procedimento deve ser repetido após 5 min, desta feita com 0,4 mL, e a duração do nistagmo aferida. Com diferenças superiores a 25% na

Figura 61. (**A**) Teste calórico mínimo da água gelada. Seringa contendo 0,2 mL de água a 1°-3°C. (**B**) Óculos de Frenzel infravermelho. (**C**) Cronômetro digital. (**D**) Papel absorvente. (**E**) Imagem do olho ampliado na tela do computador, onde o nistagmo pode ser observado com mais detalhes.

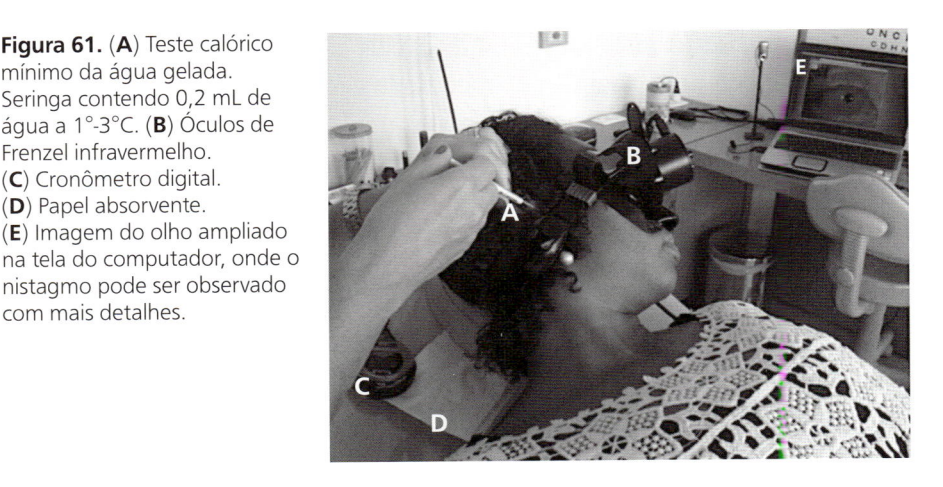

duração do nistagmo entre as orelhas estimuladas, considera-se assimetria significativa.[189]

TESTE DA VERTICAL VISUAL SUBJETIVA – *SUBJECTIVE VISUAL VERTICAL*

O teste da vertical visual subjetiva (VVS) se presta a aferir a função utricular.[190,191] Por meio do potencial evocado miogênico vestibular (PEMV), avalia-se a função sacular. Lesões do sistema otolítico ou do nervo que transmite seus impulsos podem causar alteração no julgamento da VVS, gerando conflito perceptivo, ou seja, o labirinto informa (falsamente) que a cabeça está inclinada, enquanto os olhos e o sistema somatossensitivo sugerem que a mesma se encontra na posição vertical.

> VVS afere a função utricular, comparando a percepção da vertical verdadeira com a atual percebida, e é mais sensível nas lesões otolíticas agudas, antes que ocorra compensação fisiológica.[106]

Todos nós possuímos um modelo interno de gravidade. A percepção da VVS e do sentido "para cima" são conceitos espaciais elementares que fazem parte do conhecimento espacial do ser humano, resultado da integração multimodal de sinais vestibulares, visuais e somatossensoriais.*[192-195] Em terra firme,

---

*Nos voos espaciais, sem o estímulo da gravidade, os tripulantes flutuam livremente e sem o senso de verticalidade e da direção "para cima". A interpretação das respostas otolíticas perde o sentido. Como evoluímos sob constante influência da gravidade, provavelmente internalizamos a interpretação dos sentidos "para cima" e "para baixo" ao longo do eixo da gravidade. Mas em órbita, provavelmente, reinterpretamos as respostas otolíticas.[194,195]

a informação dos receptores otolíticos é interpretada pelo cérebro humano como movimento linear ou inclinação da cabeça com respeito à gravidade.

Indivíduos saudáveis são capazes de ajustar a VVS com precisão de ± 2,5° quando colocados diante de um fundo com conflito visual e sem dicas quanto à orientação espacial. Esta habilidade é atribuída aos órgãos otolíticos e em parte, também, ao sistema somatossensitivo.[196]

Três são os tipos principais de vertical subjetiva:[192]

1. A vertical visual subjetiva (VVS), quando consideramos que determinada linha se encontra na posição vertical verdadeira com relação à terra sem visualizarmos dicas de localização ao redor.
2. A vertical "háptica" é aferida ao manipularmos um bastão, colocando-o na vertical da terra, estando com os olhos fechados. "Háptica" significa derivada do senso do toque.
3. E a vertical postural subjetiva (VPS), que firma a posição da cabeça ou do corpo no eixo vertical verdadeiro com relação à terra.

A inclinação da VVS é o sinal mais sensível de desequilíbrio do tono no plano de rotação lateral e pode resultar de lesões nas vias vestibulares, tanto centrais quanto periféricas.[196,197] A medida da horizontal visual subjetiva (HVS) também é um parâmetro aferível.

Aferição da VVS pelo Teste do Balde

A inclinação da VVS pode ser identificada utilizando-se o *double Maddox rod test** (colocando-se um *red* Maddox na frente de um dos olhos e um Maddox claro na frente do outro olho, capacitando, assim, a aferir ciclodesvio ocular ou torção ocular)[146] ou, então, instruindo ao paciente que ajuste um potenciômetro sobre uma linha posicionada verticalmente no fundo de uma cúpula de exame.[199]

O teste do balde, idealizado por Zwergal *et al.*,[145] em 2009, chama atenção pela simplicidade, praticidade, baixo custo e efetividade na sua aplicação. Estando o paciente sentado, rosto inserido no balde de modo que não enxergue fora dos limites deste (Figura 62A), o examinador, após girar o balde no sentido horário e anti-horário, para-o em várias posições em cada testagem. Os pacien-

---

*"O Maddox Rod Test visa aferir o alinhamento ocular, embora não diferencie foria de tropia. Utiliza-se uma lente prismática colocada na frente de um dos olhos e uma fonte de luz. O teste duplo utiliza uma lente vermelha na frente de um dos olhos e uma lente clara na frente do outro. Havendo alteração, solicita-se ao paciente que informe a inclinação entre as barras prismáticas visualizadas."

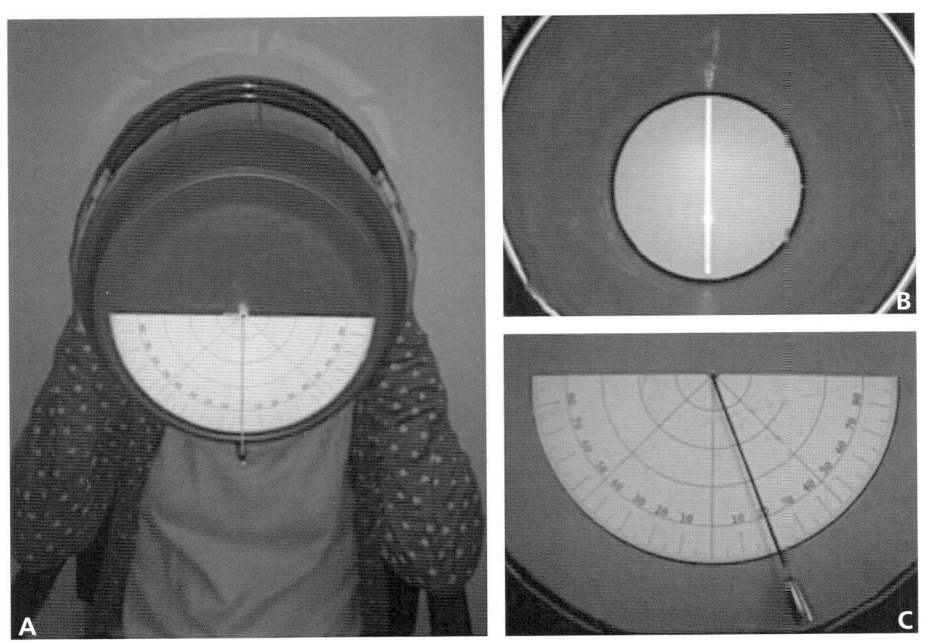

Figura 62. Teste do balde para determinar a VVS: (**A**) O paciente senta-se ereto com a face no interior do balde opaco, de modo que não consiga visualizar o ambiente externo (sem dicas de orientação de verticalidade). (**B**) Na parte mais profunda do interior do balde, há uma linha diametral reta. (**C**) Do lado externo, no fundo do balde, há um transferidor com uma escala graduada e um pêndulo, onde zero grau corresponde à vertical verdadeira.

tes devem ajustá-lo para a posição onde estimam que a linha no fundo (Figura 62B) esteja na vertical verdadeira. O examinador afere os graus do eventual desvio em uma escala justaposta no exterior do balde (Figura 62C). O valor normal considerado para o teste binocular foi de 0 ± 2,3° (média ± 2 DP), para qualquer lado.[197] Um total de 10 repetições deve ser realizado.

Algumas Causas de VVS Alterada

A VVS é a percepção da vertical verdadeira com relação ao plano da terra. A inclinação da VVS pode ser observada em 94% dos pacientes com lesão unilateral do tronco cerebral que afete vias graviceptivas centrais (núcleos vestibulares e fascículo longitudinal medial),[197] vias estas que cruzam na linha média do tronco cerebral, em um determinado ponto entre os núcleos vestibulares e o núcleo do nervo abducente. Lesões pontinas e bulbares causam inclinação do eixo vertical. Lesões tanto do tálamo posterolateral quanto das áreas corticais vestibulares (parietoinsular) também podem provocar desvio ipsoversivo ou contraversivo da VVS.[192]

As lesões pontino-bulbares causam inclinação ipsoversiva da VVS e a torção de um ou ambos os olhos, enquanto as lesões altas no tronco cerebral causam inclinação e torção contraversivas da VVS e dos olhos.[199,200]

Alguns pacientes apresentam apenas a VVS alterada sem a torção ocular. Quando a torção ocular estiver presente, ela sempre ocorrerá para o mesmo lado da VVS. Pacientes com lesão no tronco cerebral podem apresentar períodos curtos de percepção de inclinação do ambiente (até 180°) como um fenômeno aparentemente isolado. Fato eventualmente observado na síndrome descrita por Adolf Wallenberg*.[152,199]

Lesão Vestibular Unilateral

Mais de 90% dos pacientes com neurite vestibular apresentam desvio ipsolateral da VVS.[192]

Curthoys *et al*.[201] encontraram, em muitos pacientes, alta correlação entre a direção e a magnitude da torção ocular e a VVS, sugerindo que a lesão vestibular periférica causa inclinação da VVS, com torção ocular similar em magnitude, 1 semana após a neurectomia vestibular unilateral. Apesar da grande variação individual, o paciente com lesão vestibular bilateral pode ajustar a VVS dentro da média.

Acidente Vascular Encefálico

Lesões isquêmicas em diferentes locais do sistema nervoso – tronco cerebral, tálamo ou córtex cerebral – podem induzir anormalidade da VVS. Ainda não está bem claro como uma lesão cortical sensorial posterior direita, que promove negligência contralateral, pode perturbar a orientação espacial no plano vertical.[193] Lesões agudas no território da artéria cerebral média, incluindo a parte

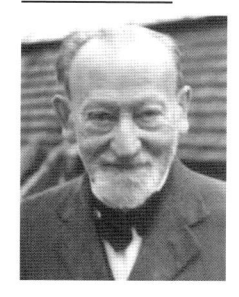

*Adolf Wallenberg nasceu em 1862, em Danzig, Alemanha. Filho de médico e neto de Rabino, recebeu grau de Doutor em 1886. Wallenberg foi um excelente médico, anatomista e professor. Em 1891, após sofrer um acidente de carruagem do qual resultou fratura da base do crânio, tornou-se diplópico e anósmico.

Em 1895, com base em seu vasto conhecimento de anatomia, questionou no artigo *Acute Bulbäraffection (Embolie der Art. cerebellar. post. inf. sinistr.?)* a possibilidade de o quadro neurológico de um infarto da fosseta lateral do bulbo ter como origem o comprometimento da artéria cerebelar posterior inferior. Em 1905, em um segundo artigo, confirmou sua impressão ao demonstrar a oclusão desta artéria na necrópsia de uma paciente que apresentou sintomas da síndrome bulbar lateral. Perseguido pelo regime nazista, em 1943 migrou para os EUA, onde faleceu aos 86 anos, vítima de doença cardíaca isquêmica.

posterior da ínsula e os giros temporal médio e superior, provocam inclinação contralateral da VVS.[152] Lesão cerebelar aguda com envolvimento dos núcleos globoso e/ou denteado promove *ocular tilt reaction* e VVS com inclinação contraversiva.[200]

Lesões isquêmicas que envolvem os núcleos vestibulares (medial e superior), decorrente do comprometimento das artérias vertebrais, provocam inclinação ipsoversiva da VVS.[83] Já nas lesões pontomesencefálicas unilaterais o efeito sobre a VVS é contraversivo em função do comprometimento do fascículo longitudinal medial irrigado por ramos diretos da artéria basilar, ou do comprometimento do núcleo intersticial de Cajal e do fascículo longitudinal medial rostral inferior, irrigados pelas artérias mesencefálicas, também oriundas da artéria basilar.[152]

A percepção alterada da VVS pode ser um dos componentes que favorecem a perda do equilíbrio nos pacientes hemiplégicos após acidente vascular encefálico recente, especialmente após lesão do hemisfério cerebral direito.[193]

Doença de Parkinson e Parkinsonismo

Os resultados dos estudos da VVS realizados em pacientes com doença de Parkinson (DP) e parkinsonismo não são simples de serem interpretados.

Danta e Hilton,[202] utilizando um teste manual em que ajustavam uma linha luminosa em um ambiente completamente escurecido, avaliaram a VVS e a HVS de 66 pacientes com parkinsonismo e encontraram resposta anormal em 19 (29%). Evidenciaram haver correlação positiva entre os desvios da vertical e a intensidade da rigidez e do tremor, ao mesmo tempo que uma associação negativa com a bradicinesia e os outros achados clínicos. Concluíram por existir correlação entre a percepção visual vertical/horizontal e alterações dos gânglios da base.

Proctor *et al.*[203] avaliaram a VVS em 38 pacientes parkinsonianos que aguardavam cirurgia cerebral para tratamento da rigidez e do tremor, compreendendo 16 pacientes no hemisfério cerebral direito (tremor e rigidez predominantes à esquerda), 22 pacientes com os mesmos sintomas predominando à direita (cirurgia no hemisfério cerebral esquerdo) e 20 indivíduos saudáveis. A todos foi solicitado colocar uma linha luminosa na vertical postando o corpo em três posições – corpo ereto, corpo inclinado para esquerda e corpo inclinado para direita. Os resultados dependeram do lado cerebral mais acometido pela doença. Aqueles com lesão predominante à direita responderam anormalmente quando seus corpos estavam inclinados para esquerda, ao passo que aqueles com lesão predominante à esquerda forneceram respostas anormais quando seus corpos estavam inclinados tanto para direita quanto para esquerda.

Utilizando um bastão luminoso portátil, Kanashiro[204] efetuou o estudo comparativo da VVS em 45 pacientes com DP e 45 indivíduos normais e concluiu que, independentemente dos aspectos motores, do dimídio mais acometido e do resultado da Unified Parkinson's Disease Rating Scale (UPDRS), os pacientes com DP apresentavam mais erros, o que significa haver algum déficit na aferência dos impulsos vestibulares nos pacientes com DP.

Com intuito de melhor entender a eventual correlação entre a DP e a síndrome de Pisa (SP) (desvio lateral do eixo longitudinal do corpo), Scocco et al.[205] avaliaram a alteração da VVS em 17 pacientes com DP (8 com SP), comparando-os a 18 indivíduos saudáveis. Tanto os pacientes com SP quanto os pacientes com DP sem SP mostraram desvio da VVS comparados aos controles saudáveis.

Enxaqueca

Pacientes que sofrem de enxaqueca ou cefaleia do tipo tensão frequentemente se queixam de desequilíbrio. Asai et al.[206] realizaram estudo comparativo do equilíbrio entre 17 pacientes enxaquecosos, 20 com cefaleia do tipo tensão e 16 indivíduos sem história de cefaleia. Todos sofriam de vertigens e tonteiras; porém, nunca por mais de 30 dias, e foram testados no período intercrítico (última crise há mais de 1 mês). A média do desvio absoluto da VVS foi significativamente maior nos pacientes com cefaleia do tipo tensão ($1,3 \pm 1,1°$) e enxaquecosos ($1,5 \pm 1,2°$) do que nos indivíduos-controle ($0,6 \pm 0,4°$) ($p < 0,05$), sugerindo que os pacientes com enxaqueca e cefaleia do tipo tensão apresentam desequilíbrio que pode estar associado a um desvio subclínico da VVS.[206]

Utilizando um potenciômetro infravermelho para o ajuste de uma linha infravermelha na vertical, Crevits et al.[207] realizaram estudo comparativo da função utricular pela avaliação da VVS em 47 pacientes com o diagnóstico de enxaqueca comparando-os a 96 indivíduos saudáveis e não observaram diferença significativa no desvio da VVS entre os dois grupos.

Como subproduto de uma avaliação maior envolvendo o estudo dos reflexos vísuo-ocular e visuomedular em pacientes com diagnóstico de enxaqueca, um dos autores (Maranhão ET et al.,[208] utilizando o teste do balde comparou a VVS em 60 pessoas (55 do sexo feminino), sendo 30 pacientes enxaquecosos e 30 indiví-

> Percepção alterada da VVS pode ocorrer em diversas condições neurológicas, como: no acidente vascular do tronco cerebral e do córtex cerebral, nas lesões vestibulares periféricas ou centrais, na DP, no parkinsonismo etc. O teste do balde se apresenta como uma opção simples, rápida e não dispendiosa de se aferir a VVS binocular, podendo ser parte integrante do exame neurológico à beira do leito.[209]

duos-controle saudáveis, pareados pelo sexo e pela idade (19 a 62 anos). Considerou como normal a VVS ≤ 2,5°.* Apenas a VVS binocular foi testada. Somente quatro pessoas de cada grupo (13,3%) evidenciaram VVS discretamente anormal. Os resultados obtidos não se mostraram significativos no sentido de diferenciar pacientes com diagnóstico de enxaqueca e assintomáticos, e controle saudáveis (P < 0,05).

REFLEXO VESTIBULOMEDULAR (RVM)

O reflexo vestibulomedular contribui para manter a cabeça erecta ao se movimentar o tronco, e atua através de duas vias:

1. A via vestibulomedular lateral; que compensa os desvios e movimentos do tronco.
2. A via vestibulomedular medial; que estabiliza a posição da cabeça durante o caminhar.

A higidez do RVM pode ser aferida clinicamente por meio de testes à beira de leito.

Teste Clínico de Integração Sensorial e Equilíbrio – Modificado (TCISE-m) – *Clinical Test of Sensorial Integration and Balance – Modified*

O Teste Clínico de Integração Sensorial e Equilíbrio (TCISE) foi desenvolvido por Anne Shumway-Cook,[210] Horak e Nashner,[211] em 1986, e foi introduzido como uma ferramenta para avaliação clínica pela primeira autora em 1987. É uma extensão aperfeiçoada do teste de Romberg, uma vez que também prestigia a avaliação dos sistemas vestibular e visual e não quase que exclusivamente o sistema proprioceptivo.[164]

Na descrição original o teste era executado em seis posições, duas delas com conflito visual.[168] O teste modificado (TCISEm) suprimiu a etapa em que se utilizava uma cúpula visual, sem haver perda da sensibilidade e da especificidade.[171] Por sua abrangência, acreditamos que o TCISEm deve fazer parte da avaliação do equilíbrio estático de rotina por também aferir a contribuição vestibular no equilíbrio postural.

---

*O conceito de normalidade da VVS varia de ± 2° a 3° em qualquer sentido, de acordo com diferentes autores.[140,145]

O TCISEm é composto por quatro situações: na primeira o indivíduo permanece sobre uma superfície plana e rígida com os pés juntos, braços cruzados na frente do tórax, inicialmente de olhos abertos (situação 1), e a seguir com os olhos fechados (situação 2), por 30 s cada vez (aferidos por um cronômetro digital). Nas situações 3 e 4 repete-se a mesma posição também com os olhos abertos e depois fechados, sendo que, agora, o examinando fica de pé sobre uma espuma de alta densidade, com 10 cm de altura, também por 30 s em cada situação (Figura 63). O teste deve ser interrompido se o indivíduo:

A) Abrir os braços da posição de cruzados.
B) Abrir os olhos durante a condição "de olhos fechados".
C) Mover os pés (dar um passo lateral); ou requerer assistência manual para prevenir a perda do equilíbrio.

O resultado leva em consideração o período de tempo que o indivíduo permanece em cada situação por 30 s, e também quantifica o desequilíbrio (oscilações) da seguinte maneira: 1 = mínimo; 2 = leve; 3 = moderado; 4 = sem equilí-

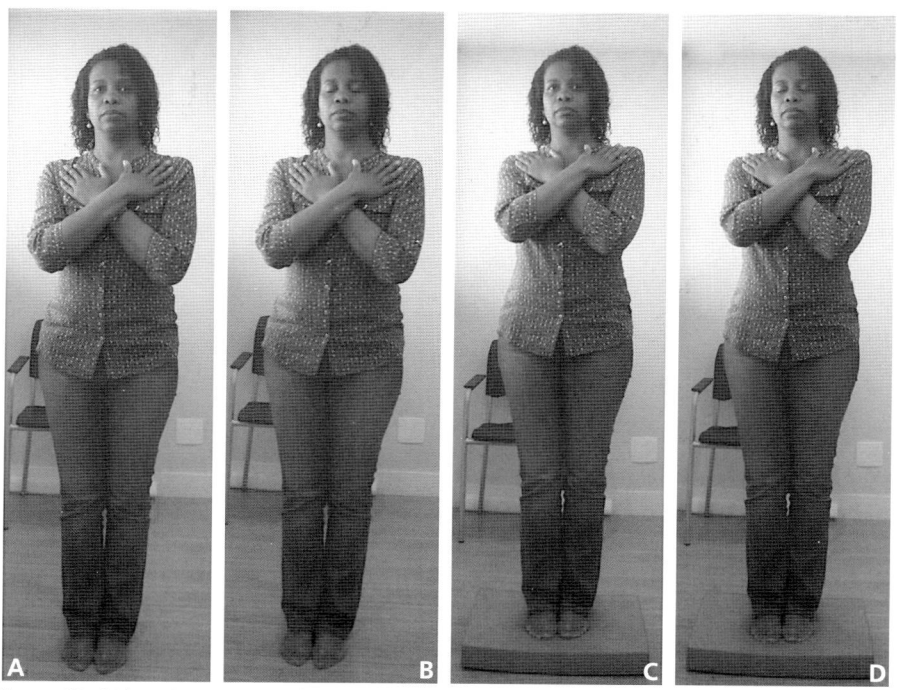

Figura 63. (A) TCISEm na superfície plana e firme com olhos abertos. (**B**) Na superfície plana e firme com os olhos fechados. (**C**) Na mesma posição sobre a espuma de densidade específica com os olhos abertos. (**D**) E com os olhos fechados.

brio.[171] O teste pode ser repetido 3 vezes e se considera a média dos tempos em que permanece em cada situação.

No indivíduo normal, três sistemas atuam de modo integrado, porém de maneira assimétrica, na tarefa de manter o equilíbrio estático numa superfície firme: o sistema proprioceptivo (70%), o sistema vestibular (20%) e o sistema visual (10%).[212] Pode-se concluir, portanto, que a pesquisa do equilíbrio estático pelo método tradicional do exame do sinal de Romberg privilegia as alterações proprioceptivas muito mais do que o sistema vestibular. Por outro lado, uma vez que a superfície se torne instável, o percentual de responsabilidade de cada um dos sistemas envolvidos se modifica passando ser: sistema vestibular 70%, sistema visual 20%; e o sistema proprioceptivo contribuindo com 10%.[213] Alguns autores defendem a ideia que num indivíduo normal apenas o fato de fechar os olhos ocorre perda do controle postural de até 50-65%.[214] Por outro lado, Black et al.[215] pesquisaram o teste de Romberg em 132 indivíduos adultos normais na faixa etária de 20 a 49 anos e demonstraram não haver influência significativa quanto ao sexo e à idade, e que havia forte influência estabilizadora da visão no controle postural na maioria dos indivíduos, mas não em todos.

Weber e Cass[216] demonstraram que a incapacidade de ficar em pé sobre a espuma com os olhos fechados indica uma disfunção vestibular com altos valores de sensibilidade (90%) e especificidade (95%).

Em uma pesquisa de âmbito nacional, envolvendo apenas indivíduos adultos (n = 5086) com 40 anos ou mais, Agrawal et al.[217] demonstraram que pacientes com disfunção vestibular e que não conseguiram ser examinados na espuma com os olhos fechados apresentavam 12 vezes mais chances de quedas.

O TCISEm é um teste simples e barato que apresenta alto grau de concordância (90%) com o teste de organização sensorial (TOS) da posturografia dinâmica computadorizada (PDC),[216] que por sua vez necessita de aparelhagem dispendiosa;*[218-220] é um método quantitativo que avalia a habilidade de manter o equilíbrio durante várias condições que simulam situações do dia a dia.

---

*A Posturografia Dinâmica Computadorizada, método criado a partir de uma série de estudos de pesquisa básica sobre o controle do movimento humano desenvolvido pelos Institutos Nacionais de Saúde e da NASA em 60 'e 70 anos, foi definida pela American Academy of Otolaryngology Head and Neck Surgery e pela American Academy of Neurology como uma ferramenta que quantifica a contribuição de controle sensorial e motor do equilíbrio em pessoas com habilidades sensório-motoras normais e anormais.[218] Em 1982, Nashner et al.[219] foram os primeiros a descrever o sistema PDC como ferramenta clínica, e quatro anos mais tarde a técnica tornou-se comercialmente viável.[220]

É um teste dinâmico em que o paciente fica de pé numa plataforma computadorizada, e seu esforço para manter o equilíbrio é mesurado. PDC possui múltiplos componentes que podem prover o conhecimento da habilidade em lidar com vários sensos, juntos ou isolados, para determinar o centro da gravidade e fazer os movimentos apropriados para impedir que o centro da gravidade ultrapasse os limites da estabilidade.[106]

Teste de Passar do Ponto (TPP)

Este teste pode ser mais bem realizado com o paciente de pé, mas é melhor aplicado estando o paciente sentado. Com ambos os antebraços fletidos 90°, e com os dedos indicadores apontando para frente, em direção aos indicadores do examinador, que também estarão apontados para frente, solicita-se ao examinando que feche os olhos, flexione os braços acima da cabeça (aponte para o teto) e retorne à posição percebida, como a posição de início (Figura 64).[221] O mesmo movimento deverá ser repetido 5 vezes (5×). O teste será considerado positivo, se os dedos se afastarem do alvo.

Repetido algumas vezes, o TPP evidencia mais claramente desvios do alvo (dedo indicador do examinador).[222] Tanto nas lesões vestibulares quanto nas lesões cerebelares unilaterais, ocorre desvio dos dedos para o lado da lesão. Na doença vestibular o TPP provoca desvio de ambos os dedos indicadores para o lado acometido, ao passo que nos casos de comprometimento cerebelar unilateral, o TPP deve provocar o desvio do braço, mas apenas do braço homolateral à lesão.

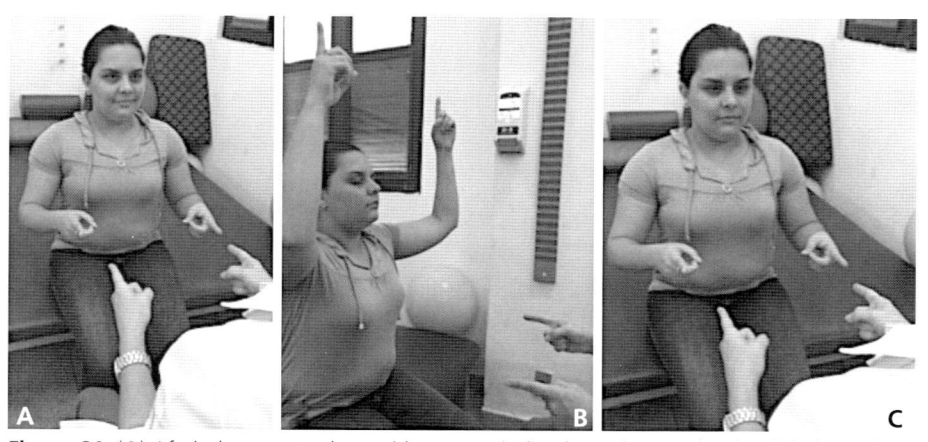

Figura 64. (**A**) Aferindo o ponto de partida com os indicadores do examinador. (**B**) Elevando os braços com os olhos fechados. (**C**) Tentando encontrar o ponto inicial. Repetir a manobra 5 vezes.

Teste de Fukuda (TF) – *Fukuda Stepping Test*

O paciente é examinado de pé, com os braços estendidos a 90° na frente do corpo e olhos fechados. Solicita-se que "marche no lugar" 50 vezes, elevando os joelhos e ao comando do examinador (Figura 65).[223] Caso o paciente se desloque do local inicial, o ângulo e a direção do desvio serão registrados. O teste, que não deve ser utilizado como ferramenta única de avaliação da função vestibulomedular, é positivo quando há um desvio maior do que 30° e/ou deslocamento superior que 50 cm para frente. O desvio lateral aponta para o lado da hipofunção vestibular.

> A habilidade de marchar com os olhos fechados, sem sair do lugar, depende do reflexo vestibulomedular e da função proprioceptiva.

O TF anormal pode ocorrer decorrente da assimetria do reflexo vestibulomedular. Possui sensibilidade e especificidade de 70 e 59% respectivamente.[168,224] Assimetria no comprimento de uma das pernas, assimetria muscular ou esquelética, comprometimento do nervo ciático, ou assimetria especificamente das articulações abaixo do joelho comprometem avaliação adequada.[179] Num estudo envolvendo 126 pacientes com hipofunção vestibular unilateral, desvio anormal para o lado da lesão (45° ou mais) ocorreu em 50% dos casos, e desvio para o lado não comprometido em 24,6% dos casos.[225]

O TF melhor expressa disfunções labirínticas agudas uma vez que, com o passar do tempo, possivelmente em razão do fenômeno de compensação, há uma tendência de diminuir a anormalidade do TF após lesões labirínticas.[226]

O *Fukuda Stepping Test* é uma variante do Teste de Unterberger descrito em 1938.

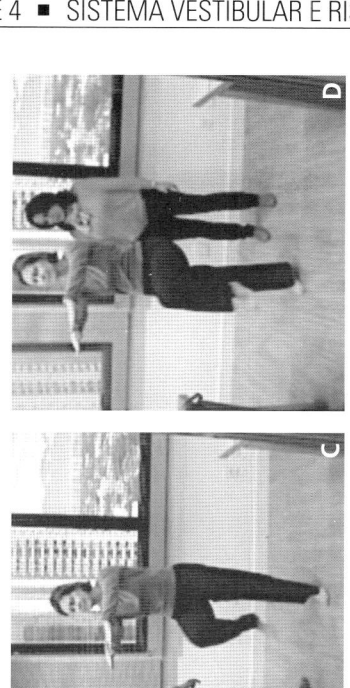

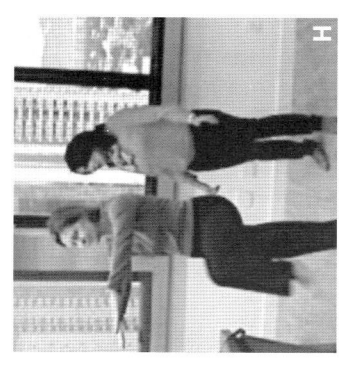

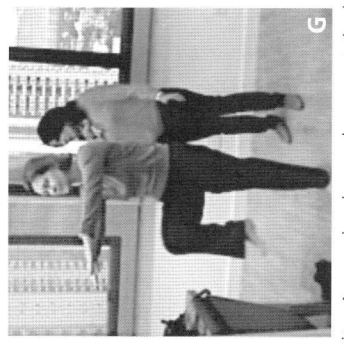

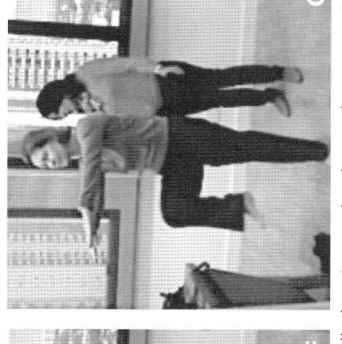

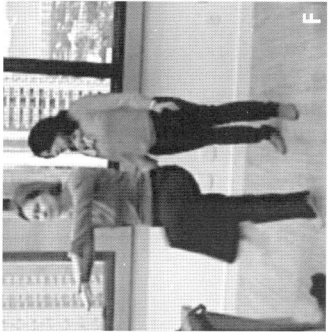

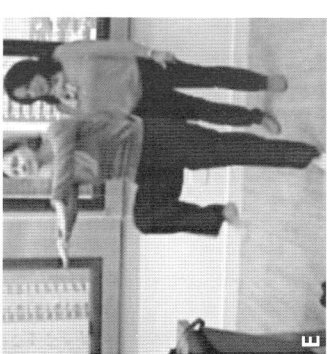

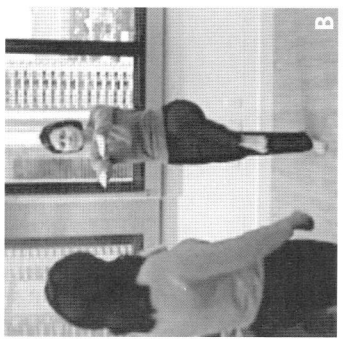

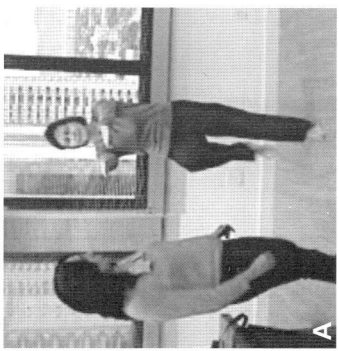

Figura 65. (A-H) Teste de Fukuda: Demonstrando teste positivo para a direita. A examinadora coloca-se atrás da paciente e conta em voz alta de 1 até 50, e assim dita o ritmo das passadas a serem executadas "no mesmo lugar". O giro involuntário irá ocorrer para o mesmo lado da hipofunção vestibular.

Teste de Puxar (TP)

O teste de puxar (TP) é considerado competente para verificar a resposta postural reflexa. É muito utilizado para testar um dos aspectos do desequilíbrio dos pacientes com disfunção extrapiramidal.[227]

Estando o paciente de pé, com os braços ao longo do corpo, o mesmo é puxado para trás – pelos ombros ou pela cintura – com força moderada. É fundamental ter o examinador atrás do examinando e próximo a uma parede e com seus pés afastados um do outro. Observa-se a capacidade do examinando em manter-se de pé, podendo para isso recorrer até uma passada para trás. A resposta anormal é expressa pela inabilidade de o paciente recuperar o equilíbrio e pode ser quantificada. O grau zero (cair "em bloco") corresponde à dependência funcional e assume a necessidade de o paciente caminhar sob assistência e expressa nítida ausência de resposta postural reflexa. Dar dois ou mais passos para trás (Figura 66) também significa comprometimento da resposta reflexa.

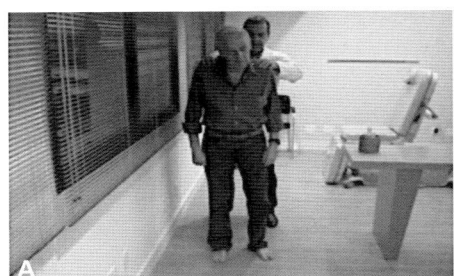

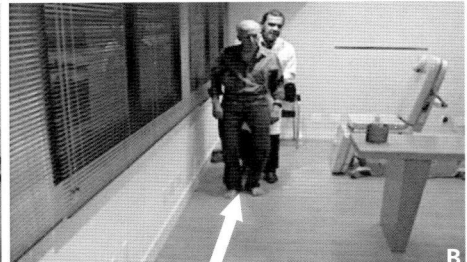

Figura 66. Teste de puxar. Resposta compatível com perda da resposta postural reflexa. (**A**) Ao ser puxado pelos ombros, (**B**) o paciente dá vários passos para trás *(seta)* tentando recuperar o equilíbrio, podendo cair, caso não seja amparado pelo examinador.

REFLEXO VESTIBULOCERVICAL (RVC)

O RVC é um conjunto de respostas automáticas de curta latência (< 100 ms) dos músculos cervicais, secundária à ativação dos receptores vestibulares labirínticos.[228] A estabilização acurada da cabeça requer mecanismos que respondem tanto ao senso de aceleração angular dada pelos canais semicirculares, quanto ao senso de aceleração linear fornecido pelos orgãos otolíticos (sáculo e utrículo). Embora registros da atividade eletromiográfica dos músculos cervicais após estímulo elétrico destes receptores tenham fornecido evidências da via vestibulocólica, pouco se conhece a respeito da ativação dos músculos cervicais pelos órgãos otilíticos.

Atividade Reflexa Envolvendo o Pescoço:[229]

A) **Reflexo cérvico-ocular (RCO):**
   1. Sinais de aferentes cervical podem causar movimento ocular.
   2. Informações aferentes aos núcleos vestibulares e originadas no pescoço podem informar a posição do pescoço.
   3. Em circunstâncias normais, o papel do RCO **é mínimo nos humanos**.
B) **Reflexo vestibulocervical (RVC):**
   1. Estabiliza a cabeça no espaço. Sinais vestibulares são intermediários aos músculo do pescoço para estabilizar a cabeça.
C) **Reflexo cervicocervical (RCC):**
   1. Estabiliza a cabeça no espaço (alinha a cabeça com a posição do tronco). A disfunção pode resultar em instabilidade postural.

REFLEXOS OCULOPROPRIOCEPTIVOS-VESTIBULOCERVICAIS – TESTES CLÍNICOS

Teste do Nistagmo na Torção Cervical (TNTC)

Quando o paciente apresenta queixa de tonteira ao movimentar a cabeça, estando o tronco fixo, ficamos sem saber se o sintoma é provocado por disfunção vestibular ou cervical. Uma maneira de diferenciar estas duas origens é utilizando o teste do nistagmo (ou vertigem) com a cabeça fixa e a torção do corpo (Figura 67). Embora o teste não seja específico ou sensível para vertigem cervicogênica, e o surgimento de nistagmo seja raro, o resultado é positivo se o paciente apresentar tonteira durante a torção do corpo. Para acessar a contribuição cervical caso o paciente se queixe de tonteira ao girar a cabeça para esquerda, estabilize sua cabeça no espaço e gire o tronco para direita (Figura 67B). O mesmo pode ser testado para o outro lado (Figura 67C).

> Como podemos diferenciar a vertigem de origem cervicogênica da vertigem de origem vestibular?
> Apenas movimente o pescoço (girando o corpo) sem movimentar a cabeça! Se a vertigem for assim provocada, há possibilidade que a vertigem seja de origem cervical.

Recentemente, Thomas Brandt et al.[230] ressaltaram a vertigem de origem cervical com base no relato de quatro pacientes com forte dor cervical unilateral, e episódios de vertigem ou tonteira evocados pela movimentação rápida da cabeça. Consideraram os autores que, hipoteticamente, possuímos um sistema interno com a representação do estado atual e preditivo do movimento do corpo em relação ao mundo externo, e que tal sistema determina nossa orientação espacial. Quando, em razão da espasticidade cervical, ocorre falha na realização do movimento completo da cabeça, ou seja, o movimento não correspon-

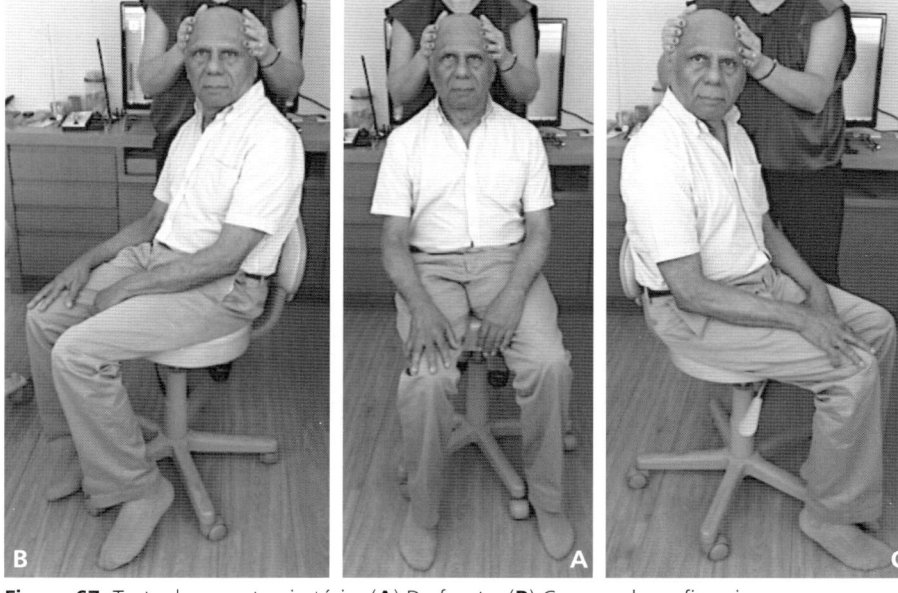

Figura 67. Teste do assento giratório. (**A**) De frente. (**B**) Com a cabeça fixa girar o corpo para direita (**C**) e para esquerda. Lembrar que mais de 50% da rotação cervical ocorre ao nível de C 0-1-2.

de ao padrão já calibrado e com base em experiências prévias, pode surgir vertigem cervical decorrente do desalinhamento na integração sensitivo-motora.

Teste do Erro da Posição Segmentar (TEPS)

Teste clínico para quantificar a acurácia da propriocepção cervical. Com o paciente sentado frente ao alvo colocado a 90 cm, mira-se o *laser point* (fixado na cabeça). A seguir, fecham-se os olhos, move-se a cabeça maximamente para o lado direito ou esquerdo, e tenta-se retornar o *laser* no centro do alvo. Executa-se a manobra pelo menos 3 vezes. Consideram-se anormais erros > 4,5°.

Teste da Perseguição Lenta na Torção Cervical (TPTC)

Este teste afere a influência da informação cervical aferente no controle ocular via reflexo cérvico-ocular e cervicocólico.

O paciente segue visualmente um alvo móvel com a cabeça na posição neutra, depois faz o mesmo com a cabeça para direita, para esquerda, e estendida. Compare a habilidade de ver nitidamente e de ler um texto. O TPTC é superior ao TEPS (acima) na diferenciação da vertigem/tonteira cervical, de outros tipos de tonteira.

SKEW DEVIATION & OCULAR TILT REACTION (SD & OTR)

Skew deviation (SD*) é o desalinhamento vertical dos olhos causado pelo comprometimento unilateral das vias estatoconiais que transitam pelo tronco cere-

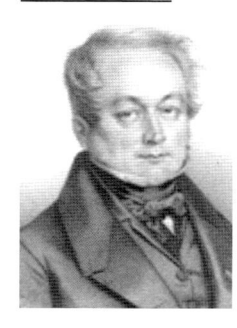

*O SD foi descrito em 1824, em animais, pelo francês François Magendie (1783-1855) (Foto), pioneiro da fisiologia experimental.[232]

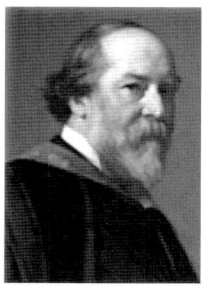

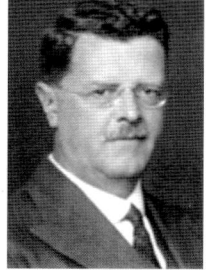

Em 1904, Thomas G. Stewart (1877-1957) – foto à esquerda – e Sir Gordon Holmes (1876-1965), ambos neurologistas ingleses, pela primeira vez reconheceram o fenômeno em humanos com tumor cerebelar.[233]

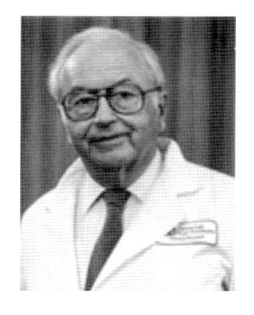

Em 1956, o oftalmologista americano, David G. Cogan (1908-1993) (Foto), em seu livro *Neurology of the Eye Muscles*, considerou que SD ocorria em razão do envolvimento das vias vestíbulo-oculares; porém, com parcos indícios de localização, exceto por apontar para comprometimento da fossa posterior.[234]

Em 1975, Keane[235] descreveu 100 casos de pacientes com SD por envolvimento principalmente da ponte, mas também com lesões no bulbo e no mesencéfalo. Neste mesmo ano, Westheimer e Blair,[236] estudando os efeitos de estímulos elétricos no tronco cerebral de macacos, evidenciaram um conjunto de respostas simultâneas caracterizadas por SD, inclinação da cabeça e torção ocular, que denominaram *Ocular Tilt Reaction* (OTR). Esta tríade clássica somente foi descrita pela primeira vez em seres humanos em 1977, por HE Rabinovitch *et al.*[237] Na prática neurológica diária, estrabismos verticais por vezes são difíceis de serem diferenciados: SD, OTR (central ou periférica) ou paralisia do nervo troclear?

bral, cerebelo ou sistema vestibular periférico, dirigindo-se aos núcleos oculo-motores.[231] SD frequentemente está associado a um movimento de torção ocular e à inclinação da cabeça, compondo assim a *ocular tilt reaction* (OTR). Eventual desvio ocular horizontal também pode ocorrer.[1,232]

Até recentemente, o SD era considerado um distúrbio raro sem localização anatômica específica e sempre associado a pacientes debilitados. Entretanto, estudos mais recentes mostraram que:

A) SD é comum.
B) A lesão causal pode ser clinicamente localizada.
C) Pode acometer pacientes plenamente conscientes e deambulantes.
D) Eventualmente, compõe um contexto mais geral, denominado OTR. Se a síndrome clínica permitir a localização da lesão, o SD indica o lado acometido. Ipsoversivo na lesão caudal (pontobulbar) e contraversivo na lesão cranial (pontomesencefálica).

Fisiopatologia

Animais com olhos laterais e seres humanos possuem o sistema vestibular com os canais semicirculares mais ou menos alinhados aos eixos longos dos músculos extraoculares. Quando a cabeça gira num determinado plano, o canal semicircular que está naquele plano de giro detecta a aceleração e envia impulsos excitatórios aos músculos extraoculares correspondentes.[8]

Quando inclinamos a cabeça para esquerda (aproximando a orelha do ombro do mesmo lado), o utrículo é primariamente ativado gerando um movimento ocular torcional compensatório na direção oposta da inclinação da cabeça. Nos humanos, a inclinação da cabeça é o maior componente da OTR fisiológica (Figura 68).[232]

Figura 68. OTR fisiológica. Na curva, a motociclista inclina o corpo para a esquerda e a cabeça para a direita (linhas brancas) de modo a se aproximar do vetor da força gravitacional e, dessa forma, manter a verticalidade (Foto: Marcelo Alves. Motociclista: Samara Andrade – Imagem autorizada).

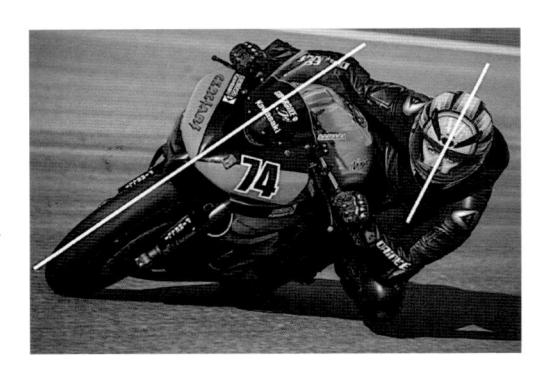

OTR representa uma resposta de endireitamento cujo objetivo é o de realinhar o eixo vertical tanto da cabeça quanto dos olhos para a estimativa interna, ainda que errônea, do eixo vertical absoluto da terra.[165] No caso apenas da inclinação da cabeça para o lado esquerdo, o movimento de rotação ocular estático (*static ocular counterroll*) se deve à ativação dos músculos oblíquo superior e reto superior, promovendo a torção interna

> SD é um desalinhamento vertical do eixo visual causado por um distúrbio dos impulsos pré-nucleares como resultado de lesões no tronco cerebral, cerebelo ou sistema vestibular periférico.

(inciclotorção) e pequena elevação do olho esquerdo, ao mesmo tempo que os músculos; oblíquo inferior e reto inferior contralateral, também são ativados causando a torção externa (exciclotorção) e leve um rebaixamento do olho direito. OTR é provavelmente um remanescente vestigial do reflexo primitivo de endireitamento, sendo que tais movimentos rotacionais são compensatórios em apenas 10° a 20° do desvio da posição vertical.[1]

Etiopatogenia

SD e OTR podem ser observados não apenas na disfunção vestibular periférica, mas também nas lesões das vias graviceptivas que ascendem do bulbo ao mesencéfalo.[232] O comprometimento da via utrículo-ocular unilateral decorrente tanto da lesão vestibular periférica quanto central pode ser o resultado de diversos tipos de agressões: isquêmica, desmielinizante (esclerose múltipla), tumoral, traumática, infecciosa, hemorrágica, cavitária medular (siringobulbia), ou até mesmo em razão de hipertensão intracraniana (raro) ou intervenção cirúrgica.[238] Já foi registrado OTR em casos de malformação de Arnold Chiary e platibasia. Quando os exames de neuroimagem são negativos, isto aponta para a possibilidade de lesão isquêmica, muito discreta, no tronco cerebral.[232]

Quadro Clínico e Diagnóstico de Localização

Na OTR, a inclinação da cabeça é ipsolateral ao olho hipotrópico, e os polos superiores dos olhos giram na mesma direção da inclinação da cabeça. Também faz parte do quadro clínico o desvio da vertical visual subjetiva para o mesmo lado da torção ocular (Figura 69). Apesar disso, exceto pela diplopia, OTR raramente causa sintomas por si só. É importante salientar que o conjunto de sinais citados contrasta com o **ocular *counterroll* fisiológico**, em que os polos superiores de ambos os olhos giram na direção oposta ao da inclinação da cabeça.[1,8]

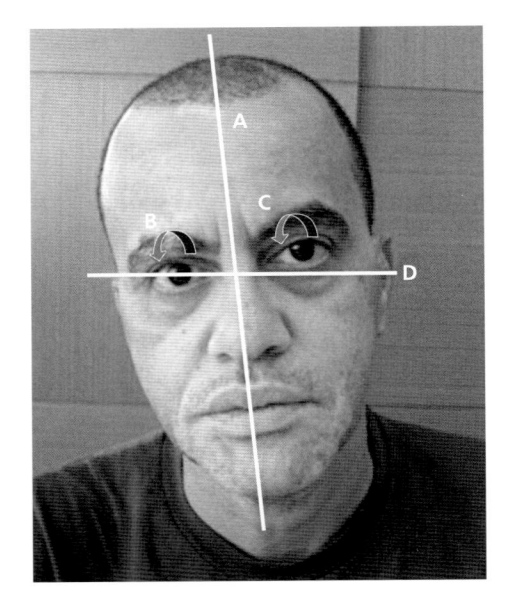

Figura 69. OTR: 54 anos, com queixa de desequilíbrio e tonteiras há 6 meses. (**A**) Inclinação da cabeça para direita. (**B**) Exciclotorção do olho hipotrópico. (**C**) Inciclotorção do olho hipertrópico. (**D**) Hipertropia do olho esquerdo. VVS com desvio de 3° para direita. Ressonância magnética do encéfalo normal. Imagem autorizada.

Brandt e Dieterich[239] reviram 155 pacientes com o diagnóstico clínico de infarto agudo unilateral do tronco cerebral. Destes, 36% demonstraram SD associado à torção ocular. Acometimento bilateral ocorreu em 50% dos casos. Em todos os casos de lesão pontobulbar ocorreu SD ipsoversivo (para o lado do olho mais baixo), enquanto as lesões pontomesencefálicas e mesodiencefálicas causaram SD contraversivo.

Casos de SD não comitante – quando a hipertropia varia de acordo com a posição dos olhos na órbita – são difíceis de diferenciar da paralisia dos músculos extrínsecos oculares.[1,240] Na vestibulopatia periférica, com lesões afetando o órgão vestibular ou seus nervos, pode haver SD e OTR em razão do desequilíbrio de impulsos oriundos dos utrículos. Nas lesões vestibulares nucleares, como por exemplo, na síndrome de Wallenberg, podem ocorrer SD com hipotropia do lado da lesão, além de inclinação da cabeça e torção ocular para o mesmo lado, e discreta inciclotorção contralateral, no olho hipertrópico. A torção ocular pode ser dissociada com maior extorsão no olho hipotrópico.[8]

Pacientes com lesões cerebelares também podem apresentar SD. O comprometimento do fascículo longitudinal medial pode gerar SD com hipertropia homolateral. Lesões no mesencéfalo, onde projeções otolíticas contatam com os núcleos do III e IV nervos cranianos e o núcleo intersticial de Cajal (NIC), provocam SD e OTR com o o olho hipertrópico ipsolateral à lesão, além de ciclotorção ocular e desvio da cabeça contralaterais.[1,240]

SD e OTR devem ser diferenciados do desalinhamento vertical causado por fraturas, síndrome de fibrose congênita, síndrome de Brown, doenças da junção neuromuscular (miastenia), doença metabólica (tireoidiana), degenerativa (PSP) etc. Em pacientes com doença neurológica aguda, OTR deve ser cuidadosamente diferenciada da paralisia do nervo troclear.[232]

Na paralisia do nervo troclear, a inclinação da cabeça obedece um mecanismo compensatório, enquanto a mesma inclinação no SD faz parte de um mecanismo conjunto.[237] Além disso, outros sinais neurológicos frequentemente estão presentes no SD, mas não na paralisia do IV nervo (a menos que seja causada por trauma cerebral ou lesão do tronco cerebral), incluindo nistagmo provocado, paralisias oculomotoras, disartria, ataxia e hemiplegia.

Paralisia do Nervo Troclear

A paralisia unilateral do nervo troclear provoca inclinação da cabeça – em mais de 70% dos pacientes – para o lado contrário ao do nervo lesado. O intuito é minimizar a hipertropia – e menos a ciclotropia.[241] O olho hipertrópico (do lado da lesão) se mostra exciclotorcido.[238] O desvio do eixo vertical pode ser reduzido inclinando a cabeça para frente (queixo para baixo), e o desvio horizontal pode ser minimizado girando a face para o lado do nervo comprometido (Figura 70).[242] Raramente ocorre inclinação paradoxal da cabeça; para o mesmo lado da lesão. Caso isso ocorra, as imagens ficam tão afastadas que o indivíduo reflexamente suprime uma delas.

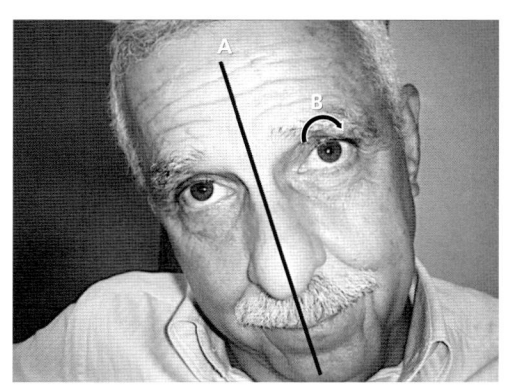

Figura 70. Paralisia do nervo troclear esquerdo: 64 anos. Queixa de tonteira e diplopia após queda da própria altura com trauma occipital sem perda da consciência. (**A**) Inclinação da cabeça para o lado oposto ao da lesão do IV nervo. (**B**) Exciclotorção do olho hipertrópico (grau não formalmente aferido). Além disso, cabeça inclinada para frente (queixo para baixo) e face voltada para o lado da lesão. Ressonância magnética do crânio normal. Em duas semanas houve recuperação completa da inclinação cefálica, torção ocular e hipertropia. Imagem autorizada.

Na paralisa do IV nervo craniano, qualquer inclinação da vertical visual subjetiva é secundária à torção ocular, enquanto na OTR a torção é secundária à inclinação visual subjetiva (ou ambos podem ser secundários a uma disfunção vestibular subjacente).²³²

Devemos suspeitar de paralisia troclear unilateral em detrimento de OTR, quando a torção ocular e a inclinação da cabeça na vertical visual subjetiva forem mensuráveis em apenas um dos olhos, estando a cabeça na linha vertical (Quadro 1). Na paralisia bilateral do IV nervo, ambos os olhos torcem em sentidos opostos.

A causa mais frequente de paralisia do nervo troclear uni ou bilateral se deve a traumatismo de crânio.²⁴³ Megadolicoectasia do sistema vertebrobasilar pode gerar comprometimento isolado do IV nervo.²⁴² Nos pacientes com SD impõe-se realizar o teste de Parks-Bielshowsky *(Parks-Bielshowsky three-step test)* (*), em que, a cada pergunta feita reduzem-se pela metade as possibilidades dos músculos extrínsecos oculares acometidos.²⁴³

(*) Perguntas:

A) Qual é o olho hipertrópico? Passamos da possibilidade de oito músculos acometidos para quatro.

Ocular *Tilt Reaction* vs. Paralisia do M. Oblíquo Superior	
Ocular Tilt Reaction	Paralisia do Oblíquo Superior
Inciclotorção do olho hipertrópico/Exciclotorção do olho hipotrópico	Exciclotorção do olho hipertrópico
Inclinação binocular do vertical visual subjetivo	Inclinação monocular do vertical visual subjetivo
Inclinação compensatória da cabeça em razão do vertical visual subjetivo alterado	Inclinação compensatória da cabeça decorrente da diplopia vertical

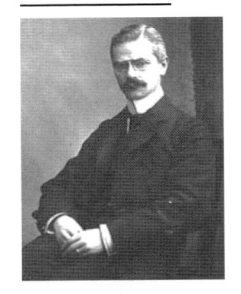

QUADRO 1

Alfred Bielshowsky (1871-1940), oftalmologista alemão que juntamente com Marshall Parks (1918-2005), o "pai da oftalmologia pediátrica", criou o teste de Pars-Bielshowsky, visando localizar o músculo comprometido no desalinhamento vertical dos olhos. Em 1936, Bielshowsky migrou para os EUA onde todo seu conhecimento e didatismo foram muito bem-aceitos. Tornou-se Chefe do Dartmouth Eye Institute, em New Hampshire, e serviu como médico na II Grande Guerra, atuando na batalha de Iwo Jima. Com sua primeira esposa Angeline teve 11 filhos. Faleceu subitamente, em 1940, em New York. Não devemos confundi-lo com outro médico também alemão, e seu contemporâneo, Max Bielshowsky (1860-1940), neuropatologista criador do corante que leva seu nome.

B) Para qual lado do olhar piora a hipertropia? Passamos para a possibilidade de apenas dois músculos comprometidos.
C) Para qual lado a inclinação da cabeça piora a hipertropia? Aqui evidenciamos o músculo responsável pela hipertropia!

No caso de paresia do nervo troclear esquerdo, por exemplo:

A) O olho hipertrópico é o homolateral.
B) A hipertropia e a diplopia pioram quando o paciente olha para o lado direito.
C) Assim como quando inclina a cabeça para este mesmo lado.

Comentar todas as possibilidades de acometimento muscular no teste de Parks-Bielshowsky foge ao escopo desta seção. Para maiores detalhes, sugerimos complementar a leitura com Kline LB et al.[243]

Em razão de SD/OTR mimetizarem clinicamente o estrabismo vertical da paralisia do nervo troclear, contribuem para o diagnóstico correto a história, o exame oculomotor detalhado, a unilateralidade e a direção da ciclotorção, no caso do comprometimento do IV nervo, além dos resultados dos exames de imagem.

> Ainda como recurso semiótico à beira de leito para o diagnóstico diferencial entre SD e paralisia do IV nervo, no SD o distúrbio visual atenua quando o paciente assume o decúbito dorsal. O mesmo não ocorre nos casos de paralisia do nervo troclear.

RISCO DE QUEDAS NOS IDOSOS

Cair constitui uma das maiores ameaças à saúde dos idosos. Embora cerca de 20% dos indivíduos idosos apresentem um caminhar inteiramente normal, no ser humano de modo geral, o risco de quedas é diretamente proporcional ao tempo de vida. Por causa do aumento da expectativa de vida, nas próximas décadas seremos obrigados a nos confrontar cada vez mais com esse problema. Fatores, como o gênero (sexo feminino), quedas prévias, doenças neurológicas, doenças reumatológicas, baixa da acuidade visual, medo de cair, uso de medicamentos: sedativos, antidepressivos, anticonvulsivantes, soníferos, neurolépticos, diuréticos (Quadro 2) e consumo de álcool, constituem fatores adicionais de risco de quedas.[75]

Indivíduos com mais de 65 anos caem pelo menos uma vez por ano. Metade deles mais de uma vez. Em razão da gravidade da queda, mais de 25% dos idosos necessitam atendimento médico. Uma vez no chão, em decorrência da fragilidade física ou fraqueza proximal, mais de 50% dos idosos são incapazes de se levantar sozinhos, gerando efeitos ainda mais deletérios, como desidratação, úlceras de pressão, rabdomiólise, hipotermia e pneumonia.

QUADRO 2	Risco de Quedas por Classe de Medicamentos		
	Risco de Quedas	American Hospital Formulary Service Class	Comentários
	3 (Alto)	Analgésico*, antipsicóticos, anticonvulsivantes, benzodiazepínicos**	Sedação, sonolência, alteração postural, estática e dinâmica, reduz a cognição
	2 (Médio)	Anti-hipertensivos, antiarrítmicos, antidepressivos, drogas cardíacas, levodopa	Induz hipotensão ortostática, reduz a perfusão cerebral
	1 (Baixo)	Diuréticos	Induz hipotensão ortostática
	Escore ≥ 6		Alto risco de quedas

*Inclusive opioides.
**Incluir não benzodiazepínicos hipnoticossedativos (p. ex., zolpidem).
Fonte: Preventing Falls in Hospitals. A Toolkit for Improving Quality of Care. AHRQ. Agency for Healthcare Research and Quality (www.ahrq.gov) Section 7: Tools pág. 146.

Quedas recorrentes promovem efeitos ainda mais devastadores e reduzem consideravelmente a expectativa de vida.[75]

Também contribui para o desequilíbrio do idoso, declínio da cognição, acuidade visual, capacidade de se adaptar em ambientes mal iluminados, sensibilidade profunda nos membros inferiores (principalmente a palestésica e a noção da distância entre dois pontos) e dos tecidos muscular e ósseo.[244]

Na colheita da história, as perguntas não devem focar apenas na queda em si, mas também nas consequências, como por exemplo, fratura de quadril, geralmente causada por queda lateral; lesão patelar bilateral, nos casos de *drop attacks*; fratura dos punhos tentando se proteger, o que faz supor queda, mantendo a consciência, ou então traumatismo direto na face e na cabeça (Figura 71) que sugere não ter ocorrido nenhum reflexo de proteção.[75]

No exame físico, a avaliação da marcha é mandatória e deve ser realizada utilizando-se testes funcionais com atividades realizadas no dia a dia, como caminhar livremente, virar 180°, sentar e levantar de uma cadeira, sair da cama, alcançar objetos no alto, caminhar colocando pé ante pé como se estivesse andando num corredor estreito, subir e descer escada e tarefas envolvendo cognição. Muitos dos testes utilizados para avaliação clínica do sistema vestibular, envolvendo análise de marcha e do equilíbrio, são recomendados, entre eles: velocidades preferencial e máxima, índice dinâmico da marcha, tempo levanta e anda, teste senta e levanta 5 vezes e teste do alcance funcional.[75,245] Entretanto, ainda não existem evidências suficientes que comprovem que estes tes-

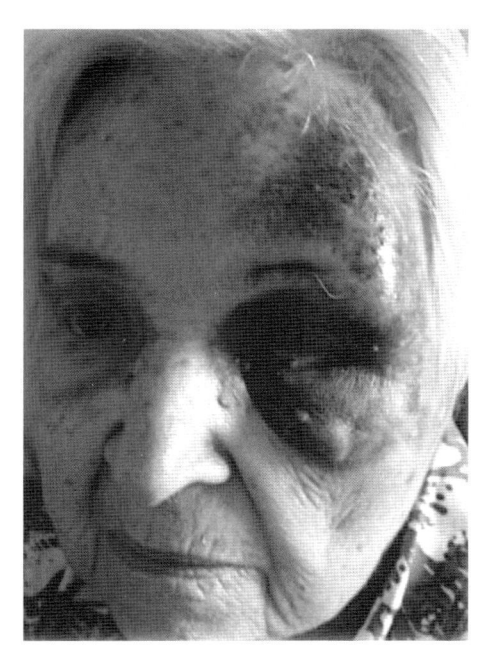

Figura 71. Paciente, sexo feminino, 89 anos. Queda da própria altura, em casa, sem causa aparente e sem reflexo de proteção. Volumoso hematoma craniofacial, sem fratura subjacente. (Ver *Prancha* em *Cores*.)

tes ofereçam benefícios além daqueles providos pelo exame neurológico padrão.[245]

Nos pacientes com quedas inexplicáveis, a investigação com exames de imagem (ressonância magnética), visando detectar entre outras alterações, hidrocéfalo de pressão normal ou alterações periventriculares por lesões de substância branca, deve sempre ser considerada.

De modo geral, quedas em idosos possuem tipicamente origem multifatorial com efeitos aditivos. Atenção especial deve ser dada à acuidade visual, à possibilidade de vertigem posicional, hipersensibilidade do seio carotídeo, hipotensão ortostática, incontinência urinária, propriocepção e à força muscular dos membros inferiores, além, obviamente, do exame cardiovascular.

A abordagem terapêutica deve ser individualizada, e, também, objetivando: doenças

> *A profilaxia do risco de quedas nos pacientes idosos visa a três níveis de prevenção:*[75]
> *Primária: voltada aos idosos que ainda não sofreram quedas, com programas que envolvem: dança e/ou Tai Chi para melhorar a força muscular, equilíbrio e resistência; o uso de sapatos apropriados e a prevenção de osteoporose.*
> *Secundária: direcionada aos que já sofreram no mínimo um episódio de queda, e aqui é enfatizado o tratamento de distúrbios existentes e eliminação de fatores de risco intrínsecos e extrínsecos.*
> *Terciária: para aqueles que caem com frequência, ou apresentam acometimento motor severo; parkinsonianos e dementes em estágios avançados. Utilizar protetores de quadril, instalar sistemas com alarmes, adaptar órteses auxiliares ou monitorar a marcha.*

subjacentes, limitar medicações e combinações de medicamentos, abolir o uso de bebidas alcoólicas, otimizar o meio ambiente (adaptar banheiros, eliminar tapetes, ressaltos do chão e pisos escorregadios), além de instituir acompanhamento fisioterapêutico e terapêutico ocupacional.

AVALIAÇÃO DE RISCO DE QUEDAS – TESTES À BEIRA DO LEITO

Ao se avaliar risco de quedas (RQ), após colheita da história detalhada, examinamos o caminhar.[208]

De modo geral, o examinador necessita de um espaço de pelo menos **seis metros de comprimento**. Essa é a distância mínima padrão a ser percorrida pelo paciente na avaliação da marcha. Demarque (com fita adesiva) esta distância no chão da sala de exame.

Velocidade da Marcha (Preferencial e Máxima)

A medida da velocidade da marcha é um indicador genérico da função. Avalia o *status* da saúde, da utilização adequada da função motora complexa (marcha) e do prognóstico. A avaliação do *status* funcional da marcha pode ser testada da seguinte maneira: cronometre o tempo necessário para o indivíduo caminhar a distância de 6 metros. Primeiro na velocidade preferencial (VP), caminhando de modo seguro e confortável. A seguir, assinale o tempo dispendido para que caminhe o mesmo trajeto na velocidade máxima (VM), o mais depressa possível e de modo seguro.[246]

A velocidade da marcha é aferida, dividindo-se a distância em metros (6 metros), pelo tempo em segundos. Velocidade da Marcha = distância (6 m)/ tempo (s).

Valores de referência consignados de acordo com o sexo e a idade, por exemplo:

- *Aos 20 anos:* VP (m/s) homens: 1,09; mulheres: 1,06. VM (m/s) homens: 1,95; mulheres: 1,96.
- *Aos 70 anos:* VP (m/s) homens: 0,94; mulheres: 0,85. VM (m/s) homens: 1,35; mulheres: 1,19.

No idoso, a redução na velocidade do caminhar é diretamente proporcional ao risco de quedas. Andar devagar recebe a denominação de bradipedia. A Dra. Stephanie Studenski professora na Division of Geriatric da Universidade de Pittis-

QUADRO 3

Testes de Risco de Quedas		
Teste Clínico	**Método**	**Resultado Anormal**
Tempo levanta e anda	Levantar de uma cadeira com braços, caminhar 3 metros, voltar e sentar-se novamente. Tempo aferido com um cronômetro	Mais do que 13,5 s para completar a tarefa
Tempo senta/levanta 5 vezes	Sentado em uma cadeira com os braços cruzados no tórax. Ao comando, levanta e senta 5 vezes. Tempo aferido com um cronômetro	Mais do que 10 s para completar a tarefa
Teste do alcance para frente	Inclinar o tronco para frente com o braço estendido e os pés fixos no chão. A extensão do movimento é aferida numa régua fixada na parede	Avançar menos do que 15 cm indica risco de quedas
Índice dinâmico da marcha	Observar como perfaz 8 tarefas. Pontuando de 0-3, de acordo com o desempenho em cada uma delas	Dezenove pontos ou menos num total de 24 pontos
Teste de puxar	Com o paciente de pé, puxá-lo pelos ombros para trás. Permitido 1 ou dois passos	Mais do que 2-3 passos para manter o equilíbrio ou perder o equilíbrio

burg School of Medicine, propõe que, no ser humano, caminhar de modo seguro representa o produto final de múltiplos circuitos fisiológicos e deveria ser considerado o 4º sinal vital geriátrico (Quadro 3).[247]

Tempo Levanta e Anda (TLA) – *Timed Up and Go*

O TLA é um teste que avalia a marcha em segundos e pode fornecer informações prospectivas sobre o risco de quedas. Foi desenvolvido como teste de avaliação rápido para detectar problemas de equilíbrio, afetando a desenvoltura da mobilidade diária de pacientes idosos.[248]

O teste requer que, partindo da posição inicial sentado numa cadeira com braços (assento padrão com 45cm de altura e braços a 65cm do chão), a examinanda seja instruída, para após um comando, levantar-se, caminhar 3 metros, girar 180°, caminhar de volta e sentar-se novamente. Deve andar o mais rápido possível, mas de maneira confortável, segura, e sem conversar. Durante o trajeto, o examinador supervisiona a examinanda (Figura 72). O teste dura alguns segundos e só necessita de uma cadeira com braços e um cronômetro para sua realização. É fácil de ser aplicado e não necessita de ambiente específico.

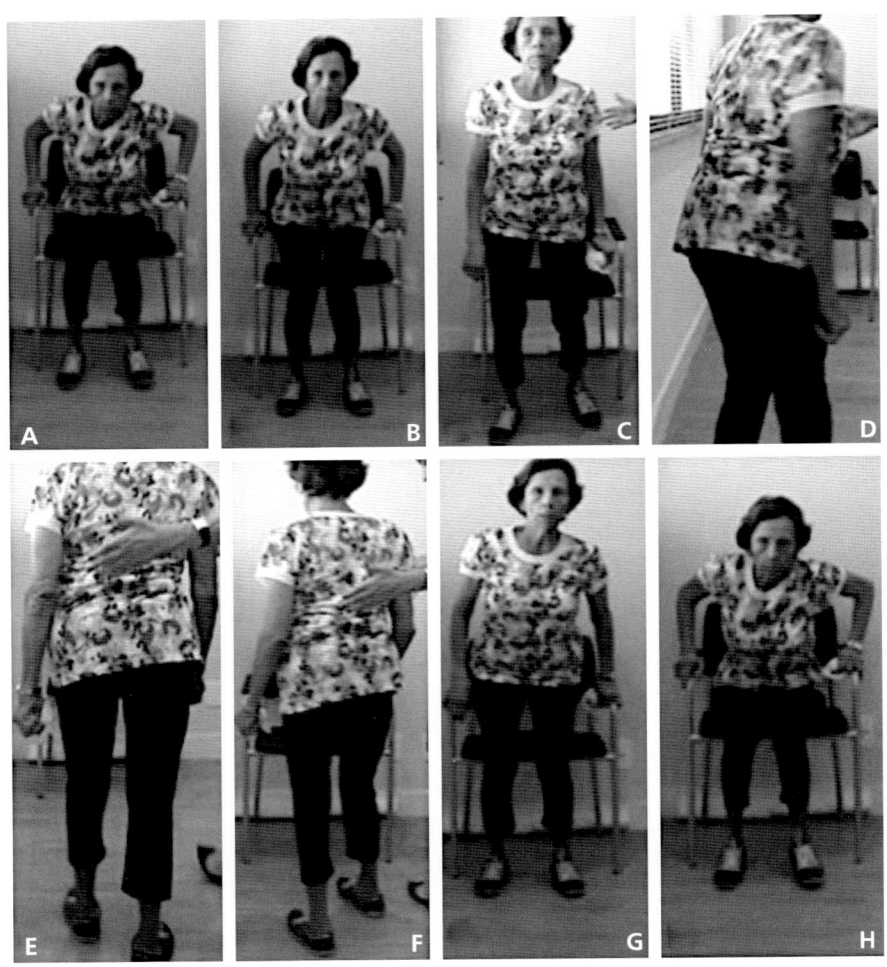

Figura 72. (**A, B**) A partir da posição sentada e ao comando de "agora", levantar. (**C**) Caminhar confortavelmente 3 metros. (**D**) Girar 180°. (**E, F**) Caminhar de volta. (**G, H**) Sentar de novo. Desligar o cronômetro ao tocar no encosto da cadeira. Observe que a paciente é supervisionada de perto durante todo o trajeto. Fotos retiradas de um filme.

A *performance* era inicialmente aferida de acordo com a seguinte escala: 1 = normal; 2 = muito levemente anormal; 3 = medianamente anormal; 4 = moderadamente anormal; e 5 = severamente anormal. Risco de quedas em adultos idosos que pontuassem 3 ou mais no teste.

Posteriormente foram padronizados tempos de acordo com a faixa etária, com bons níveis de correlação com risco de quedas. Tempos inferiores a 10 s são considerados normais. Entre 11 e 20 s é um tempo normal apenas para idosos frágeis e que necessitem de ajuda. Tempos superiores a 14 s indicam risco de quedas.

Vale examinar considerando sempre duas tentativas. Nos pacientes com suspeita de comprometimento do sistema vestibular, solicite para que girem para um lado e depois para o outro, com a finalidade de detectar assimetrias.[171] A sensibilidade e a especificidade deste teste são de 80 e 56%, respectivamente, o que sugere ser útil na avaliação das disfunções vestibulares.

Pacientes cujo tempo do TLA for superior a 13.5s são candidatos à reabilitação vestibular.[249]

Teste Senta e Levanta 5 Vezes (TSLCV) – *Five Times Sit and Stand*

Partindo da posição sentada numa cadeira (assento padrão com 45 cm de altura), solicitamos que a paciente levante e sente 5 vezes o mais rápido possível, com os braços cruzados na frente do tórax (Figura 73). A marcação do tempo começa

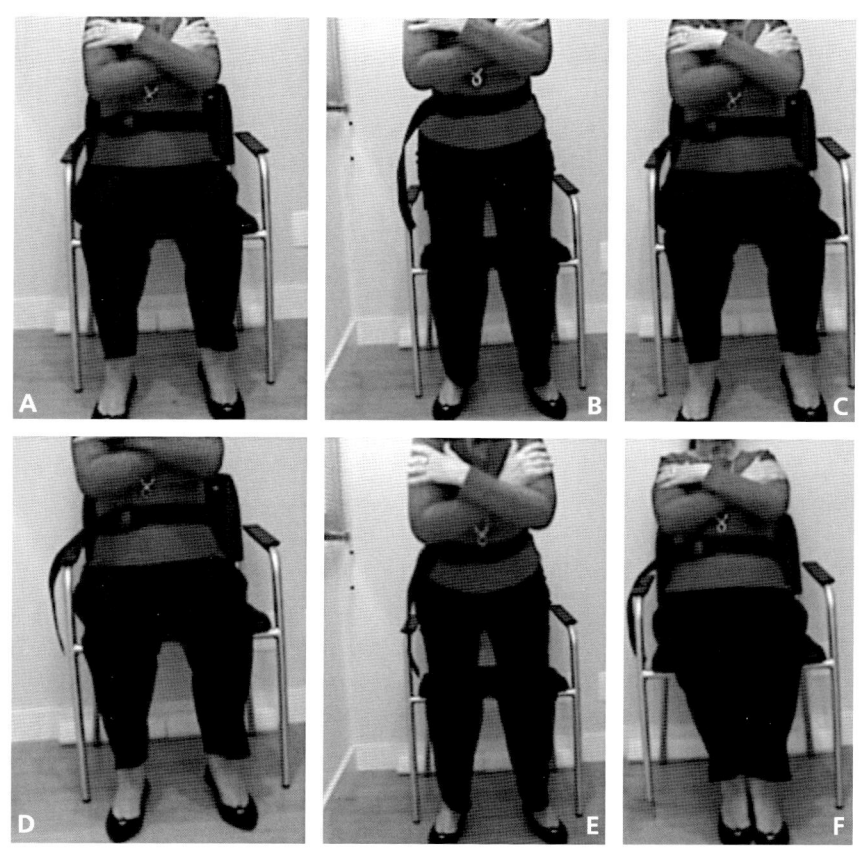

Figura 73. (A-F) Parte do teste senta e levanta 5 vezes com os braços cruzados no tórax. Tempo aferido em segundos. Fotos retiradas de um filme.

a partir do comando "já", e termina quando as costas tocam no encosto da cadeira, na quinta repetição. Escores de 10 s e 14,2 s são considerados normais para pacientes com < 60 anos e > 60 anos de idade, respectivamente.[250]

Teste do Alcance para Frente (TAF) – *Forward (or Functional) Reach Test*

O Teste do Alcançe para Frente (TAF) possui um único item e foi desenvolvido visando à avaliação rápida do equilíbrio de idosos.[251] O paciente coloca-se de pé, confortavelmente (pés afastados um do outro na distância dos ombros), ao lado de uma parede, sem tocá-la, onde uma régua de 1 metro foi afixada na altura do seu ombro. Solicita-se, então, que flexione o ombro até a altura da régua, e projete o corpo anteriormente o máximo que conseguir. Observe e anote quantos centímetros consegue se deslocar ao inclinar-se para frente (Figura 74). É permitido elevar os calcanhares, mas não se permite adiantar um dos pés. Caso haja deslocamento de 25 cm ou mais, considera-se como não havendo risco de quedas. De 15 a 25 cm, há 2 vezes mais risco de quedas. Menos de 15 cm equivalem a 4 vezes mais risco de quedas, e menos de 2 cm corresponde a 8 vezes mais risco de quedas.[164] O TAF possui boa confiabilidade e tem demonstrado ser preditivo de quedas entre pacientes idosos sem problemas neurológicos (Quadro 4).

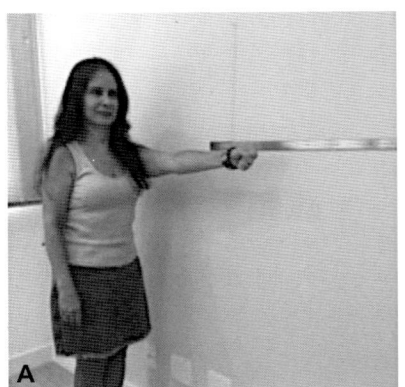

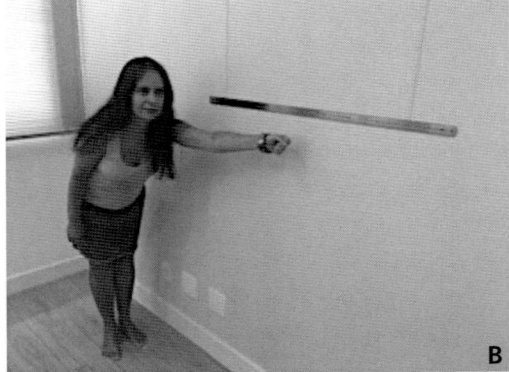

Figura 74. TAF: (**A**) No início da prova afere-se a posição inicial. (**B**) A examinada inclina o corpo para frente até o limite possível de modo a não perder o equilíbrio. O deslocamento é aferido em centímetros. O teste deve ser interrompido caso o paciente dê um ou mais passos para frente.

QUADRO 4

Teste do Alcance para Frente – TAF Valores Normatizados por Faixa Etária[251]		
Idade (anos)	Homens (cm)	Mulheres (cm)
20-40	42,4 ± 4,8	37 ± 5,5
41-69	37,8 ± 5,5	35 ± 5,5
70-80	33,5 ± 4	26,6 ± 8,5

Índice Dinâmico da Marcha (IDM) – *Dynamic Gait Index*

Solicitamos ao examinado que caminhe numa pista de 6 metros e execute 8 tarefas diferentes (listadas a seguir). O teste completo não demora mais do que 10 min.
IDM:

1. Caminhar livre e confortavelmente em superfície plana _____.
2. Caminhar alterando a velocidade da marcha _____.
3. Caminhar com movimentos horizontais da cabeça _____.
4. Caminhar com movimentos verticais da cabeça _____.
5. Caminhar e girar 180° sobre o próprio eixo corporal _____.
6. Passar por cima de um obstáculo com 15 cm de altura _____.
7. Contornar obstáculos – cones de sinalização separados por 2 metros ____.
8. Subir e descer degraus _____.

    TOTAL: ____.

Para cada um dos itens as notas variam de: (3) normal; (2) dificuldade leve, lento, utilizou apoios (bengala etc.); (1) dificuldade moderada. Lento, padrão de marcha anormal. Oscila mas consegue; (0) não consegue executar sem que seja com auxílio. Desequilibrado, inseguro, apoia-se na parede, cambaleia, perde o equilíbrio. **Escores menores ou iguais a 19 pontos (num máximo de 24), considera-se risco de quedas.**

Os recursos necessários para aferir o IDM são: um cronômetro; uma pista com a distância de seis metros assinalada; dois cones de sinalização; e uma caixa com as mesmas dimensões de uma caixa de sapatos (15 cm de altura) (Figura 75).

Quanto ao item 8 do teste, subir e descer degraus, caso não haja uma escada disponível, é admitido, simplesmente, perguntar ao examinando como executa esta tarefa. De modo geral, o tempo gasto avaliando o IDM não excede 10 min!

Figura 75. Pista de 6 m demarcada. Caixa e cones para aferição do IDM.

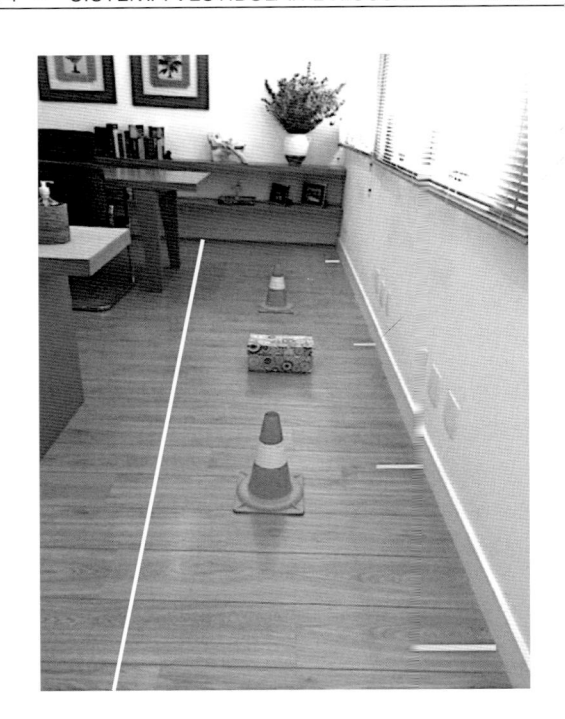

Foi com muito trabalho, mas com enorme prazer que concluímos as quatro partes deste livro. Nele contamos um pouco da origem, formação e estrutura das vias periféricas e centrais do complexo sistema vestibular. Após uma revisão histórica sequencial, mostramos como diagnosticar e tratar a litíase vestibular com as próprias mãos, e sem a necessidade de recorrer ao uso de medicamentos ou exames complementares complexos e onerosos. Ressaltamos os diversos tipos de nistagmo, que, de certa forma, ainda representam um tabu por encerrar dificuldades em sua interpretação. Escrutinamos os três tipos principais de reflexos vestibulares, e finalizamos salientando os testes diagnósticos, também realizados à beira do leito e que visam avaliar o risco de quedas em idosos.

Esperamos, assim, estar contribuindo para atrair mais interessados em, efetivamente, ajudar pacientes que se mostram tão vulneráveis nas crises vertiginosas.

Autores.

REFERÊNCIAS BIBLIOGRÁFICAS

1. Leigh J, Zee D. *The neurology of eye movements*. 4th ed. New York: Oxford Uiversity, 2006.
2. Harada T, Ishii S, Tayama N et al. Computer-aided three-dimensional reconstruction of the osseous and membranous labyrinths. *Eur Arch Otorhinolaryngol* 1990;247:348-51.
3. Pochini Sobrinho F, Lazarini PR, Yoo HJ et al. Método para medida do comprimento da cóclea por meio de ressonância magnética. *Rev Bras Otorrinolaringol* 2009;75(2):261-67.
4. Maranhão ET, Maranhão-Filho P. Manobra de sacudir a cabeça para diagnóstico e tratamento da disfunção vestibular. *Rev Bras Neurol* 2013;49(2):52-56.
5. Papel ID. Max Brödel contributions to otoryngology head and neck surgery. *Am J Oto* 1986;7(6):460-469.
6. Gray H. *Anatomy, descriptive and surgical*. USA: Crown, 1977.
7. Lysakowski A, Goldberg JM. Morphophysiology of the vestibular periphery. In: Highstein SM, Fay RR, Popper AN. (Eds.). *The vestibular system*. EUA: Springer-Verlag, 2004. p. 57, cap. 3.
8. Baloh RW, Honrubia V. *Clinical neurophysiology of the vestibular system*. 3rd ed. USA: Oxford University, 2001.
9. The Central Nervous System and the Epidermis. Disponível em: <http://captain-nitrogen.tumblr.com/post/1498926358/skin-colour-ears-and-digestion>
10. Chahbani H et al. *Imaging of congenital inner malformations ECR 2014*. Disponível em: <http://posterng.netkey.at/esr/viewing/index.php?module=viewing_poster&task=viewsection&pi=122408&ti=405546&searchkey=>
11. Spoor F, Hublin JJ, Braun M et al. The bony labyrinth of Neanderthals. *J Hum Evol* 2003;44:141-65.
12. Brontein A, Lempert T. *Dizziness a practical approach to diagnosis and management*. United Kindon: Cambridge University, 2007.
13. Hain T, Helminski JO. Anatomy and physiology of the normal vestibular system. In: Herdman SJ. *Vestibular rehabilitation. Contemporary perspectives in rehabilitation*. 3rd ed. Philadelphia: EA Davis, 2007. p. 2-18, cap. 1.

14. Wang Y, Kowlski PE, Thalmann I et al. Otoconin-90, the mammalian otoconial matrix protein, contains two domains of homology to secretory phospholipase A_2. Proc Natl Acad Sci USA 1998;95:15345-50.
15. Epley JM. Human experience with canalith repositioning maneuvers. Ann N Y Acad Sci 2001;942:179-91.
16. Dauber W. Dicionário ilustrado de anatomia de fenis. 9. ed. São Paulo: Eletrônica: teckbooks, 2005. p. 474.
17. Dauber W. Dicionário ilustrado de anatomia de fenis. 9. ed. São Paulo: Eletrônica: teckbook, 2005. p. 324.
18. Tumarkin IA. The Otolithic Catastrofhe; a new syndrome. BMJ 1936;1:175-77.
19. Obrist D. Fluid mechanics of the inner ear. Monograph. University Hospital Zurich and the Institute for Biomechanics, ETH, Zurich 2011. 182p.
20. Lee S-H, Kim JS. Benign paroxysmal positional vertigo. J Clin Neurol 2010;6:51-63.
21. Schubert MC. Central vestibular disorders. A competency based course. Atlanta, Georgia, March 30-April 4, 2009.
22. Baher M, Frotscher M. Duus diagnostico topográfico em neurologia. 5. ed. São Paulo: Di Livros, 2015. p. 140.
23. Frohman TC, Galetta S, Fox R et al. Pearls & Oy-sters: the medial longitudinal fasciculus in ocular motor physiology. Neurology 2008;70:57-67.
24. Dieterich M, Brandt T. Imaging cortical activity after vestibular lesions. Restor Neurol Neurosc 2010;28:47-56.
25. Smith PF. Vestibular-hippocampal interactions. Hippocampus 1997;7(5):465-71.
26. Smith PF, Horii A, Russell N et al. The effects of vestibular lesions on hippocampal function in rats. Prog Neurobiol 2005;75(6):391-405.
27. Soto E, Vega R. Neuropharmacology of vestibular system disorders. Curr Neuropharmacol 2010;8:26-40.
28. Smith BH. Vestibular disturbances in epilepsy. Neurology 1960;10:465-69.
29. Kim J-S, Zee DS. Benign paroxysmal positional vertigo. N Engl J Med 2014;370:1138-47.
30. Marom T, Oron Y, Watad W et al. Revisiting benign paroxysmal positional vertigo pathophysiology. Am J Otolaryngol 2009;30:250-55.
31. Francesco R, Francesco D, Salvatore G et al. Management of benign paroxysmal positional vertigo of lateral semicircular canal by Gufoni's manoeuvre. Am J Otolaryngol 2009;30:106-11.
32. Casani AP, Nacci A, Dallan I et al. Horizontal semicircular canal benign paroxysmal positional vertigo: effectiveness of two different methods of treatment. Audiol Neurotol 2011;16:175-84.

33. Helminski J. *Evaluation and treatment of cupulothiasis*. Neurology section podcast No. 12. APTA. Disponível em: <http://www.neuropt.org/podcasts/cupulolithalsis-eval-and-tx.mp3>
34. Kaski D, Bronstein A. Epley and beyond: an update on treating positional vertigo. *Pract Neurol* 2014;14:210-21.
35. von Brevern M, Bertholon P, Brandt T et al. Benign paroxysmal positional vertigo: diagnostic criteria – Consensus document of the Committee for the Classification of Vestibular Disorders of the Bárány Society. *J Vestib Res* 2015;25:105-17.
36. Suzuki M, Kadir A, Hayashi et al. Functional modelo of benign paroysmal positional vertigo using an isolated frog semicircular canal. *J Vestib Res* 1996;6(2):121-25.
37. Fife TD, Iverson DJ, Lempert T et al. Practice parameter: therapies for benign paroxysmal positional vertigo (an evidence-based review): report of the Quality Standards Subcommittee of the American Academy of Neurology. *Neurology* 2008;70:2067-74.
38. XXVIII Bárány Society Meeting, Buenos Aires, 2014.
39. Huh Y-E, Kim J-S. Bedside evaluation of dizzy patients. *J Clin Neurol* 2013;9:203-13.
40. Kim SH, Jo S-W, Chung W-K et al. A cupulolith repositioning maneuver in the treatment of horizontal canal cupulolithiasis. *Auris Nasus Larynx* 2012;39:163-68.
41. Fife TD. *BPPV historical background: incidence, history & mechanism.* CD ROOM American Academy of Neurology, 2011.
42. Baloh RW. Prosper ménière and his disease. *Arch Neurol* 2001;58:1151-56.
43. Maranhã-Filho P. Maranhão ET, Engelhardt E. Life and death of Vladimir Mikhailovich Bekhterev. *Arq Neuropsiquiatr* 2015;73(11):968-71.
44. Lanska DJ, Remler B. Benign paroxysmal positioning vertigo: Classic descriptions, origins of the provocative positioning technique, and conceptual developments. *Neurology* 1997;48(5):1167-77.
45. Barany R. Diagnose von Krankheitserschirnungen im Bereiche des otolithenapparates. *Acta Otolaryngol* 1921;2:434-37.
46. Tumarkin IA. The otolithic catastrophe: a new syndrome. *BMJ* 1936;1:175-77.
47. Szentagothai J. The elementar vestibulo-ocular reflex arc. *J Neurophysiol* 1950;13:395-407.
48. Dix MR, Hallpike CS. Pathology, symptomatology and diagnosis of certain disorders of the vestibular system. *Proc Roy Soc Med* 1952;45:341-54.
49. Frenzel H. Practical methods of a systematic study of otorhinolaryngology. *Munch Med Wochenschr* 1956;98(29):972-75.
50. Schuknecht HF. Cupulolithiasis. *Arch Otolaryngol* 1969;90:765-78.

51. Hall SF, Ruby RRF, McClure JA. The mechanics of benign paroxysmal positional vertigo. *J Otolaryngol* 1979;8:151-58.
52. Brandt T, Daroff RB. Physical therapy for benign paroxysmal positional vertigo. *Arch Otolaryngol* 1980;106:484-85.
53. McClure JA. Horizontal canal BPV. *J Otolaryngol* 1985;14:30-35.
54. Semont A, Freyss G, Vitte E. Curing the BPPV with a liberatory maneuver. *Adv Oto-Rhino-Laryngol* 1988;42:290-93.
55. Pagnini P, Nuti D, Vannucchi P. Benign paroxysmal vertigo of the horizontal canal. *ORL J Otorhinolaryngol Relat Spec* 1989;51:161-70.
56. Epley JM. The canalith repositioning procedure: for treatment of benign paroxysmal positional vertigo. *Otolaryngol HNS* 1992;107:399-404.
57. Baloh RW, Jacobson K, Honrubia V. Horizontal semicircular canal variant of benign positional vertigo. *Neurology* 1993;43:2542-49.
58. Lempert T. Horizontal benign positional vertigo. *Neurology* 1994;44:2213-14.
59. Baloh RW. Correspondence reply to thomas lempert. *Neurology* 1994;44:2214.
60. Vannucchi P, Giannoni B, Pagnini P. Treatment of horizontal semicircular canal benign paroxysmal positional vertigo. *J Vestib Res* 1997;7:1-6.
61. Gufoni M, Mastrosimone L, Di Nasso F. Trattamento con manovra di riposizionamento per la canalolitiasi orizzontale. *Acta Otorhinolaryngol Ital* 1998;18:363-367.
62. Appiani GC, Catania G, Gagliardi M. A liberatory maneuver for the treatment of horizontal canal paroxysmal positional vertigo. *Otol Neurotol* 2001;22(1):66-69.
63. Bisdorff AR, Debatisse D. Localizing signs in positional vertigo due to lateral canal cupulolithiasis. *Neurology* 2001;57(6):1085-58.
64. Casani AP, Vannucci G, Fattor B et al. The treatment of horizontal canal positional vertigo: our experience in 66 cases. *Laryngoscope* 2002;112:172-78.
65. Kim YK, Shin JE, Chung JW. The effect of canalith repositioning for anterior semicircular canal canalithiasis. *ORL* 2005;67:56-60.
66. Choung Y-H, Shin YR, Kahng H et al. Bow and Lean Test to determine the affected ear of horizontal canal benign paroxysmal positional vertigo. *Laryngoscope* 2006;116:1776-81.
67. Yacovino DA, Hain T, Gualtieri F. New therapeutic Maneuver for anterior canal positional vertigo. *J Neurol* 2009;256:1851-55.
68. von Brevern M, Radtke A, Lezius F et al. Epidemiology of benign paroxysmal positional vertigo: a population based study. *J Neurol Neurosurg Psychiatry* 2007;78:710-15.
69. Kim JS, Oh S-Y, Lee S-H. Randomized clinical trial for geotropic horizontal canal benign paroxysmal positional vertigo. *Neurology* 2012;79:700-7.

70. De la Meilleure G, Dehaene I, Depondt M et al. Benign paroxysmal positional vertigo of the horizontal canal. *J Neurol Neurosurg Psychiatry* 1996;60:68-71.
71. Yacovino DA, Hain TC, Gualtieri F. New therapeutic maneuver for anterior canal benign paroxysmal positional vertigo. *J Neurol* 2009;256:1851-55.
72. Kerber KA, Helmchen C. Benign paroxysmal positional vertigo New opportunities but still old challenges. *Neurology* 2012;78:154-56.
73. Maranhão ET, Maranhão-Filho PA. Horizontal canal benign paroxysmal positional vertigo: diagnosis and treatment of 37 patients. *Arq Neuropsiquiatr* 2015;73(6):1-6.
74. Averbuch-Heller L, Helmchen C et al. Slow vertical saccades in motor neuron disease: correlation of structure and function. *Ann Neurol* 1998;44(4):641-48.
75. Voermans NC, Snijders AH, Schoon Y et al. Why old people fall (and how to stop them). *Practical Neurology* 2007;7:158-71.
76. Nutt JG, Lang AE. *Balance and gait disorders*. Course 8BS-003. Syllabi CD ROM –AAN, 2010.
77. Harada K, Oda M, Yamamoto M et al. A clinical observation of benign paroxysmal positional vertigo (BPPV) after vestibular neuronitis (VN). *Acta Otolaryngol Suppl* 1993;503:61-63.
78. Hain T, Helminski J. Anatomy and physiology of the normal vestibular system. In: Herdman SJ, Clendaniel RA. Vestibular rehabilitation. 4th ed. *Contemporary perspectives in rehabilitation*. Philadelphia: EA Davis, 2014. p. 2-18, cap. 1.
79. Tumarkin FRCS. Honorary Aurist, Bootle General Hospital I A. Obituary. *BMJ* 1990;301:605.
80. Ishiyama G, Ishiyama A, Jacobson K et al. Drop attacks in older patients secondary to an otologic cause. *Neurology* 2001;57:1103-6.
81. Kim J-S, Oh S-Y, Lee S-H et al. Randomized clinical trial for apogeotropic horizontal canal benign paroxysmal positional vertigo. *Neurology* 2012;78:159-66.
82. De Stefano A, Kulamarva G, Citraro L et al. Spontaneous nystagmus in benign paroxysmal positional vertigo. *Am J Otolaryngol* 2011;32(3):185-89.
83. Lee HJ, KimYH, Hong SK et al. Pseudo-spontaneous nystagmus in lateral semicircular canal benign paroxysmal positional vertigo. *Clin Experimental Otorhinolaryngol* 2012;5(4):201-6.
84. Alexandre R. Bisdorff and Damien Debatisse. Localizing signs in positional vertigo due to lateral canal cupulolithiasis. *Neurology* 2001;57:1085-88.
85. Han BI, Oh HJ, Kim JS. Nystagmus while recumbent in horizontal canal benign paroxysmal positional vertigo. *Neurology* 2006;66:706-10.
86. Lee JB, Han DH, Choi SJ et al. Efficacy of the "bow and lean test" for the management of horizontal canal benign paroxysmal positional vertigo. *Laryngoscope* 2010;120(11):2339-40.

87. Yamanaka T, Sawai Y, Murai T et al. New treatment strategy for cupulolithiasis associated with benign paroxysmal positional vertigo of the lateral canal: the head-tilt hopping exercise. Eur Arch Otorhinolaryngol 2014 Dec.;271(12):3155-60.
88. Boleas-Aguirre MS, Pérez N, Batuecas-Caletrio A. Bedside therapeutic experiences with horizontal benign paroxismal positional vertigo (cupulolithiasis). Acta Otolaryngol 2009;129(11):1271-21.
89. Korres S, Riga MG, Xenellis J et al. Treatment of the horizontal semicircular canal canalithiasis: pros and cons of the repositioning maneuvers in a clinical study and critical review of the literature. Otol Neurotol 2011;32:1302-8.
90. Kim YK, Shin JE, Chung JW. The effect of canalith repositioning for anterior semicircular canal canalithiasis. ORL 2005;67:56-60.
91. Hain TC. Benign positional paroxismal vertigo. Acesso em: 25 Jan. 2016. Disponível em: <http://www.dizziness-and-balance.com/disorders/bppv/bppv.html>
92. Song CI, Kang BC, Yoo MH et al. Management of 210 patients with benign paroxysmal positional vertigo: AMC protocol and outcomes Acta Otolaryngol 2015;135(5):422-28.
93. Chang YS, Choi J, Chung WH. Persistent direction-fixed nystagmus following canalith repositioning maneuver for horizontal canal BPPV: A Case of Canalith Jam. Clin Exp Otorhinolaryngol 2014;7(2):138-41.
94. Ko KM, Song MH, Kim JH et al. Persistent spontaneous nystagmus following a canalith repositioning procedure in horizontal semicircular canal benign paroxysmal positional vertigo. JAMA Otolaryngology–Head & Neck Surgery 2014;140(3):250-52.
95. Horii A, Kitahara T, Osaki Y et al. Intractable benign paroxysmal positioning vertigo: long-term follow-up and inner ear abnormality detected by three-dimensional magnetic resonance imaging. Otol Neurotol 2010 Feb.;31(2):250-55.
96. Radtke A, Neuhauser H, von Brevern M et al. A modified Epley's procedure for self-treatment of benign paroxysmal positional vertigo. Neurology 1999;53:1358-60.
97. Radtke A, von Brevern M, Tiel-Wilck K et al. Self-treatment of benign paroxysmal positional vertigo: semont maneuver vs epley procedure. Neurology 2004;63:150-52.
98. OH SY, Kim JS, Jeong SH et al. Treatment of apogeotropic benign positional vertigo: comparison of therapeutic head-shaking and modified Semont maneuver. J Neurology 2009;256:1330-36.
99. Furman JM, Hain TC. Do try this at home: self-treatment of BPPV. Neurology 2004;63:8-9.

REFERÊNCIAS BIBLIOGRÁFICAS

100. Honrubia V. Self-treatment of benign paroxysmal positional vertigo: semont maneuver vs epley procedure. *Neurology* 2005;64:583-84.
101. Brandt T, Steding S, Eng D *et al.* Therapy for benign paroxysmal positioning vertigo, revisited. *Views & Reviews Neurology* 1994;44:769-800.
102. Zee D. *A primer on vestibular eye moviment disorders.* Syllabus on CD ROM, Course 4PC-001. AAN 2009.
103. Frenzel H. Practical methods of a systematic study of otorhinolaryngology. *Munch Med Wochenschr* 1956;98(29):972-75.
104. Nelson JR. The minimal ice water caloric test. *Neurology* 1969;19:577-85.
105. Strupp M., Fischer C., Hanß L., *et al.* The takeaway Frenzel goggles: a Fresnel-based device. *Neurology* 2014;83:1241-45.
106. Davis S. Vestibular Diagnostic Studies. Vestibular SIG Special Publication. American Physical Therapy Association/Neurology Section. Vestibular Function Test-Winter 2015/2016:2-17.
107. MacDougall HG, Weber KP, McGarvie LA *et al.* The video head impulse test Diagnostic accuracy in peripheral vestibulopathy. *Neurology* 2009;73:1134-41.
108. Schubert MC. Advances in Vestibular Diagnostic: VEMPS and vHIT. Vestibular SIG Special Publication. American Physical Therapy Association/Neurology Section. Vestibular Function Test-Winter 2015/2016:31-36.
109. Serra A, Leigh RJ. Diagnostic value of nystagmus: spontaneous and induced ocular oscillations. *J Neurol Neurosurg Psychiatry* 2002;73:615-18.
110. Herdman SJ. Vestibular rehabilitation. 3rd Ed. *Contemporary perspectives in rehabilitation.* Philadelphia: EA Davis Company; 2007.
111. Finger S. *Origins of neuroscience.* USA Oxford University, 1994.
112. Yee RD, Wong EK, Baloh RW *et al.* A study of congenital nystagmus: Waveforms. *Neurology* 1976;26:326-33.
113. Hain T. *Rebound nystagmus.* Acesso em: 19 Jul. 2015. Disponível em: <http://www.dizzinessandbalance.com/practice/nystagmus/rebound.htm>
114. Smith JL, Flynn JT, Spiro HJ. Monocular vertical oscillations of amblyopia. The Heimann-Bielschowsky phenomenon. *J Clin Neuroophtalmol* 1982;2(2):85-91.
115. Davey K, Kowal L, Friling R *et al.* The Heimann-Bielscholwsky phenomenon: dissociated vertical nystagmus. *Aust N Z Ophtalmol* 1998;26(3):237-40.
116. Razmara A, Mackay D, Galetta SL *et al.* Periodic alternating nystagmus evident only in darkness. *Neurology* 2013;80(4):e32.
117. Choi JY, Kim JH, Kim HJ *et al.* Central paroxysmal positional nystagmus Characteristics and possible mechanisms. *Neurology* 2015;84:2238-46.
118. Gilman N, Baloh RW, Tomiyasu U. Primary position upbeat nystagmus: a clinicopathologic study. *Neurology* 1977;27:294-98.

119. Wray SH, Martinez-Hernandez E, Dalmau J et al. Paraneoplastic upbeat nystagmus. *Neurology* 2011;77:691-93.
120. Thurtell MJ. *Treatment of nystamus education program syllabus, neuro-ophtalmology course 3FC.003*. American Academiof Neurology New Orleans, 2012. p. 143.
121. Biller J, Pagano RJ. Downbeat nystagmus and pathology at cervicomedullary junction. *Neurology* 1981;31:781.
122. Pedersen RA, Troost BT, Abel LA et al. Intermittent downbeat nystagmus and oscillopsia reversed by suboccipital craniectomy. *Neurology* 1980;30:1239-42.
123. Corbett JJ, Jacobson DM, Thompson HS et al. Downbeating nystagmus and other ocular motor defects caused by lithium toxicity. *Neurology* 1989;39:481-87.
124. Wagner JN et al. Downbeat nystagmus: aetiology and comorbidity in 117 patients. *J Neurol Neurosurg Psychiatry* 2008;79(6):672-77.
125. Feil K, Claaßen J, Bardins S et al. Effect of chlorzoxazone in patients with downbeat nystagmus: a pilot trial. *Neurology* 2013;81(13):1152-58.
126. Daroff RB. See-saw nystagmus. *Neurology* 1965;15:874-77.
127. Yunusov F, Park J-H, Huh YE et al. Mystery Case: Pendular see-saw nystagmus as a delayed complication of traumatic brain injury. *Neurology* 2014;82:e147-48.
128. Venkateswaran R, Gupta R, Swaminathan RP. Bruns nystagmus in cerebellopontine angle tumor. *JAMA Neurol* 2013;70(5):646-47.
129. Lewis RF, Traish AS, Lessell S. Atypical voluntary nystagmus. *Neurology* 2009;72:467-69.
130. Blumenthal H. Voluntary nystagmus. *Neurology* 1973;23:223-25.
131. Krohel G, Griffin JF. Voluntary vertical nystagmus. *Neurology* 1979;29:1153-54.
132. Das A, Kesavadas C, Radhakrishnan VV et al. Teaching NeuroImages: Bruns syndrome caused by intraventricular neurocysticercosis. *Neurology* 2009;73:e34.
133. Alexandre Bisdorff A, von Brevern M, Lempert T. Newman-toker de. Classification of vestibular symptoms: towards an international classification of vestibular disorders. *J Vestib Res* 2009;19:1-13.
134. Minor LB, Haslwanter T, Straumann D et al. Hyperventilation-induced nystagmus in patients with vestibular schwannoma. *Neurology* 1999;53:2158-67.
135. Choi K-D, Kim JS, Kim H-J et al. Hyperventilation-induced nystagmus in peripheral vestibulopathy and cerebellopontine angle tumor. *Neurology* 2007;69:1050-59.
136. Choi K-D, Cho HJ, Koo J-W et al. Hyperventilation-induced nystagmus in vestibular schwannoma. *Neurology* 2005;64:2062.

REFERÊNCIAS BIBLIOGRÁFICAS

137. Watson SRD, Halmagyi GM, Colebatch JG. Vestibular hypersensitivity to sound (Tullio phenomenon) Structural and functional assessment. *Neurology* 2000;54:722-28.
138. Smith JL. Vertical optokinetic nystagmus. *Neurology* 1962;12:48-52.
139. Biousse V, Newman JN. *Neuro-ophtalmology illustrated*. New York: Thieme Medical, 2009.
140. Newman-Toker DE, Sharma P, Chowdhury M *et al*. Penlight-cover test: a new bedside method to unmask nystagmus. *J Neurol Neurosurg Psychiatry* 2009;80:900-3.
141. Maranhao-Filho P, Maranhão ET. Sacadas, anti-sacadas e perseguiçãp lenta; Neurossemiologia. *Rev Bras Neurol* 2011;47(3):33-37.
142. Horn AKE, Büttner-Ennever JA, Wahle P *et al*. Neurotransmitter Profile of Saccadic Omnipause Neurons in Nucleus Raphe lnterpositus. *J Neurosci* 1994;14(4):2032-46.
143. Garbutt S, Riley DE, Kumar A N *et al*. Abnormalities of optokinetic nystagmus in progressive supranuclear palsy. *J Neurol Neurosurg Psychiatry* 2004;75:1386-94.
144. Bhidayasiri R, Riley DE, Somers JT *et al*. Pathophysiology of slow vertical saccades in progressive supranuclear palsy. *Neurology* 2001;57:2070-77.
145. Frohman TC, Galetta S, Fox R *et al*. Pearls & Oy-sters: the medial longitudinal fasciculus in ocular motor physiology. *Neurology* 2008;70:57-67.
146. Rottach KG, Riley DE, DiScenna AO *et al*. Dynamic properties of horizontal and vertical eye movements in parkinsonian syndromes. *Ann Neurol* 1996;39:368-77.
147. Langer TP, Kaneko CRS. Brainstem afferents to the oculomotor omnipause neurons in monkey. *J Comp Neurol* 1990;295:413-27.
148. Ramat S *et al*. What clinical disorders tell us about the neural control of saccadic eye movements. *Brain* 2007;130:10-35.
149. Tiliketea C, Pélisson D. Ocular motor syndromes of the brainstem and cerebellum. *Curr Opin Neurol* 2008;21:22-28.
150. Hain TC. Saccade tests. Disponivel em: <http://www.dizziness-and-balance.com/practice/saccade.htm>
151. Maranhão-Filho PA *et al*. The one-and-a-half-syndrome. *Arq Neuropsiquiatr* 1996;54(4):665-68.
152. Brazis PW, Masdeu JC, Biller J. *Localization in clinical neurology*. 5th ed. Philadelphia: Lippincott Williams&Wilkins, 2007.
153. Maranhão-Filho P, Maranhão ET. Espectro das anormalidades óculo-palpebrais na paralisia supranuclear proressiva (PSP) ao exame à beira-do-leito. *Rev Bras Neurol* 2011;47(2):43-48.

154. Bhidayasiri R, Riley DE, Somers JT *et al.* Pathophysiology of slow vertical saccades in progressive supranuclear palsy. *Neurology* 2001;57:2070-77.
155. Louis Émile Javal. Disponível em: <http://en.wikipedia.org/wiki/Louis_%C3%89 mile_Javal>
156. Roper-Hall G. Historical vignette, Louis Émile Javal (1839–1907): the father of orthoptics. *Am Orthopt J* 2007;57:131-36.
157. Bertrand G, Pierrot-Deseilligny C. Neurology of saccades and smooth pursuit. *Curr Opin Neurol* 1999;12(1):13-19.
158. Zee DS, Lasker AG. Antisaccades: probing cognitive flexibility with eye movements. *Neurology* 2004;63:1554.
159. Vidailhet M, Rivaud S, Gouider-Khouja N *et al.* Eye movements in parkinsonian syndromes. *Ann Neurol* 1994;35(4):420-26.
160. Condy C, Rivaud-Péchoux S, Ostendorf F *et al.* Neural substrate of antisaccades: Role of subcortical structures. *Neurology* 2004;63:1571-78.
161. Brandt T, Strupp M. General vestibular testing. *Clin Neurophysiol* 2005;116:406-26.
162. Frohman TC, Galetta S, Fox R. Pears&Oy-sters: the medial longitudinal fasciculus in ocular motor physiology. *Neurology* 2008;70:57-67.
163. Hain TC. Tracking Test (Smooth Pursuit). Disponvel em: <http://www.dizziness-andbalance.com/prectice/tracking_test.htm>
164. Maranhão-Filho PA, Maranhão ET, Siva MM. *et al.* Rethinking the neurological examination I estatic balance assessment. *Arq Neuropsiquiatr* 2011;69:954-58.
165. Maranhão-Filho PA, Maranhão ET, Lima MA *et al.* Rethinking the neurological examination II dynamic balance assessment. *Arq Neuropsiquiatr* 2011;69:959-63.
166. Harsha JW, Phillips JO, Backous DD. Clinical anatomy and physiology. In: Weber PC. *Vertigo and desequilibrium. A practical guide to diagnosis and management.* New York: Thieme Medical, 2008, cap. 4.
167. Leigth J, Brandt T. A reevaluation of the vestibule ocular reflex: New ideas of its purpose, properties, neural substrate, and disorders. *Neurology* 1993;43:1228-95.
168. Jacobson GP, Shepard NT. *Balance function assessment and management.* San Diego: Plural, 2008.
169. Halmagyi GM, Curthoys IS. A clinical sign of canal paresis. *Arch Neurol* 1988;45:737-39.
170. Maranhão ET, Maranhão-Filho P. Vestibulo-ocular reflex and the head impulse test. *Arq Neuropsiquiatr* 2012;70(12):942-44.
171. Herdman SJ, Clendaniel RA. *Vestibular rehabilitation. A competency-based course.* Department of rehabilitation medicine. Emory Physical Therapy Association. Atlanta, EUA, May 2010.

172. Asawavichiangianda S, Fujimoto M, Mai M et al. Significance of head-shaking nystagmus in the evaluation of the dizzy patient. *Acta Otolaryngol Suppl* 1999;540:27-33.
173. Tusa RJ. *Neuro-otology. History and bedside exam*. CDROOM American Academy of Neurology, 2012. Course7PC.001.
174. Schubert MC, Tusa RJ, Grine LE et al. Optimizing the sensitivity of the head thrust test for identifying vestibular hypofunction. *Physical Theraphy* 2004;84:151-58.
175. Black RA, Halmagyi GM, Thurtell MJ et al. The active head- impulse test in unilateral peripheral vestibulopathy. *Arch Neurol* 2005;62:290-93.
176. Kattah JC, Talkad AV, Wang DZ et al. HINTS to diagnose stroke in the acute vestibular syndrome three-step bedside oculomotor examination more sensitive than early MRI diffusion-weighted imaging. *Stroke* 2009;40:3504-10.
177. Choi KD, Oh SY, Park SH et al. Head-shaking nystagmus in lateral medullary infarction: patterns and possible mechanisms. *Neurology* 2007;68:1337-44.
178. Tusa RJ. Bedside assessment of the dizzy patient. *Neurol Clin* 2005;23:655-73.
179. Herdman SJ, Clendaniel RA. *Vestibular reabilitation*. 4th ed. Philadelphia: F.A. Davis, 2014.
180. Hain TC, Cherchi M. Head shaking nystagmus Disponível em: <www.dizziness-andbalance.com/research/hsn/Head%20Shaking%20Nystagmus.html>
181. Hain TC. Head-shaking nystagmus and new technology. *Neurology* 2007;68:1333-34.
182. Huh YE, Kim JS. Patterns of spontaneous and head-shaking nystagmus in cerebellar infarction: imaging correlations. *Brain* 2011;269:1-10.
183. Humphriss RL, Baguley DM, Moffat DA. Head-shaking nystagmus in patients with a vestibular schwannoma. *Clin Otolaryngol* 2003;28:514-19.
184. Kim JS, Oh SY, Lee SH et al. Randomized clinical trial for apogeotropic horizontal canal benign paroxysmal positional vertigo. *Neurology* 2012;78:159-66.
185. Fife TD. Recognition and management of horizontal canal benign positional vertigo. *Am J Otol* 1998;19:345-51.
186. Longridge NS, Mellinson AI. Discussion of the dynamic illegible E test – a new method of screening for aminoglycoside vestibulotoxicity. *Otolaryngol Head Neck Surg* 1984;92(6):671-77.
187. Brown-Sequard CE. *Course of lectures on the physiology and pathology of the central nervous system*. Philadelphia: Collins, 1860. p. 195.
188. Linthicum Jr FH, Churchill D. Vestibular test results in acoustic tumor cases. *Arch Otolaryng* 1968;88:604-7.

189. Maranhão ET et al. The minimal caloric test asymmetric response in vertigo-free migraine patients. *Arq Neuropsquiatr* 2016;74(2):145-48.
190. Maranhão ET, Maranhão-Filho P. Como um balde pode contribuir no diagnóstico neurológico? *Rev Bras Neurol* 2014;50(4):71-76.
191. Murray KJ, Hill KD, Phillips B et al. The influence of otolith dysfunction on the clinical presentation of people with a peripheral vestibular disorder. *PhysTher* 2007;87:143-52.
192. Hain T. Subjective horizontal and vertical testing. Disponível em: <http://www.dizziness-and-balance.com/testing/subjective_vertica.htm>
193. Yelnik AP, Lebreton FO, Bonan IV et al. Perception of verticality after recent cerebral hemispheric stroke. *Stroke* 2002;33:2247-53.
194. Lopez C, Bachofner C, Mercier M et al. Gravity and observer's body orientation influence the visual perception of human body postures. *J Vis* 2009;9(5):1-14.
195. Parker DE, Arrot AP, Reshke MF et al. Space motion sickness: preflight preadaptation. In: Malcom D, Graham and Kemink JL. (Eds.). *The vestibular system: neurophysiologic and clinical research*. NewYork: Raven, 1987. p. 67-70.
196. Strupp M, Glasauer S, Schneider E. Anterior canal failure: ocular torsion without perceptual tilt due to preserved otolith function. *J Neurol Neurosurg Psychiatry*. 2003;74:1336-38.
197. Zwergal A, Rettinger N, Frenzel C et al. A bucket of static vestibular function. *Neurology* 2009;72:1689-92.
198. Simons K, Arnoldi K, Brown MH. Color dissociation artifacts in double maddox rod cyclodeviation testing. *Ophtalmology* 1994;101(12):1897-901.
199. Brodsky MC, Donahue SP, Vaphiades M et al. Skew deviation revisited. *Surv Ophthalmol* 2006;51(2):105-28.
200. Tarnutzer AA, Schuknecht B, Straumann D. Verticality perception in patients with lesions along the graviceptive pathways: acute deficits and subsequent compensation. *Schweizer Archiv Für Neurologie Und Psychiatrie* 2011;162(2):60-65.
201. Curthoys IS, Dai MJ, Halmagyi GM. Human ocular torsional position before and after unilateral vestibular neurectomy. *Exp Brain Res* 1991;23:1-8.
202. Danta G, Hilton RC. Judgment of the visual vertical and horizontal in patients with parkinsonism. *Neurology* 1975;25:43-47.
203. Proctor F, Riklan M, Cooper IS et al. Judgment of visual and postural vertical by Parkinsonian patients. *Neurology* 1964;14:287-93.
204. Kanashiro MK. *Avaliação da função vestibular através da vertical visual subjetiva em pacientes com doença de Parkinson*. Tese de doutoramento. Universidade de São Paulo, São Paulo, 2009. p. 91.
205. Scocco DH, Wagner JN, Racosta J et al. Subjective visual vertical in Pisa syndrome. *Parkinsonism Relat Disord* 2014;14:183-87.

206. Asai M, Aoki M, Hayashi H et al. Subclinical deviation of the subjective visual vertical in patients affected by a primary headache. *Otoneurology* 2009;129(1):30-35.
207. Crevits L, Vanacker L, Verraes A. Patients with migraine correctly estimate the visual verticality. *Clin Neurol Neurosurg* 2012;114(4):313-15.
208. Maranhão ET, Maranhão-Filho PA, Luiz RR et al. Migraine patients consistently show abnormal vesibular bedside tests. *Arq Neuropsiquiatr* 2016;74(1):20-26.
209. Maranhão-Filho P, Silva MM. O exame neurológico. In: Neto JPB, Takayanagui OM. (Eds.). *Tratado de neurologia da academia brasileira de neurologia*. São Paulo: Elsevier, 2013. p. 21-63.
210. Shumway-Cook A, Horak FB. Assessing the influence of sensory interaction of balance: suggestion from the field. *Phys Ther* 1986;66:1548.
211. Horak F, Nashner L. Central programming of postural movements: Adaptation to altered support-surface configurations. *J Neurophysiol* 1986;55:1369-81.
212. Peterka RJ. Sensorimotor integration in human postural control. *J Neurophysiol* 2001;88:1118-2002.
213. Shepard NT, Asher A. Non-vestibular dizziness and imbalance: suggestions for patients with migraine and mal de débarquement disequilibrium. In: Herdman SJ. *Vestibular rehabilitation. Contemporary perspectives in rehabilitation*. 3rd ed. Philadelphia: EA Davis, 2007. p. 460-62.
214. Kattah JC. *Posture and balance*. Course 2BS-008. AAN Syllabi CD ROM; 2007.
215. Black FO, Wall C, Rockette Jr HR. Normal subject postural sway during the Romberg test. *Am J Otolaryngol* 1982;3:309-18.
216. Weber PC, Cass SP. Clinical-assessment of postural stability. *Am J Otol* 1993;14:566-69.
217. Agrawal Y, Carey JP, Della Santina CC et al. Disorders of balance and vestibular function in US adults. Data from the National Health and Nutrition Examination Survey, 2001-2004. *Arch Intern Med* 2009;169:938-44.
218. Black FO. Clinical status of computerized dynamic posturography in neurotology. *Curr Opini Otolaryngol Head Neck Surg* 2001;9:314-18.
219. Nashner LM, Black FO, Wall C. Adaptation to altered support and visual conditions during stance: patients with vestibular deficits. *J Neurosci* 1982;5:117-24.
220. Monsell EM, Furman JM, Herdman SJ et al. Technology assessment: computerized dynamic platform posturography. *Otolarynogol Head Neck Surg* 1997;117:394-98.
221. Barany R. (1910). *Wiener medizinische wochenschrift, 60*, p. 2033. (*Apud*) Devin L, McCaslin, Dundas JA, Jacobson GP. The Bedside Assessment of the

Vestibular System. p. 90. In: Jacobson GP, Shepard NT. *Balance function assessment and management*. San Diego: Plural, 2008.
222. Campbell WW. *DeJong's the neurologic examination*. 6th ed. Philadelphia: Lippincott Williams & Wilkins, 2005. p. 521.
223. Fukuda T. The stepping test: two phases of the labyrinthine reflex. *Acta Otolaryngol* [Stockh] 1959;50:95-108.
224. Honaker JA, Boismier TE, Shepard NP *et al*. Fukuda stepping test: sensitivity and specificity. *J Am Acad Audiol* 2009;20:311-14.
225. Zhang YB, Wan WQ. Reliability of the Fukuda stepping test to determine the side of vestibular dysfunction. *J Int Med Res* 2011;39:1432-37.
226. Honaker JA, Shepard NT. Performance of Fukuda Stepping test as a function of the severity of caloric weaknes in chronic dizzy patients. *J Am Acad Audiol* 2012;23:616-22.
227. Maranhão-Filho P, Silva MM, Góes C. Desordem dos movimentos: 40 aspectos e muitas dicas. Neurossemiologia. *Rev Bras Neurol* 2013;49(1):3-12.
228. Peterson BW, Boyle RD. Vetibulocollic reflex. In: Highstein SM, Fay RR, Popper AN. (Eds.). *The vestibular system*. EUA: Springer-Verlag, 2004.
229. Mucha A, Schneider M. Cervicogenic Dizziness. In: *Vestibular rehabilitation: an advanced course & update*. University of Pittsburg May 14-16, 2010.
230. Brandt T, Huppert D. A new type of cervical vertigo: head motion-induced spells in acute neck pain. *Neurology* 2016;8:974-75.
231. Maranhão-Filho P, Maranhão ET, Silva MM *et al*. Skew deviation e ocular tilt reaction *versus* paralisia do nervo troclear. *Rev Bras Neurol* 2015;51(1):1-5.
232. Brodsky MC, Donahue SP, Vaphiades M *et al*. Skew Deviation revisited. *Surv Ophtalmol* 2006;51(2):105-28.
233. Stewart TG, Holmes G. Symptomatology of cerebellar tumours: a study of forty cases. *Brain* 1904;27:522-91.
234. Cogan DG. *Neurology of eye muscles*. 2nd ed. Springfield: CC Thomas, 1958. p. 133-35.
235. Keane JR. Ocular skew deviation: an analysis of 100 cases. *Arch Neurol* 1975;32:185-90.
236. Westheimer G, Blair SM. The ocular tilt reaction – A brainstem oculomotor routine investigative. *Ophthalmology* 1975;14(11):833-39.
237. Rabinovitch HE, Sharpe JA, Sylvester TO. The ocular tilt reaction. A paroxysmal dyskinesia associated with elliptical nystagmus. *Arch Ophthalmol* 1977;95:1395-98.
238. Wong AMF. Understanding skew deviation and a new clinical test to differentiate it from trochlear nerve palsy. *J AAPOS* 2010;14:61-67.
239. Brandt T, Dieterich M. Skew deviation with ocular torsion: a vestibular brainstem sign of topographic diagnostic value. *Ann Neurol* 1993;33:528-34.

240. Biotti D, Barbieux M, Brassat D. Alternating skew deviation with abducting hypertropia following superior colliculus infarction. *Neurology* 2016;86:e93-e94.
241. Paul W. Brazis. Isolated palsies of cranial nerves III, IV, and VI. *Semin Neurol* 2009;29(1):14-28.
242. Maranhão-Filho P, Souto AAD, Nogueira J. Isolated pathetick nerve paresis by compression from a dolichoectatic basilar artery. *Arq Neuropsiquiatr* 2007;65(1):176-78.
243. Kline LB, Bajandas FJ. *Neuro-ophtalmology review manual*. 4th ed. Thorofare NJ: Slack, 1996.
244. Rosenhall V. Degenerative patterns in the aging human vestibular neuro-epithelia. *Act Otolaryngol* 1973;76:208-20.
245. Thurman DJ, Stevens JA, Rao JK. Practice parameter: assessing patients in a neurology practice for risk of falls (an evidence-based review): report of the Quality Standards Subcommittee of the American Academy of Neurology. *Neurology* 2008;70:473-79.
246. Bohannon RW. Comfortable and maximum walking speed of adults aged 20-79 years: Reference values and determinants. *Age &Ageing* 1997;26:15-19.
247. Studenski S. Aging and mobility. In: Whitney SL, Furman J et al. (Eds.). *Vestibular rehabilitation an advanced course & update*. University of Pittsburgh. Handout May 14-16, 2010.
248. Podsiadlo D, Richardson S. The timed "up & go": a test of basic functional mobility for frail elderly persons. *J Am Geriatr Soc* 1991;39:142-48.
249. Whitney SL, Marchetti GF et al. The sensitivity and specificity of timed up & go and the dynamic gait index for self reported falls in persons with vestibular disorders. *J Vestib Res* 2004;14(5):397-409.
250. Guralnik JM, Simonsick EM, Ferrucci L et al. A short physical performance battery assessing lower extremity function: association with self-reported disability and prediction of mortality and nursing home admission. *J Gerontol* 1994;49:M85-94.
251. Duncan PW, Weiner DK, Chandler J et al. Functional reach: a new clinical measure to balance. *J Gerontol* 1990;45:M192-97.

ÍNDICE REMISSIVO

Entradas acompanhadas por um *f* ou *q* itálico indicam figuras e quadros, respectivamente.

A

Aceleração
  angular, 3, 18, 29, 80, 146
  linear, 9
  sagital, 9
Acidente
  vascular, 36, 101, 124, 137, 138
    da fossa posterior, 124
    do córtex cerebral, 139
    do tronco cerebral, 101, 139
    encefálico, 36, 101, 137, 138
Ácido
  acético, 18
Adolf Wallenberg, 137
Adução
  ipsolateral, 111
  sacada de, 111
    lentificação da, 111
Aforismo, 36
Aglomerado
  de estatocônios, 34*f*
    CS ocupado por, 34*f*
    de porco, 34*f*
AK(Ácido Kaínico), 28
Alain Semont, 40
Álcool, 44, 97, 115
Alexander
  lei de, 95, 100, 103
Alfred Bielshowsky, 154
Alteração(ões)
  autonômicas, 33, 63
Aminoglicosídeo(s), 18
AMPA(α-amino-3-hidroxil-5-metil-4-isoxazole-ácido-propiônico), 28
Ampola(s), 6, 8, 13, 18, 46*f*, 49,
  abertura da, 73
  crista neural, 13*f*
  cúpula, 13*f*
  do canal, 77, 85*f*
    anterior, 77
    posterior, 85*f*
  dos CS, 15-17
  parede da, 80
Ampulófago, 49, 77
Ampulópeto
  estímulo, 16, 63

fluxo, 30, 37, 38, 62
  de endolinfa, 62
  endolinfático, 30, 37
Anfíbio(s), 6, 14, 18
Ângulo
  pontocerebelar, 103*f*
    esquerdo, 103*f*
    schwannoma gigante no, 103*f*
Ansiolítico(s), 44
Antonio Maria Valsalva
  manobra de, 106
  e nistagmo, 105
Appiani
  manobra de, 66*f*
Argyl Robertson, 102
Arritmia
  cardíaca, 44
Artéria
  labiríntica, 20, 21
AS(Antissacada), 112
  à beira do leito, 113
  como examinar, 113
Ataxia
  episódica, 96
  tipo II, 96
Atividade
  reflexa, 147
    envolvendo o pescoço, 147
      RCC, 147
      RCO, 147
      RVC, 147
August P. Casani, 41
Avaliação
  de RQ, 158
    testes à beira do leito, 158
      TAF, 162, 163*q*
      TLA, 159
      TSLCV, 161
      velocidade da marcha, 158
AVD(Teste da Acuidade Visual Dinâmica/*Dynamic Visual Acuity*), 128

B

Banda(s) Ciliada(s)
  da camada macular, 10*f*
    polarização espacial das, 10*f*

Barra(s)
  prismáticas, 135
BBQ(*Barbecue*)
  manobra, 65, 66f, 127
Bekhterev
  nistagmo de, 36
Bisdorff AR, 41
Bow & Lean
  teste de, 63, 64f
Brandt
  e Dieterich, 152

C

CA(Canal Semicircular Anterior), 17f, 26, 48, 49
CaCO₃(Carbonato de Cálcio)
  cristais de, 12, 18
CAE(Condutos Auditivos Externos), 133
Cal
  virgem, 18
Cálcio
  óxido de, 18
Calcita, 18
Cálice
  forma de, 14
  terminação em, 14
Camada
  macular, 10f
    bandas ciliadas da, 10f
      polarização espacial das, 10f
Canalitíase, 34, 35, 39, 42, 48, 77, 79, 127
  do CA, 50
    direito, 50
  do CH, 66
    esquerdo, 66f
  do CP, 50
    direito, 50
  lado da, 64
  modelo de, 34f
    microfotografia de, 34f
  VPPB-CHca, 41, 62, 63, 64f, 65
  VPPB-CP, 58, 60
  vs. cupulolitíase, 41
Carl Wernicke, 107
Casani
  manobra de, 68
Catástrofe
  otolítica, 58
  de Tumarkin, 58
Célula(s)
  ciliadas, 12f, 15, 16f
    terminações nervosas das, 12f
    vestibular, 16f
      em repouso, 16f
      na vigência, 16f
        de despolarização, 16f
        de excitação, 16f
        de hiperpolarização, 16f
        de inibição, 16f
  sensoriais, 13
  tipo I, 14f
  tipo II, 14f

Cerebelo, 26
Cérebro, 6, 11, 13, 25, 135
CGRP(Peptídeo Relacionado com o Gene da Calcitonina), 28
CH(Canal Semicircular Horizontal), 9, 17f, 26, 125, 127
Charles Darwin, 94
Charles Edouard Brown Séquard, 132
Charles Skinner Hallpike, 38
Choung YH, 41
CHZ(Clorzoxazona), 102
Ciclotropia, 153
Cíngulo, 27, 112
Ciniglio Appiani, 41
Cinocílio
  excentricamente localizado, 15f
cJAM(*Canalith Jam*/Obstrução do Canal Semicircular), 41, 42, 80
Classification of Vestibular Disorders
  Committee of the Bárány Society, 57, 58, 63, 67, 78, 79
    critério diagnóstico de acordo com o, 57, 58, 63, 67, 78, 79
      da VPPB multicanais, 79
      da VPPB-CAca, 78
      da VPPB-CHca, 63
      da VPPB-CHcu, 67
      da VPPB-CPca, 57
      da VPPB-CPcu, 58
Cóclea, 4f, 18
Colinérgico, 28, 101
Conexão(ões)
  neurais, 22f
    excitatórias, 22f
      que originam os RVO, 22f
  vestibulares, 25f
    multissensoriais, 25f
    centrais, 25f
Coplanares, 29, 50
Córtex
  cerebral, 26, 27
  retroinsular, 27
Cotunnii
  líquido de, 3
COWS(*Cold Opposite, Warm Same*), 133
CP(Canal Semicircular Posterior), 17f, 21, 26, 34, 39, 46, 48, 57, 84
Crânio
  traumatismo de, 33, 78, 154
Crise(s)
  de pânico, 104
Crista(s)
  ampulares, 10, 11f, 13f
    microfotografia da, 11f, 13f
  neural, 7f, 13
    formação da, 7f
CS
  ortogonais, 50
CS(Canal Semicircular), 4f, 16, 17, 19, 26, 34, 37, 43, 48, 55, 61, 81, 150
  cúpula do, 39

de porco, 34f
  ocupado, 34f
    por aglomerado de estatocônios, 34f
deiscência do, 106
  lateral, 122
obstrução do, 42
projeções dos, 17f
  CA, 17f
  CH, 17f
  CP, 17f
CS(Colículo Superior), 109
Cúpula
  pesada, 42
Cupulolitíase, 42
  canalitíase *vs.*, 41

D

David G. Cogan, 149
Deiters
  núcleo de, 22
    vestibular, 22
Desequilíbrio, 25, 81, 103, 141
  das descargas vestibulares, 99
  de impulsos, 152
    oriundos dos utrículos, 152
      OTR por, 152
  do idoso, 156
  do tono, 135
    no plano de rotação lateral, 135
  enxaqueca e, 139
  estático, 120
  na disfunção extrapiramidal, 146
  na EM, 124
  no fenômeno de Tullio, 107
  queixa de, 100, 152f
  sensação de, 44, 47, 82
    subjetiva, 47
  vertigem por, 45f
  vestibular, 95, 124
    periférico, 95
Despolarização
  dos estereocílios, 16
Desvio
  ipsolateral, 137
  da VVS, 137
DIE *test*(*Dynamic Illegible* "E"), 130
Dieterich
  Brandt e, 152
Dix-Hallpike
  teste de, 48-50, 82f
    como realizar, 48
    respostas dessemelhantes, 50
Doença(s)
  neuromusculares, 44
  respiratórias, 44
Downbeating
  nystagmus, 49, 50, 51f, 75, 77
    no teste de Dix-Hallpike, 51f
DP(Doença de Parkinson), 138, 139

Ductus
  coclearis, 9
  reuniens, 8

E

EBD(Exercício de Brandt-Daroff), 83, 85f
  como realizar, 84
Ectoderma, 6
  superfície do, 7
EM(Emergência Médica)
  desequilíbrio na, 124
  TIC na, 124
Embriologia
  do labirinto vestibular, 5
    vesícula auditiva, 6
      evolução da, 6
Endoderma, 6
Endolinfa, 19
Enxaqueca, 139
Epley
  manobra de, 51, 52f
Era
  pré-cambriana, 5
ERA(Receptores de Aminoácidos Excitatórios), 28
Erasmus Darwin, 94
Ernest Julius R. Ewald, 37
Ernest Maddox, 102
Estatocisto
  microfotografia do, 5f
Estatocônio(s), 12, 18
  aglomerado de, 34f
    CS ocupado por, 34f
    de porco, 34f
Estereocílio(s)
  inclinação dos, 16
    despolarização, 16
    hiperpolarização, 16
  microfotografia do, 15f
Estímulo
  vibratório, 105f
Estríola, 10
ETDRS(*Early Treatment Diabetic Retinopathy Study*), 128, 129f
Eustáquio
  tubos de, 106
Evolução
  da vesícula auditiva, 6
Exciclotorcido, 153

F

FEF(*Frontal Eye Field*/Área Ocular Frontal), 109, 113
Feixe
  de fibras nervosas, 15f
    capilares, 15f
  vestibulomedular, 23
    ipsolateral, 23
Fenômeno
  de Tullio, 107
    desequilíbrio no, 107

nistagmo no, 107
osciloscopia no, 107 → osciolpsia no, 107
OTR no, 107
vertigem no, 107
Filamento(s)
  nervosos, 13
Filogenia
  do labirinto vestibular, 5
Fita
  estriada, 108*f*
  para testar NOc, 108*f*
FLM(Fascículo Lngitudinal Medial), 25, 94
Folheto(s)
  embrionários, 7*f*
    camadas dos, 7*f*
    formação, 7*f*
      da crista neural, 7*f*
      do tubo neural, 7*f*
Forma
  vaterita, 18
Formação Reticular
  pontina, 95, 109
    paramediana, 95, 109
François Magendie, 149
Fred Linthicum, 132
Frenzel
  óculos, 61*f*, 85, 86*f*
    infrared, 61*f*
Fresnel
  óculos de, 87
FRPP(Formação Reticular Pontina Paramediana Contralateral), 109
  ipsolateal, 111
Fukuda
  teste de, 145*f*
Função
  proprioceptora, 5
Fundo de saco, 21

G

GABA(Ácido Gama-aminobutírico), 28
GABAérgico, 28
Gabriele Fallopio, 36
Gânglio
  de Scarpa, 15
Gaze Evoked Nystagmus, 97
Glicina, 20, 28
Gravidade
  senso da, 9
Gufoni
  manobra de, 65, 66*f*

H

Hall SF, 39
Harold Schuknecht, 39
HE Rabinovitch, 149
Head-shaking, 73, 85
  manouver, ver MSC
Head-tilt Hopping
  VPPB-CHcu, 72

Hermann Frenzel, 38
HINTS, 124
Hiperpolarização
  dos estereocílios, 16
Hipertensão, 44
  arterial, 104
  intracraniana, 151
Hipertropia, 153*f*
  do olho esquerdo, 152
  homolateral, 152
  minimizar a, 153
  músculo responsável pela, 155
Hiperventilação
  e nistagmo, 105
Hipocampo, 27
Hipócrates, 36
Hipofunção
  vestibular, 121*f*
    à direita, 121*f*
Hipovitaminose D, 27
HO(Hipotensão Ortostática)
  vertigem por, 45*f*
  VPPB *vs.*, 44
Homo Neanderthal, 8
HVS(Horizontal Visual Subjetiva), 135

I

Ian Curthoys, 122, 123
IDM(Índice Dinâmico da Marcha/*Dynamic Gait Index*), 163, 164*f*
Idoso(s)
  RQ nos, 155
    por classe de medicamentos, 156*q*
Impulso(s)
  glutamatérgicos, 28
  oriundos dos utrículos, 152
    desequilíbrio de, 152
      OTR por, 152
Inervação
  do labirinto vestibular, 21
Irrigação
  do labirinto vestibular, 20
IV ventrículo, 35
Ivan Alexis Tumarkin, 38, 58

J

Jan Evangelista Purkinje, 94
János Szentágothai, 38
Jean Pierre Flourens, 36
Jerk nystagmus, 93
John Epley, 39-41

K

Kattah JC, 124
Keane, 149
Kim
  estudo de, 77, 128
  manobra de, 76

ÍNDICE REMISSIVO

Kim SH, 41
  manobra de, 70, 71f
    para VPPB-CHcu, 70, 71f
      à direita, 71f
Kim YK, 41

L

Labirinto
  membranoso, 4f
    cóclea, 4f
    CS, 4f
    vestíbulo, 4f
      sáculo, 4f
      utrículo, 4f
  ósseo, 3, 8, 107
Labirinto Vestibular
  como funciona, 29
  o que é, 3-30
    células sensoriais, 13
    cristas ampulares, 10
    CS, 16
    embriologia, 5
      vesícula auditiva, 6
        evolução da, 6
    endolinfa, 19
    estatocônios, 18
    filogenia, 5
    inervação, 21
    irrigação, 20
    máculas, 10
    neuromoduladores, 28
    neurotransmissores, 28
    núcleos vestibulares, 22
      NVI, 24
      NVInt, 24
      NVL, 23
      NVM, 24
      NVS, 23
    perilinfa, 19
    sáculo, 8
    sistema vestibular, 25
      vias centrais do, 25
    utrículo, 8
Lagena, 6
LARP(Canal Anterior Esquerdo-Posterior Direito), 121
Lateralidade
  diagnóstico de, 63
    VPPB-CH, 63
LCR(Líquido Cefalorraquidiano), 19
Lei
  de Alexander, 95, 100, 103
Lempert
  manobras de, 127
    modificada, 127
Lentificação
  da sacada, 111
    de adução ipsolateral, 111
Língua, 36
  abaixador de, 131

Líquido
  de Cotunnii, 3
Litíase
  vestibular, 43
    nistagmo pela, 43
Louis Émile Javal, 112
Ludwig Bruns, 37
LVU(Lesão Vestibular Unilateral), 120, 124

M

Mácula(s), 10
  camada superior da, 12
  inclinada, 12f
  inerte, 12f
Maddox Rod Test
  double, 135
Mamífero(s), 18
  camada superior das máculas nos, 11
  células nos, 14
    tipo I, 14
  núcleos vestibulares nos, 22
  órgão vestibular nos, 5
  placentários, 6
Manobra(s)
  360°, 65, 66f, 67
    em giro único, 67
  BBQ, 65, 66f, 127
  de Casani, 68
  de Epley, 51, 52f
  de Gufoni, 65, 66f
  de Kim, 70, 71f, 76
    para VPPB-CA, 76
    SH, 70, 71f
      para VPPB-CHcu, 70, 71f
  de Lempert, 127
    modificada, 127
  de Yacovino, 77
    para VPPB-CA, 77
  liberatória, 53, 54, 56f, 59f, 68, 83, 128
    ao final da, 59f
    como realizar, 54
    de Semont, 53, 54f, 56f, 68, 83, 128
      modificada, 68, 83, 128
    não funcionar, 79
    o que fazer, 79
  provocativas, 104
    nistagmo, 104
    de Valsalva, 106
    hiperventilação, 105
    pressão, 105
    som, 107
    vibração, 105
  VPPB-CH outras, 69
    90°, 69
    por etapas, 69
Maranhão ET, 139
Marcha
  velocidade da, 158
    máxima, 158
    preferencial, 158

Margareth Dix, 38
Mastoide(s), 51
  estímulo na, 105
    vibratório, 105
  vibração das, 51
Mauro Gufoni, 41
Max Bielshowsky, 154
McClure JA, 39
Medula, 27
Medusa
  estatocisto, 5f
    conexões, 5f
Megadolicoectasia
  do sistema, 154
    vertebrobasilar, 154
Mesoderma, 6
Michael Halmagyi, 122, 123
Microfotografia
  cinocílios, 15f
  da crista ampular, 11f, 13f
  de modelo de canalitíase, 34f
  do estatocisto, 5f
  estereocílios, 15f
MRIf(Imagem de Ressonância Magnética Funcional), 27
MSC(Manobra de Sacudir a Cabeça/Head Shaking Manouver), 73, 120, 126f
  como executar, 124
  como método, 126, 127
    diagnóstico, 126
    terapêutico, 127
  nistagmo após, 125
Mucopolissacarídeo, 17
Músculo(s)
  extrínsecos, 120
  oculomotores, 120

N

NAP(Nistagmo Alternante Periódico), 100
Nashner, 142
NB(Nistagmo de Bruns), 102
NC(Nistagmo Congênito), 93, 97, 99, 108, 115
Nervo(s)
  abducente, 23, 136
  acústico, 126
  ampular, 39
    do CS, 39
      posterior, 39
  coclear, 21, 22
  facial, 21, 22
  hipoglosso, 22f
  ipsolateral, 26
    VIII, 26
      núcleo do, 26
    III, 26, 98
      cranial, 98
    IV, 26, 152, 153, 154, 155
      comprometimento do, 155
      craniano, 152, 154
        paralisia do, 154
      lesão do, 153f
      paralisia do, 153, 154
        bilateral, 154
      troclear, 26
  oculares, 94
  oculomotores, 25
  oitavo, 125
    craniano, 125
  óptico, 98, 99
    lesão do, 99
  troclear, 22f, 149f, 153-155
    paralisia do, 149f, 153-155
      esquerdo, 153f
    paresia do, 155
  vestibular, 8, 21, 24, 27, 47, 63, 84, 89, 122
  VIII, 18, 23, 26, 103, 105, 122, 127
    cranial, 18
    craniano, 103
    ispolateral, 26
    raízes do, 122
    schwannoma do, 105, 127
Neurite
  vestibular, 33
Neuroepitélio, 13, 17
  vestibular, 28
    células ciliadas do, 28
Neuromodulador(es), 28
Neurotransmissor(es), 28
NG(Nistagmo em Gangorra), 102
NIC(Núcleo Intersticial de Cajal), 152
Nistagmo, 33, 82f, 93-116
  adquirido, 93
  apogeotrópico, 50, 61, 62, 68, 70, 72, 127
  após MSC, 124
  AS, 112
  assimétrico, 103
    registro oculográfico do, 103f
  calórico invertido, 132
  com privação visual, 95
  contínuos, 80
  da VPPB, 100
  de Bekhterev, 36
  de origem central, 50
  de torção, 126
  direções dos, 96f
    diferentes, 96f
  dos mineiros, 93
  downbeating, 49, 50, 51f, 75, 77, 101
    no teste de Dix-Hallpike, 51f
  em abalos, 93
  Erasmus Darwin, 94
  espontâneo, 41, 93, 95f, 99, 125, 127, 133
    contralesional, 127
  evocado, 94
  fenótipos de, 127
  fisiológicos, 93, 133
    labiríntico, 133
  geotrópico, 50, 61, 62, 70, 73, 127
    transitório, 70

ÍNDICE REMISSIVO

homolateral, 127
horizontal, 39, 48, 49, 50, 61, 62, 71f, 81, 100, 116, 127, 133
  puro, 39
  teste de Dix-Hallpike com, 50
induzido, 62
  pela manobra *head roll test*, 62
Jan Evangelista Purkinje, 94
labiríntico, 93
latente, 125
manobras provocativas, 104
  de Valsalva, 106
  hiperventilação, 105
  pressão, 105
  som, 107
  vibração, 105
misto, 95, 100
nas posições, 64
  bow, 64
  cabeça, 64
    estendida, 64
    fletida, 64
  lean, 64
oblíquo, 100
ocular, 98
  vertical, 98
para baixo, 49, 50, 75, 101
  teste de Dix-Hallpike com, 50
para cima, 48, 57, 101
  e torcional, 48, 57
patognomônico, 51
  de litíase, 51
    no canal posterior, 51
pela litíase vestibular, 43
pendular, 93
pervertido, 49, 62, 126
PL, 113
posicional, 35, 38, 43, 48, 49, 57, 58, 63, 68, 78-80, 104, 107
  de origem central, 49, 80
  testes de, 104
primeira fase, 126
puramente torcional, 96
retracional, 109
sacada, 109
sinusoidal, 93
SN, 98
  head nodding, 98
spasmus nutans, 99
tipos de, 96f
  diferentes, 96f
torcional, 96, 100, 102
  puro, 96, 100
upbeating, 101
vertical, 57, 62, 75, 96, 98, 100, 108, 126
vertical-torcional, 95
vestíbulo-ocular, 93
NM(Nistagmo Monocular), 99
NMDA(N-metil-D-Aspartato), 28

NOc(Nistagmo Opticocinético), 93, 95, 107, 115
  fita para testar o, 108f
    estriada, 108f
  quando deve ser avaliado, 108
Nódulo
  ipsolateral, 24
NOE(Nistagmo do Olhar Excêntrico), 97
NP(Nistagmo Palpebral), 98
NPA(Nistagmo Periódico Alternante), 96
NPC(Nistagmo Posicional Central), 100
NPE(Nistagmo Pseudoespontâneo), 62, 63, 99
NR(Nistagmo Rebote), 98
Núcleo
  peri-hipoglosso, 101
  prepósito, 22f, 97, 101
    do hipoglosso, 22f, 97, 101
  vestibular, 22
    de Deiters, 22
    de Schwalbe, 22
    lateral, 22
    medial, 22
Núcleo(s)
  oculomotores, 25
  vestibulares, 22, 26
    formação anatômica, 22
    ipsolateral, 26
    NVI, 24
    NVInt, 24
    NVL, 23
    NVM, 24
    NVS, 23
NV(Nistagmo Voluntário), 104
NVI(Núcleo Vestibular Inferior), 24
  de Roller, 22
  descendente, 22
NVInt(Núcleo Vestibular Intersticial), 23, 24
NVL(Núcleo Vestibular Lateral), 22, 23
NVM(Núcleo Vestibular Medial), 22, 24
NVS(Núcleo Vestibular Superior), 6, 22, 23

O

Ocular counterroll
  fisiológico, 151
Óculos
  de Fresnel, 87
  Frenzel, 61f, 85, 86f
    infrared, 61f
  para vTIC, 88
OIN(Oftalmoplegia Internuclear), 94
Optotipo
  dinâmico, 130
  estático, 130
Orelha(s)
  externa, 4f
  interna, 4f
  média, 4f
Órgão(s)
  otolíticos, 9
  receptor, 15
    labiríntico, 15

sensoriais, 20
  do sistema vestibular, 20
    periférico, 20
Oscilopsia, 57, 97
  no fenômeno de Tullio, 107
  no NV, 104
Osso
  temporal, 4f
    corte coronal do, 4f
    porção interna, 4f
Osteoartrose, 72, 80
Osteoporose, 33
Otocisto(s), 7
Otoscopia
  pneumatizada, 106f
    com pera insuflatória, 106f
OTR(*Ocular Tilt Reaction*), 149, 150, 152f
  fisiológica, 150f
  por desequilíbrio de impulsos, 152
    oriundos dos utrículos, 152
  vs. paralisia do músculo oblíquo, 154q
    superior, 154q
Óxido
  de cálcio, 18

P

Pagnini McClure
  teste de, 61
    como realizar, 62
Papila
  basilar, 6
Paralisia
  do nervo troclear, 153
    esquerdo, 153f
Parkinsonismo, 138, 139
Parks-Bielshowsky
  teste de, 154
  three-step test, 154
Pássaros, 18
  audição nos, 6
  células nos, 14
  tipo I, 14
PDC(Posturografia Dinâmica Computadorizada)
  TOS da, 142
Pedúnculo
  cerebelar, 22, 23, 96, 111
    inferior, 22
    superior, 23, 96, 111
Peixe
  moderno, 6
    labirinto vestibular, 6
      desenvolvimento do, 6
      núcleos vestibulares do, 6
PEMV(Potencial Evocado Miogênico Vestibular), 134
Peptídeo(s)
  opioides, 28
Perilinfa, 19
Periósteo, 3
PET(Tomografia por Emissão de Pósitrons), 27

Pietro Tullio, 107
PIVC(Córtex Vestibular Temporoparietoinsular), 25f, 27
PL(Perseguição Lenta)
  diagnóstico diferencial, 115
  movimento ocular de, 109, 113
    à beira do leito, 114
      como examinar o, 114
  visual, 114f
Placa
  óptica, 7
Placenta, 36
Polissacarídeo
  gel, 11
Potencial(is)
  de ação, 16f
PPF(Posição Prolongada Forçada)
  VPPB-CH, 73, 74f
    direito, 74f
PRC(Procedimento de Reposição Canalítica)
  manobra de, 52f
  no VPPB-CP, 51
    manobra de Epley, 51
Precúneo(s), 27
Pressão
  e nistagmo, 105
Prevalência
  da VPPB, 33
Priestly Smith, 112
Prosper Ménière, 36
PSP(Paralisia Supranuclear Progressiva), 110
Pular
  no mesmo lugar, 72
  com a cabeça inclinada, 72

Q

Queratina, 18

R

Rafael Lorente de Nó, 37
RALP(Canal Anterior Direito-Posterior Esquerdo), 121
RCC(Reflexo Cervicocervical), 147
RCO(Reflexo Cérvico-Ocular), 147
Reflexo(s)
  oculoproprioceptivos-vestibulocervicais, 147
    testes clínicos, 147
      TEPS, 148
      TNTC, 147
      TPTC, 148
Região
  central, 14
  das células, 14
    tipo I, 14
    tipo II, 14
Relação
  polissináptica, 27
    do sistema vestibular, 27
    com o hipocampo, 27

ÍNDICE REMISSIVO

Réptil(eis), 18
  audição nos, 6
  células nos, 14
    tipo I, 14
Resposta(s)
  dessemelhantes, 49
  no teste de Dix-Hallpike, 50
Ressonância Magnética, 157
  de crânio, 57, 124, 153f
  de encéfalo, 152
Richard R. Gacek, 39
riFLM(Núcleo Rostral Intersticial do Fascículo Longitudinal Medial), 109
Robert Baloh, 40
Robert Bárány, 37
Robert Daroff, 39
Roll Test, 68
Root Entry Zone(Zona de Entrada da Raiz), 23, 125
RQ(Risco de Quedas)
  sistema vestibular e, 119-164
    avaliação de, 158
      IDM, 163
      TAF, 162, 163q
      testes à beira do leito, 158
      TLA, 159
      TSLCV, 161
      velocidade da marcha, 158
    AVD, 128
    MSC, 124
    nos idosos, 155
      por classe de medicamentos, 156q
    reflexos
      oculoproprioceptivos-vestibulocervicais, 147
      testes clínicos, 147
    RVC, 146
    RVM, 140
    RVO, 119
    SD & OTR, 149
    TCMAG, 132
    TIC, 121
    VOR *cancellation*, 130
    VVS, 134
  testes de, 159q
Rubor facial, 82
  intenso, 82f
RVC(Reflexo Vestibulocervical), 146
  atividade reflexa, 147
    envolvendo o pescoço, 147
      RCC, 147
      RCO, 147
RVM(Reflexo Vestibulomedular), 27
  TCISE-m, 140
  TP, 146
  TPP, 143
RVO(Reflexo Vestíbulo-Ocular), 24, 26, 37, 80, 119, 120
  conexões que originam os, 22f
    neurais, 22f
      excitatórias, 22f
  mediação do, 24
RVOr(Reflexo Vestíbulo-Ocular Rotacional), 26

S

Sacada, 109
  à beira do leito, 110
    movimento de, 110
      como examinar, 110
  alteração da, 111
    diagnóstico diferencial, 111
  covert, 88
  de adução, 111
    ipsolateral, 111
      lentificação da, 111
  overt, 88
  pesquisa das, 110f
Saco(s)
  endolinfáticos, 7
Sáculo, 4f, 8
  sensível à aceleração, 9
    sagital, 9
      no plano vertical, 9
Scarpa
  gânglio de, 15
Schwalbe
  núcleo de, 22
  vestibular, 22
Schwannoma
  gigante, 103f
    no ângulo pontocerebelar, 103f
      esquerdo, 103f
Scocco, 139
SD & OTR(*Skew Deviation & Ocular Tilt Reaction*), 149
  etiopatogenia, 151
  fisiopatologia, 150
  localização, 151
    diagnóstico de, 151
  paralisia, 153
    do nervo troclear, 153
  quadro clínico, 151
SD(*Skew Deviation*), 149
Seesaw
  nystagmus, 102
Semont
  manobra de, 53, 54f, 56f, 68, 83, 128
    liberatória, 53, 54f, 56f, 68, 83, 128
      como realizar, 54
      modificada, 68, 83, 128
Síndrome
  de Wallenberg, 96, 152
Sir Gordon Holmes, 149
Sir Terence Cawthorne, 38
Siringobulbia, 96, 151
Sistema(s)
  cocleovestibular, 9f
  e respectivos nervos, 9f
  somatossensitivo, 134
  vestibular, 20, 25, 119-164
    e RQ, 119-165
      avaliação de, 158
        testes à beira do leito, 158
        AVD, 128

MSC, 124
nos idosos, 155
reflexos
oculopropioceptivos-vestibulocervicais, 147
testes clínicos, 147
RVC, 146
RVM, 140
RVO, 119
SD & OTR, 149
TCMAG, 132
TIC, 121
VOR *cancellation*, 130
VVS, 134
periférico, 20
órgãos sensoriais do, 20
vias centrais do, 25
cerebelo, 26
córtex cerebral, 26
hipocampo, 27
medula, 27
núcleos oculomotores, 25
visual, 140, 142
Skew Deviation(Estrabismo Vertical), 124
SN(Síndrome do *Spasmus Nutans*)
head nodding, 98
Som
e nistagmo, 107
Sonífero(s), 44, 81, 115, 155
SP(Síndrome de Pisa), 139
Stephanie Studenski, 158
Surdez, 44

T

TAF(Teste do Alcance para Frente/*Forward (or Functional) Reach Test*), 162
valores normatizados, 163*q*
por faixa etária, 163*q*
TCISE(Teste Clínico de Integração Sensorial e Equilíbrio), 140
TCISE-m(Teste Clínico de Integração Sensorial e Equilíbrio – Modificado/*Clinical Test of Sensorial Integration and Balance – Modified*), 140, 141*f*
TCMAG(Teste Calórico Mínimo da Água Gelada/*Minimal Ice Caloric Test*), 132, 134*f*
como realizar, 133
TEPS(Teste do Erro da Posição Segmentar), 148
Terminação(ões)
nervosas, 12*f*
das células ciliadas, 12*f*
Teste
de *Bow & Lean*, 63, 64*f*
de Dix-Hallpike, 48-50, 82*f*
como realizar, 48
respostas dessemelhantes, 50
de Fukuda, 145*f*
de Pagnini McClure, 61
como realizar, 62
de Parks-Bielshowsky, 154
de rolar, 68, 79
em supino, 79

do assento giratório, 148*f*
do balde, 135, 136*f*
aferição pelo, 135
da VVS, 135
para determinar VVS, 136*f*
posicionais, 33
como biomarcador, 33
da CPPB, 33
provocativo, 35
de modo reverso, 35
Thomas Brandt, 39, 147
Thomas G. Stewart, 149
Thomas Lempert, 40
Thomas Willis, 119
TIC(Teste do Impulso da Cabeça/*Head Impulse Test*)
como realizar, 121
na EM, 124
nos canais verticais, 123*f*
TLA(Tempo Levanta e Anda/*Timed Up and Go*), 159
TNTC(Teste do Nistagmo na Torção Cervical), 147
Tomografia
computadorizada, 124
Tonteira, 82
TOS(Teste de Organização Sensorial)
da PDC, 142
TP(Teste de Puxar), 146
TPP(Teste de Passar do Ponto), 143
TPTC(Teste da Perseguição Lenta na Torção Cervical), 148
Trato
espinhal, 22
do trigêmeo, 22
Traumatismo
de crânio, 33, 78, 154
Trigêmeo
trato espinhal do, 22
Tronco
cerebral, 22, 25, 35, 43, 93, 99, 101, 110, 111, 124, 133, 136, 137, 139, 149, 151-153
acidente vascular do, 139
compressão do, 101
por tumor, 101
de macacos, 149
estímulos elétricos no, 149
doença degenerativa no, 101
infarto agudo do, 152
unilateral, 152
íntegro, 133
lesões no, 111, 137, 151, 153
altas, 137
isquêmicas, 151
linha média do, 136
TSLCV(Teste Senta e Levanta 5 Vezes/*Five Times Sit and Stand*), 161
Tubo(s)
de Eustáquio, 106
neural, 7*f*
formação do, 7*f*

ÍNDICE REMISSIVO

Tullio
  fenômeno de, 107
    desequilíbrio no, 107
    nistagmo no, 107
    oscilopsia no, 107
    OTR no, 107
    vertigem no, 107
Tumarkin
  catástrofe de, 58
    otolítica, 58

U

Upbeating
  nystagmus, 101
UPDRS(*Unified Parkinson's Disease Rating Scale*), 139
Utrículo(s), 4f, 8
  impulsos oriundos dos, 152
    desequilíbrio de, 152
      OTR por, 152
  sensível à aceleração, 9
  no plano horizontal, 9

V

Vagina, 36
Vanuchi P, 41
Velocidade
  da marcha, 158
    VM, 158
    VP, 158
Velocity Storage(Armazenamento de Velocidade), 125
Vergência, 93
Vertigem
  incidência da, 127
  por desequilíbrio, 45f
  por HO, 45f
  por VPPB, 45f
  postural, 104
    fóbica, 104
  violenta, 37, 80
Vesícula
  auditiva, 6
    evolução da, 6
Vestíbulo, 4f
  cavidades do, 8
  labiríntico, 8
  ocular, 6
    conexão, 6
    vias, 149
Via(s)
  centrais, 25
    do sistema vestibular, 25
      cerebelo, 26
      córtex cerebral, 26
      hipocampo, 27
      medula, 27
      núcleos oculomotores, 25
  vestibulares, 25f
    multissensoriais, 25f
      centrais, 25f

Vibração
  e nistagmo, 105
Vladimir Mikhailovich Bekhterev, 36
VM(Velocidade Máxima)
  da marcha, 158
VOR *cancellation*(Cancelamento do Reflexo Vestíbulo-Ocular), 130
  à beira do leito, 131f
VP(Velocidade Preferencial)
  da marcha, 158
VPA(Vestibulopatias Periféricas Agudas), 124
VPPB(Vertigem Posicional Paroxística Benigna)
  anamnese, 44
    aspectos importantes da, 44
      vs. HO, 44
  biomarcadores da, 33
    história, 33
    testes posicionais, 33
  catástrofe otolítica, 58
    de Tumarkin, 58
  diagnosticar, 42
  idiopática, 33, 78
  incidência, 33, 81
  intratável, 80
    cJAM, 80
    OC, 80
  multicanais, 78, 79
    critério diagnóstico, 79
  o que é, 33-89
    evolução histórica, 36
      Alain Semont, 40
      August P. Casani, 41
      Bisdorff AR, 41
      Charles Skinner Hallpike, 38
      Choung YH, 41
      Ciniglio Appiani, 41
      Ernest Julius R. Ewald, 37
      Gabriele Fallopio, 36
      Harold Schuknecht, 39
      Hermann Frenzel, 38
      Hipócrates, 36
      Ivan Alexis Tumarkin, 38
      János Szentágothai, 38
      Jean Pierre Flourens, 36
      John Epley, 39-41
      Kim SH, 41
      Kim YK, 41
      Ludwig Bruns, 37
      Margareth Dix, 38
      Mauro Gufoni, 41
      McClure JA, 39
      Prosper Ménière, 36
      Rafael Lorente de Nó, 37
      Richard R. Gacek, 39
      Robert Baloh, 40
      Robert Bárány, 37
      Robert Daroff, 39
      Sir Terence Cawthorne, 38
      Thomas Lempert, 40
      Thomas Brandt, 39

Vanuchi P, 41
Vladimir Mikhailovich Bekhterev, 36
Yacovino DA, 41
o que fazer, 79
  se a manobra não funcionar, 79
sinais, 81
sintomas, 81
tratamento, 81
  cirúrgico, 83
    autotratamento, 83
  complicações do, 81
  EBD, 84
    como realizar, 84
  óculos, 85, 87
    de Frenzel, 85
    de Fresnel, 87
    para vTIC, 88
  tratar, 42
vertigem na, 45
  constante, 45
  contínua, 45
  duradoura, 45
VPPB-CA(Vertigem Posicional Paroxística Benigna do Canal Anterior)
  critério diagnóstico, 78
  diagnóstico, 75
  tratamento, 76
    manobra, 76, 77, 78f
      de Kim, 76
      de Yacovino, 77, 78f
VPPB-CAca(Vertigem Posicional Paroxística Benigna do Canal Anterior – Canalitíase), 78
  critério diagnóstico da, 57
VPPB-cCH(Vertigem Posicional Paroxística Benigna por Cupolitíase do Canal Horizontal), 127
VPPB-CH(Vertigem Posicional Paroxística Benigna do Canal Horizontal), 60, 127
  diagnóstico, 61
    de lateralidade, 63
    manobra de Gufoni, 65
    teste de *Bow & Lean*, 63
    teste de Pagnini McClure, 61
      como realizar, 62
  outras manobras, 69
    90º, 69
    por etapas, 69
  PPF, 73
VPPB-CHca(Vertigem Posicional Paroxística Benigna do Canal Horizontal Canalitíase)
  à esquerda, 67f, 69f
  critério diagnóstico da, 63
  tratamento, 65
    manobra, 65
      360º, 65, 67
      BBC, 65
VPPB-CHcu(Vertigem Posicional Paroxística Benigna do Canal Horizontal Cupulolitíase)
  critério diagnóstico, 67
  tratamento, 68, 70
    Head-tilt Hopping, 72
    manobra, 68, 70
      de Casani, 68
      de Kim SH, 70, 71f
VPPB-CP(Vertigem Posicional Paroxística Benigna do Canal Posterior), 43, 46, 57
  diagnóstico, 48, 53
    teste de Dix-Hallpike, 48
  pós-neurite vestibular, 47
  quadro clínico, 47
  tratamento, 51, 53
    manobra liberatória, 53
      como realizar, 54
      de Semont, 53
    PRC, 51
      como realizar, 52
    manobra de Epley, 51
VPPB-CPcu(Vertigem Posicional Paroxística Benigna do Canal Posterior - Cupulolitíase), 57
  critério diagnóstico, 58
VPS(Vertical Postural Subjetiva), 135
vTIC(Vídeo do Teste do Impulso da Cabeça)
  óculos para, 88
VVS(Teste da Vertical Visual Subjetiva/*Subjective Visual Vertical*), 134
  aferição da, 135
    pelo teste do balde, 135
  alterada, 136
    causas de, 136
  CP, 138
  desvio da, 137
    ipsolateral, 137
  determinar, 136f
    teste do balde para, 136f
  enxaqueca, 139
  LVU, 137
  acidente vascular, 137
    encefálico, 137
  parkinsonismo, 138

W
Wallenberg
  síndrome de, 96, 152

Y
Yacovino DA, 41

# Z
Zona(s)
  de entrada da raiz, 23, 24, 125
    do nervo vestibular, 24
  periférica, 14
    da mácula, 14
Zwergal, 135